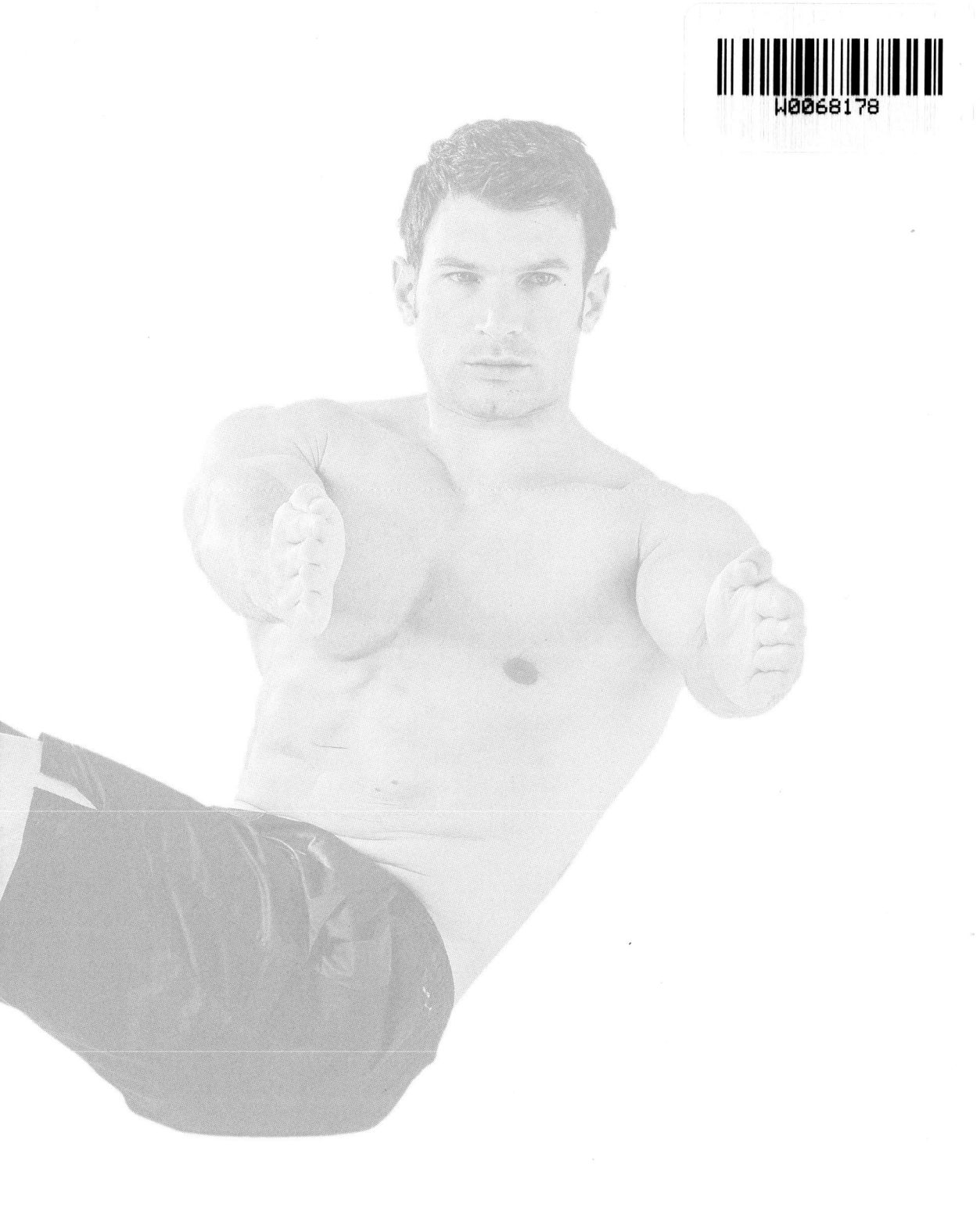

DIE Men'sHealth FETT WEG FORMEL

Oliver Bertram

südwest

ISBN 978-3-517-09294-2

1. Auflage 2014
© 2014 by Südwest Verlag, einem Unternehmen der Verlagsgruppe Random House GmbH,
81673 München

Redaktionsleitung: Silke Kirsch
Projektleitung: Stefanie Heim
Producing: Bernhard Heun und Clemens Sorgenfrey
Lektorat und Register: Clemens Sorgenfrey
Redaktion Rezepte: Regina Rautenberg
Buchdesign: George Karabotsos mit John Seeger Gilman
Layout und Satz: Bernhard Heun
Bildredaktion: Tanja Nerger
Umschlaggestaltung: zeichenpool, München, unter Verwendung eines Fotos von © Jason Ellis
(www.jasonellisphotography.com), Model: Sean Lerwill
Litho: Artilitho snc, Lavis (Trento)
Druck und Verarbeitung: Těšínská tiskárna a.s., Český Těšín
Printed in the Czech Republic

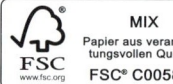

MIX
Papier aus verantwor-
tungsvollen Quellen
FSC® C005833

Verlagsgruppe Random House FSC® N001967
Das für dieses Buch verwendete FSC®-zertifizierte Papier *Profisilk* wurde produziert von Sappi, Ehingen.

Bildnachweis Innenteil:
Fotos: Südwest Verlag/Christina Körte, Model: Moritz Tellmann. Mit Ausnahme von:
Shutterstock: 211 (Robyn Mackenzie), 215 (Vladislav Gudovskiy), 219 (Joshua Resnick), 223 (Digivic),
227 (travellight), 231 (Elzbieta Sekowska), 233 (KaarinaS), 237 (Silvia Bogdanski), 241 (msheldrake),
245 (Kamila i Wojtek Cyganek), 247 (Bernd Schmidt). Icons: Grafikdesign Hansen (Jan-Dirk Hansen)

Inhalt

Einleitung

Herzlichen Glückwunsch, mit der 4x4-Fett-weg-Formel beginnt eine neue Ära in Ihrem Leben: die beste und glücklichste aller Zeiten! Denn dieses Buch ist mehr als eine Anleitung zum Abnehmen. Es ist ein revolutionäres Komplettpaket für 4x4 = 16 Wochen zur persönlichen Bestform, das Sie in ein neues, gesundes Leben führt!

Hand aufs (wahrscheinlich untrainierte) Herz: Sie wollen endlich diese lästigen Fettpolster loswerden. Sie wollen sich wieder über Ihr Spiegelbild freuen – oder es überhaupt ertragen können. Sie wollen wieder selbstbewusst durchs Leben gehen und stolz auf Ihren Körper sein. Sie haben es satt, müde, schwerfällig und mit schlechtem Gewissen durch die Gegend zu schleichen. Sie wollen sich und Ihrem Körper etwas Gutes tun. Für alle berechtigten Wünsche gilt: Die 4x4-Fett-weg-Formel führt Sie garantiert dahin! Und zwar mit:

1) einer „intelligenten" Ernährung, die schmeckt, satt macht und gesund ist
2) dem Aufbau und Erhalt von Muskelmasse durch Krafttraining für jedermann
3) der Aktivierung des Stoffwechsels durch machbare Ausdauereinheiten
4) einer vitalen Alltagsgestaltung für ein Rundum-Wohlbefinden

Jeder der 112 Tage des 16-wöchigen 4x4-Fett-weg-Plans hält für Sie Rezepte, Anleitungen und Hilfestellungen bereit, garniert mit vielen Motivationstipps – und und und. Versprochen: Sie werden sich nie überfordert fühlen. Doch das Beste: Dank der umfassenden Informationen und zahlreichen Tipps werden Sie sich in den kommenden 4x4 Wochen automatisch und spielerisch zu einem Experten für Ihr Leben, Ihren Körper, Ihre wahren Bedürfnisse entwickeln!

Arbeiten Sie *mit* Ihrem Körper, nicht *gegen* ihn

Denn das ist die Überzeugung dieses Buches: Nur wer sein Leben aktiv gestaltet und sich aus eigenem Bedürfnis heraus gesund ernährt und bewegt, bleibt dauerhaft schlank und in Bestform.

Die Konsequenz: Vergessen Sie Diäten! Diäten stehen für Einschränkung. Die 4x4-Fett-weg-Formel steht für Bereicherung! Bereicherung an Selbstbewusstsein, Vitalität, Wohlbefinden, Lebensqualität. Ein schöner Nebeneffekt: Ihr neuer schlanker Traumkörper.

Abnehmen darf jetzt und für alle Zeit nicht mehr bedeuten: Hunger, Verzicht, Einschränkung, Qual, Druck, Leid. Schätzen Sie sich glücklich, dass Sie all das in diesem Moment hinter sich lassen. Abnehmen bedeutet stattdessen ab sofort: körperliche und seelische Gesundung, Lebensfreude, Energie, Eigenverantwortung, Vorbildfunktion! Genau das erreichen Sie mit diesem Buch – so einfach und

4x4 gute Gründe, um abzunehmen

Brauchen Sie noch ein bisschen Abspeck-Motivation?

Das alles erreichen Sie, wenn Sie abnehmen:
- Ihr Herz wird stärker und kann dadurch Ihren Körper besser versorgen – gut für die Lebenserwartung.
- Abnehmen wirkt insgesamt verjüngend, in Kombination mit regelmäßiger Bewegung minimieren Sie das Risiko, an einer durch Übergewicht bedingten Krankheit zu sterben – und davon gibt es einige!
- Ihr Immunsystem ist wieder leistungsfähiger.
- Das Risiko, an Krebs zu erkranken, nimmt ab.
- Sie reduzieren das Diabetes-Risiko erheblich.
- Das Risiko, an Arteriosklerose zu erkranken, sinkt – und damit das Herzinfarkt- und Schlaganfall-Risiko.
- Ihre Blutzuckerwerte normalisieren sich.

angenehm war es noch nie, gesund, schlank und fit zu werden und zu bleiben! Gemeinsam mit Ihrem Körper, nicht gegen ihn!

Noch ein Versprechen: Wenn Sie sich an den Plan halten, sind sichtbare Erfolge garantiert! Eine Hausnummer, wie viele Kilos verschwinden, gibt's aber absichtlich nicht. Denn jeder hat eine eigene Ausgangslage und ein eigenes Ziel: Der eine nimmt vielleicht 20 Kilo ab, der andere „nur" fünf. Vielleicht wird in den kommenden 16 Wochen nicht das letzte Fettpolster verschwunden sein, aber bis dahin haben Sie die Weichen für eine permanent gesunde Lebensweise und einen dauerhaft schlanken, trainierten Körper gestellt!

Von nichts kommt natürlich nichts

Bevor Sie weiterlesen: Absolvieren Sie zehn Kniebeugen. Jetzt! Sie haben richtig gelesen: Zehn Kniebeugen, erst dann dürfen Sie weiterlesen! Stehen Sie auf (wenn Sie nicht schon stehen), stellen Sie sich schulterbreit hin, strecken Sie die Arme vor und los! (Jetzt ist der Zeitpunkt, an dem Sie das Buch aus der Hand legen sollten.)

Und? Wie war's? Aus der Puste? Aber auch irgendwie aktiviert und wacher, oder? Gehen noch mehr? Tun Sie sich keinen Zwang an … Oder haben Sie etwa geschummelt? Haben Sie gar keine Kniebeugen gemacht? Na los, zweite Chance – auf geht's! Immer noch nicht? Schade, Sie schneiden sich ins eigene (fettdurchsetzte) Fleisch. Und gar nicht mal deshalb, weil die eben ausgeführten

zehn Kniebeugen sämtliche Systeme des Körpers aktivieren und um die zehn Kilokalorien verbrauchen. Das ist zwar nett, aber die kurze Übungseinlage soll vor allem die folgenden Punkte verdeutlichen:

- Lesen allein macht nicht schlank! Auch dann nicht, wenn es sich bei der Lektüre um einen Abnehmratgeber wie diesen handelt. Sie ahnen die Wahrheit: Sie müssen schon was tun! Nicht viel, aber etwas. Das hat sich leider bislang noch nicht rumgesprochen: Jeder zweite Deutsche treibt kein bisschen Sport, sieben von acht bewegen sich überhaupt zu wenig für positive gesundheitliche Effekte! Sie gehören dazu? Das wird sich ändern: In der 4x4-Fett-weg-Formel hat Bewegung einen ebenso großen Stellenwert wie die Ernährung. Den Willen zur Veränderung haben Sie ja bereits bewiesen – schließlich haben Sie dieses Buch immerhin bis hier gelesen. Jetzt gilt es, nicht nur ein paar Hundert Gramm Papier, sondern Ihr Leben in die Hand zu nehmen! Werden Sie aktiv, handeln Sie – und machen Sie einfach mal diese verdammten Kniebeugen. Dann wissen Sie, wie gut es sich anfühlt, etwas in Bewegung zu setzen. Und wenn es erst mal nur der eigene Körper ist.

- Nicht die Bewegung ist anstrengend. Anstrengend ist es, den ersten Schritt zu machen und damit anzufangen. Was hat Sie gehindert, die Kniebeugen zu machen? Was hindert Sie am kurzen Lauf morgens vor der Arbeit? Oder daran, beim Kaffeetrinken das zweite Stück Kuchen liegen zu lassen? Die Antwort: Gewohnheit. Die meisten Dinge tun (und lassen!) wir aus Gewohnheit. Und die Zwillingsschwester der Gewohnheit ist die Bequemlichkeit – die endgültig verhindert, dass wir bestehende Routinen aufgeben. Deshalb: Entscheidend ist, dass Sie Gewohnheiten ändern! Zum Beispiel mit so kleinen Übungen wie den Kniebeugen (immer noch keine Lust, die Dinger zu machen?). Neue Verhaltensweisen zu entwickeln geht wirklich erstaunlich schnell – in maximal 4x4 Wochen. Und es tut gar nicht weh – großes Abspecker-Ehrenwort! Eines Tages wird es sich ungewohnt anfühlen, wenn Sie *nicht* trainieren. Dann haben Sie es geschafft!

• Der Weg zum Traumkörper besteht aus vielen kleinen Schritten (wie den Kniebeugen), die Ihnen zusammengenommen ein neues Lebens schenken! Und ein längeres: Schon 4x4 Minuten Bewegung jeden Tag führen statistisch gesehen zu über drei Jahren mehr Lebenszeit! Wer dagegen sein faules Dasein als Dick(lich)er pflegt, begeht Selbstmord! Auf Raten. Denn: Krankheiten aufgrund von Fehlernährung, Bewegungsmangel und Übergewicht sind die Todesursache Nr. 1 in Deutschland! Jeder sechste Todesfall ist darauf zurückzuführen. Lebensmüdigkeit grassiert also unter Übergewichtigen, und gegenüber diesem Schicksal erscheinen die Investitionen, die Ihnen die 4x4-Fett-weg-Formel

abverlangt, geradezu lächerlich einfach. Ja, Sie könnten mit einer einzigen Maßnahme Ihr gesamtes Übergewicht loswerden.

Auch viel kann weniger sein

Alles, was Sie tun müssen, ist, 100 Tafeln Schokolade zu essen. Schokolade? 100 Tafeln? Sie denken sicher: „Ist der Autor verrückt?" Oder: „Wie soll ich im Leben 100 Tafeln Schokolade verdrücken?" Sie brauchen dafür kein Leben. Vier Monate genügen:

Im Jahr 2013 hat jeder Deutsche im Durchschnitt 32,3 Kilo an Süßwaren und Salzgebäck verdrückt. Verrückt, nicht wahr? Im Durchschnitt! 32,3 Kilo, das sind 323 Tafeln Schokolade, 161 Tüten Gummibärchen oder etwa ebenso viele Tüten Kartoffelchips. Und dabei sind Dinge wie Kuchen und Torten, süße Nachspeisen oder Eis noch nicht einmal berücksichtigt! Jetzt sagen Sie wahrscheinlich: Ich doch nicht! Die Statistik, Ihr Übergewicht und die Tatsache, dass niemand wirklich weiß, was er nebenbei alles knabbert, sprechen da allerdings gegen Sie.

Zurück zu den 100 Tafeln: Wenn Sie es schaffen, die anderen 223 Tafeln Schokolade wegzulassen, sparen Sie in dem betreffenden Jahr etwa 120 000 Kilokalorien ein. Das bedeutet, sage und schreibe 17 Kilo Körperfett loszuwerden! Wenn Sie kühn sind, gehen Sie mal in den Supermarkt und nehmen 68 Päckchen Butter (das sind 17 Kilo) auf den Arm. Und wenn Sie enorm kühn sind, führen Sie mit all den Butterpaketen zehn Kniebeugen aus!

• Ihr Stoffwechsel läuft in gesunden Bahnen.
• Ihre Cholesterinwerte verbessern sich.
• Sie bewegen Ihre Wirbelsäule – eine wunderbare Prophylaxe gegen Rückenprobleme.
• Sie entlasten Ihre Gelenke, die durch ein hohes Gewicht schneller verschleißen – und unter Hormonen zu leiden haben, die vom Körperfett produziert werden und die Gelenkknorpel schädigen.
• Sie verbessern Ihren Hormonhaushalt – dadurch sind Sie auch wieder „besser im Bett".
• Sie werden leistungsfähiger in allen Bereichen: Kraft, Ausdauer, Beweglichkeit, Schnelligkeit, Koordinationsvermögen.
• Sie sind wacher und endlich wieder voller Energie.
• Sie steigern Ihr Selbstbewusstsein enorm.
• Sie passen wieder in Ihre alten Klamotten oder in kleinere Größen.

Warum Diäten scheitern – und die 4x4-Fett-weg-Formel funktioniert!

Das große Diät-Schreckgespenst heißt Jo-Jo-Effekt. Zu Recht! Was steckt dahinter? Ihr Körper ist genetisch bestrebt, möglichst wenig Energie zu verbrauchen, gleichzeitig möglichst viel Energie als Fett abzuspeichern – für „schlechte Zeiten". Die gab es vor einigen Tausend Jahren noch, und seit diesen steinzeitlichen Verhältnissen hat sich die Funktionsweise Ihres Körpers kaum verändert. Damit verhält der sich leider genau gegenteilig zu dem, was fürs Abnehmen gut ist. Wenn Sie ihm nun bei einer Diät massiv Nahrung entziehen, wird er „Energie sparen und bewahren", also dafür sorgen, mit weniger Energie auszukommen. Dazu wirft er auch Muskelmasse über Bord, Ihr Grundumsatz sinkt. Wenn Sie dann wieder so essen wie vorher, nehmen Sie unweigerlich zu. Denn Ihr Körper benötigt inzwischen weniger Energie – der Rest wandert in Fettdepots.

So scheitern Diäten! Und hier liegt das Erfolgsgeheimnis der 4x4-Fett-weg-Formel, denn sie wirkt den ungünstigen Bestrebungen Ihres Steinzeitkörpers entgegen. Sie hilft, moderat Körperfett abzubauen, dabei Muskeln aufzubauen, den Stoffwechsel zu aktivieren und Ihren Grundumsatz hochzuhalten.

Achtsamkeit ist der Weg zum Erfolg

32,3 Kilo – diese aberwitzige Zahl zeigt eins ganz deutlich: Sie haben bislang keine wirkliche Kontrolle über Ihr Konsumverhalten! Würden Sie, am 1. Januar nach dem anstehenden Jahresbedarf an Schokolade befragt, ernsthaft angeben, „so etwas über 300 Tafeln" zu verdrücken? Fast jeden Tag eine? Das klingt absurd, oder? Ist es aber ja offensichtlich leider nicht – und ohne Ihnen zu nahe treten zu wollen: Sie selbst liegen mit ziemlicher Wahrscheinlichkeit sogar noch über dem Durchschnitt von 32,3 Kilo im Jahr ...

Entfliehen können Sie dem Überangebot an Ungesundem nicht. In dem zitierten Jahr wurden fast vier Millionen Tonnen davon in Deutschland produziert – ein Zuwachs von vier Prozent gegenüber dem Vorjahr. Auch das noch: Es gibt einen wachsenden Bedarf!

Doch das größte Problem ist: Den meisten ist nicht bewusst, was ungesund ist und was nicht. Die Werbung mischt hier fleißig mit: Bonbons mit wertvollen Vitaminen, Gummibärchen ganz ohne Fett? Das muss ja gesund sein – denkste, jede Menge Zucker steckt da drin. Nur das Beste aus der Milch in einer süßen Schnitte? Ja, in einer Größenordnung von einem Esslöffel Milch – bei Kalorien, die jenseits einer Schoko-Sahne-Torte liegen.

Sie merken: Sie leben in einer gefährlich verführerischen Welt, in der es nicht funktioniert, Ungesundes und Knabberzeugs komplett aus dem Leben zu streichen. Sie schaffen es ja nicht einmal, mit 100 Tafeln Schokolade im Jahr auszukommen! Noch nicht: Das 4x4-Fett-weg-Formel-Buch wird Sie zu mehr Achtsamkeit im Umgang mit Lebensmitteln führen. Sie werden eine völlig neue Einstellung zum Essen bekommen. Wie gesagt, es geht nicht um Verzicht – Sie werden Ihre Lieblingssünden noch genießen dürfen (vielleicht nicht mehr so oft), aber das Tolle an der Aufklärungsarbeit dieses Buches ist ja: Sie werden sie vielleicht gar nicht mehr genießen *wollen*! Und dann lernen Sie auch noch ein ganz neues Genussmittel kennen: Bewegung!

Die 4 gewinnt

Warum eigentlich „4x4"-Formel? Dem ganzheitlichen Verständnis dieses Buches liegen, wie eingangs bereits angedeutet, vier tragende Säulen zugrunde. Nur gemeinsam ermöglichen sie einen dauerhaften Erfolg in puncto Abnehmen und körperlicher wie seelischer Bestform:

1) eine ausgewogene, gesunde, eiweißreiche und leicht kohlenhydratreduzierte Ernährung
2) regelmäßiges Krafttraining für den Aufbau und Erhalt von Muskelmasse, die dem Körper eine attraktive Erscheinungsform gibt und für einen dauerhaft erhöhten Grundumsatz sorgt

3) regelmäßiges Ausdauertraining, um dem Stoffwechsel wiederkehrend Impulse zu geben und den Energiebedarf des Körpers zu erhöhen

4) eine bewegungsorientierte, achtsame Gestaltung des Alltags mit Rücksicht auf die Bedürfnisse und Fähigkeiten Ihres Körpers

Dass all diese Bausteine wichtig sind, belegt eine Studie der amerikanischen Ball State University in Muncie, Indiana: Dort bekamen übergewichtige Männer zwölf Wochen lang eine reduzierte Kost vorgesetzt. Ein Drittel der Untersuchten absolvierte begleitend Kraft- und Ausdauertraining, ein weiteres Drittel ausschließlich Ausdauertraining. Die Probanden des letzten Drittels schließlich trainierten überhaupt nicht.

Das Ergebnis: Alle Untersuchten nahmen im Schnitt neun Kilo ab. Wie bitte? Warum dann das ganze Gerede von Training, Bewegung und vier tragenden Säulen? Die Aufklärung: Bei der sportabstinenten Gruppe waren mit den neun Kilo lediglich sechs Kilo Fettgewebe verloren gegangen – mit den restlichen drei leider auch einiges an Muskelmasse. Bei der Ausdauergruppe lag der Anteil bei immerhin sieben Kilo Fettmasse. Die Gruppe, die Ausdauer- und Krafttraining absolvierte, baute hingegen fast zu 100 Prozent Fett ab und verlor keine Muskelmasse. Diese Jungs können sich glücklich schätzen, denn sie müssen im Gegensatz zu den anderen keinen Jo-Jo-Effekt (siehe auch die Randnotiz auf Seite 8) befürchten.

Zurück zur Zahl 4: Sie zieht sich wie ein roter Faden durch die – natürlich – vier Kapitel dieses Buches: Während der kommenden 4x4 Wochen werden Sie vier Mahlzeiten am Tag zu sich nehmen, vier Trainingseinheiten pro Woche absolvieren und jeden Tag mit vier leichten Alltagsaufgaben konfrontiert werden.

Der 4x4 = 16-wöchige Zeitraum ist in mehrfacher Hinsicht ideal: Er ist in jedem Fall lang genug, um realistisch spür- und messbare Erfolge zu erzielen. Und, weit bedeutsamer: Dieser Zeitraum ist auch lang genug, damit Sie Ihr Leben wirklich umstellen und dauerhaft fit und schlank bleiben!

Denn Zahlen von Abbrechern, die mit gutem Vorsatz gestartet waren, belegen: Die erste Euphorie ist nach vier Wochen verflogen, spätestens nach weiteren vier bis acht Wochen werfen die meisten Menschen das Handtuch. Wer darüber hinaus beharrlich an seinem guten Vorsatz festhält, bleibt in den meisten Fällen langfristig bei der Stange.

Nach drei, spätestens vier Monaten macht es also bei den meisten „klick"! Das laufende Projekt ist dann nicht mehr eine ungewohnte Pflichtveranstaltung, sondern eine willkommene Bereicherung, die neue Lebensenergie spendet. Klingt gut, oder? Somit kommen wir nun zu den wichtigsten Grundsätzen, die Sie für die kommenden 4x4 Wochen – und hoffentlich auch danach für eine lange Zeit Ihres Lebens – begleiten werden.

Die 4x4 Für-immer-schlank-Gebote

Wann immer Ihnen die Orientierung fehlt oder Sie rat- und hilflos sind, schlagen Sie diese Seiten auf und verinnerlichen die folgenden 16 simplen Gebote. Mit ihnen leben Sie gesund und im Einklang mit der Natur Ihres (demnächst) schlanken Körpers:

1) Bewegung schützt vor Körperfett!

Wer sich ausreichend bewegt, wird nicht dick: Sie erhöhen so Ihren Energieumsatz, verbrennen also Kalorien, die Ihr Körper ansonsten in Fett ablegen könnte. Deshalb: Kommen und bleiben Sie in Bewegung! Am besten jeden Tag ein bisschen. Jeder Schritt zählt, auch im Spaziertempo. 4x4 Minuten am Tag reichen schon! Mehr dazu auf Seite 39.

2) Hungern macht fett!

Vergessen Sie jegliche Form von Diät. Heftiger Nahrungsentzug ist kontraproduktiv für Ihr Abnehmprojekt. Essen Sie sich stets satt! Das bedeutet: Wenn Sie Hunger haben, essen Sie. Aber hören Sie dann bitte auch auf zu essen, wenn Sie satt sind. Mehr dazu finden Sie auf Seite 27.

3) Wissen macht schlank!

Fakt ist: Wer abnehmen will, muss Kalorien sparen. Oder verbrauchen (siehe die Punkte 1, 6 und 7). Am besten beides – das ist die gesündeste und schonendste Methode. Nun hat das Zählen von Kalorien allein noch niemanden schlank gemacht – und Spaß machen tut das auch nicht. Zum Glück müssen Sie sich darüber im Rahmen des 4x4-Fett-weg-Plans keine Gedanken machen! Und darüber hinaus gilt: Entwickeln Sie einfach nach und nach ein Gefühl für die Nährwertverhältnisse in Lebensmitteln. Ihr Know-how ziehen Sie zum Beispiel aus den Lebensmittelinfos ab Seite 21. Auch die Rezepte samt Zutaten (ab Seite 211) geben Ihnen ein Gespür dafür, was gut für Sie ist.

4) Natürliche Lebensmittel sind Ihr bester Abnehmpartner!

Mindestens 80 Prozent Ihrer Nahrung sollte aus vitalstoffreichen, frischen, natürlichen Lebensmitteln wie Gemüse, Salat, Obst, Fisch oder Fleisch bestehen. Die restlichen 20 Prozent können Sie quasi nach Belieben gestalten – am besten ist es natürlich, wenn Sie das nach den Richtlinien tun, die Sie ab Seite 27 finden.

5) Essen Sie mehr Eiweiß und weniger Kohlenhydrate!

Süßes, Knabberkram, Weißmehlprodukte – alles Gift für Ihr Abnehmvorhaben. Suchen Sie sich Lebensmittel mit hochwertigen Kohlenhydraten – und essen Sie vor allen Dingen rund um die Uhr genug Eiweiß! Welche Lebensmittel gut für Sie sind, lesen Sie auf Seite 23 und ab Seite 29.

6) Bauen Sie Muskeln auf und pflegen Sie sie!

Muskelmasse ist in mehrfacher Hinsicht das wichtigste Element für Ihre Traumfigur: Sie formt Ihren Körper zu einer stattlichen Erscheinung, die sogar übrig gebliebene Fettpölsterchen kaschieren hilft. Vor allem aber verbraucht Muskelgewebe rund um die Uhr Energie – so nehmen Sie schneller ab und bleiben dauerhaft schlank. Mehr dazu erfahren Sie ab Seite 35.

7) Aktivieren Sie Ihren Stoffwechsel!

Das erreichen Sie am besten mit regelmäßigem Ausdauertraining, welches zudem eine Menge Energie abruft und so das Abnehmen beschleunigen hilft. Wenn Sie dann noch Ihr Ausdauertraining mit regelmäßiger leichter Bewegung im Alltag ergänzen, halten Sie so Ihren Stoffwechsel dauerhaft erhöht. Mehr zu diesem Thema: Seite 37.

8) Nutzen Sie die Kraft der Ballaststoffe!

Ballaststoffe machen satt und sind gut für die Verdauung (siehe Seite 26). Welche Lebensmittel optimal sind, erfahren Sie ab Seite 32.

9) Zur falschen Zeit essen macht dick!

Nutzen Sie den Biorhythmus: Die drei Hauptmahlzeiten Frühstück, Mittag- und Abendessen sind gesetzt und dürfen niemals ausfallen. Dagegen sollten Sie – bis auf einen Snack vor allem rund um anstehende Trainingseinheiten – nichts zwischendurch knabbern und abends unbedingt kohlenhydratreduziert essen. Mehr Infos dazu auf Seite 27.

10) Wasser trinken macht schlank!

Trinken Sie viel Wasser – wie viel, steht auf Seite 26. Wasser ist für alle Funktionen im Körper wichtig, auch für den fettverbrennenden Stoffwechsel. Zudem verbraucht es zusätzliche Kalorien, ohne selbst welche zu haben. Im Gegensatz zu Limonaden und auch Fruchtsäften, die echte Kalorienfallen sind. Zu diesen gibt's mehr Infos auf Seite 33.

11) Geben Sie sich Zeit!

Nehmen Sie sich Zeit zum Abnehmen – und zum Beispiel einfach nur vor, lächerliche 100 Gramm pro Woche abzunehmen. Wenn Sie das durchhalten, haben Sie nach einem Jahr über fünf Kilo abgespeckt! Lernen Sie wieder, in Maßen zu genießen – auch beim Snacken: siehe die Abnehm-Strategie 6 auf Seite 28.

12) Belohnen Sie sich!

Ihre Disziplin und Ihre Erfolge sind alles andere als selbstverständlich. Belohnen Sie sich dafür immer wieder – und wenn es mal eine „schlimme" Leckerei ist. So halten Sie die Motivation aufrecht, dauerhaft gesund zu leben.

Tragen Sie Ihre persönlichen Belohnungen (und auch die, die Sie tapferer Abnehmrecke gerade nicht benötigt haben!) auf den Wochenfazit-Seiten im Plan (ab Seite 45) ein.

13) Bleiben Sie am Ball!

Ernährung, Muskelaufbau, Ausdauertraining: Nur Regelmäßigkeit garantiert dauerhaften Erfolg. Klar, Ausrutscher sind auch mal okay – verzeihen Sie sich diese. Und sollten die kleinen Sünden doch wieder überhandnehmen oder zu größeren werden: Erste-Hilfe-Snacks gegen Heißhunger finden Sie auf Seite 28.

14) Sagen Sie: Ja, ich will!

Anfangs sagt der Kopf: „Ich muss jetzt endlich mal abnehmen." Aus diesem kognitiven „Müssen" sollte im Laufe der Zeit ein emotionales „Wollen" werden. Dann sagt der Bauch: „Ja, ich will!" Parallel dazu hilft es sehr, Sinn und Freude in der neuen Lebensweise zu finden – mit den „Mentaltrainings"-Einheiten an den trainingsfreien Tagen des 4x4-Fett-weg-Plans ab Seite 45.

15) Verbannen Sie Stress aus Ihrem Leben!

Stress vermittelt oftmals das Gefühl, fremdbestimmt zu sein. In diesem Zusammenhang geht die Motivation flöten und gesunde Vorsätze über Bord. Stattdessen finden ungesunde Gewohnheiten wieder Einzug: „Hat ja sowieso alles keinen Sinn." Lassen Sie sich nicht in eine solche „Opferrolle" drängen, sondern halten Sie die Zügel in Ihrem Leben in der Hand. Die vielen Motivationstipps und -sprüche im 4x4-Fett-weg-Plan ab Seite 45 werden Ihnen dabei helfen.

16) Stecken Sie andere an!

Die allergrößte Motivation ist es, mit anderen Menschen durch dick und dünn zu gehen. Es gibt viel zu tun, denn: Weniger als ein Viertel aller Männer sind glücklich mit ihrem Hüftumfang. Und Frauen geht es nicht anders. Binden Sie also Ihr Umfeld aktiv mit ein – siehe dazu Seite 34. So reißen Sie andere mit und treten als Vorbild für eine gute Sache ein: eine gesunde Lebensweise!

Das waren ja schon mal eine Menge Informationen – und so geht's jetzt weiter: Das folgende 1. Kapitel stellt die vier Säulen der 4x4-Fett-weg-Formel vor und liefert Ihnen das Handwerkszeug, mit dem Sie Ihre schlanke, vitale Zukunft selbst gestalten. Kapitel 2 enthält den kompletten 16-wöchigen Plan, Kapitel 3 die dazugehörigen Übungen und Trainingseinheiten und Kapitel 4 schließlich alle Rezepte.

Kapitel 1

Die vier Säulen der 4x4-Fett-weg-Formel

Abnehmen – oder schlank sein und bleiben – ist im Grunde sehr, sehr einfach: Alles, was Sie tun müssen, ist entweder anders essen und trinken oder sich mehr bewegen (am besten natürlich beides). Das ist das ganze Geheimnis! Warum fällt es nun den meisten Menschen trotzdem so schwer, ihre Speckpakete loszuwerden? Einige Antworten darauf hat Ihnen schon die Einleitung präsentiert. Letztlich lässt sich das ganze Übergewichtsmalheur auf drei sehr menschliche Eigenschaften zurückführen: Bequemlichkeit, Ungeduld und Angst vor Veränderung. Nach dem Motto: „Abnehmen? Aber ohne Schwitzen – und bitte ganz schnell, damit ich bald wieder so essen kann wie vorher." Merken Sie was? So funktioniert das nicht! Wer abnehmen will, muss sich von ein paar geliebten Gewohnheiten verabschieden. Das tut aber garantiert nicht weh, im Gegenteil: Nach kurzer Zeit bereits haben Sie ein Vielfaches an neuen, tollen Erfahrungen gemacht. Versprochen: In einigen Wochen werden Sie nur noch ein Kopfschütteln übrig haben für Ihre jetzige Lebensweise. Und für die derzeitige Verfassung Ihres Körpers – zu dem es jetzt erst mal ein paar Informationen gibt.

Ihr Körper – womit haben Sie es beim Abnehmen zu tun?

Ohne Sie mit anatomischen Details aus der Bahn zu werfen, bekommen Sie hier in aller Einfachheit die wichtigsten Informationen zu Ihrem Körper komprimiert präsentiert. Die gute Nachricht gleich vorab: In Ihrem Körper steckt nicht nur wabbeliges Körperfett. Stellen Sie sich vor: Auch Sie haben Muskeln. Sogar ein Sixpack! Nur sieht es niemand. Ihr Waschbrettbauch lässt sich mit der Antarktis vergleichen: Dort liegt kilometerdickes Eis über einem Festland, das noch niemand zu Gesicht bekommen hat. Bei Ihnen ist es zentimeterdickes Fett, das unentdeckte Bauchmuskelregionen verhüllt. Noch verhüllt. Aber der Reihe nach.

Der Bewegungsapparat

Knochen und Muskeln bilden mit ihren Gelenken, Sehnen etc. den menschlichen Bewegungsapparat. Der passive Part davon sind die Knochen und Gelenke. Wussten Sie, dass diese weniger als ein Achtel des gesamten Körpergewichts ausmachen? Und je mehr Übergewicht Sie haben, desto geringer wird der Anteil. Die Ausrede mit den „schweren Knochen" können Sie also getrost vergessen.

Den aktiven Part des Bewegungsapparats bilden die Muskeln. Ihre Muskeln: Herzen Sie sie, umarmen Sie sie, hegen und pflegen Sie sie – sie sind Ihr bester Freund im Abnehmprozess! Gar nicht mal, weil die Dinger Sie so verdammt gut aussehen lassen (im trainierten Zustand, wohlbemerkt). Nein,

sondern aus diesem Grund: Das Muskelgewebe ist Ihr größtes Stoffwechselorgan! Alle Muskelzellen zusammen verbrennen den Großteil der Leckereien, die Sie sich genehmigen. Und zwar auch im Ruhezustand! Dabei gilt: Je mehr Muskelmasse Sie haben, desto mehr Energie verbraucht Ihr Körper rund um die Uhr. Und das heißt: Sie nehmen schneller ab – oder dürfen mehr essen, ohne zuzunehmen. Zum Thema Stoffwechsel lesen Sie in diesem Kapitel später mehr.

Die Muskeln sind an den Knochen befestigt und ziehen und zerren diese in alle möglichen Richtungen. Wenn Ihr Gehirn als Schaltzentrale die richtigen Befehle gibt, werden aus diesem Gezerre sogar vernünftige Bewegungen. Und die sind weit komplexer, als Sie denken. Ihr Gehirn muss stets eine ganze Reihe an Befehlen abfeuern – und dabei die beteiligten Muskeln wohldosiert ansprechen. So wird selbst ein simpler Schritt zu einer wahren Meisterleistung, an der fast der gesamte Körper beteiligt ist. Kommen Sie, stehen Sie auf und gehen einfach mal 20 Schritte im Kreis (Sie kennen das Spielchen ja schon aus der Einführung). Dann setzen Sie sich wieder und lesen, was die Muskeln zu wahren Heizkraftwerken macht.

Jede Muskelzelle steht unter Dauerspannung, dem Grundtonus. Diese Spannung verbraucht etwa ein Viertel Ihres Grundumsatzes an Energie – wobei eine

Menge der Energie als Wärme „verloren" geht. Aber nein, die Wärmewirkung ist gewollt – ohne Ihre Muskelheizung würden Sie schon bei angenehmen 25 Grad Außentemperatur langsam, aber sicher erfrieren!

Apropos frieren – Sie kennen das: Wenn es richtig kalt ist, fangen Sie an zu zittern. Dann hat Ihr Körper das Muskelheizungsthermostat auf Anschlag hochgedreht, um den Körper warm zu halten. Damit sind die Muskeln aufgefordert, kleine Kontraktionen zu erzeugen, die noch mehr Wärme als im Grundtonus erzeugen – und sich als Zittern bemerkbar machen.

Das Körperfett

Ja, auch darüber müssen wir kurz sprechen: Ihre Speckpolster, Röllchen, Love-Handles oder wie immer Sie Ihr Schwabbelgewebe liebevoll nennen. In der Literatur ist die Rede davon, dass in jedem Körper wenigstens 200 Milliarden Fettzellen stecken. Je mehr Übergewicht Sie haben (oder einmal gehabt haben), desto größer ist deren Zahl, denn: Bei allzu großer Völlerei über einen längeren Zeitraum bilden sich neue Fettzellen.

Eine Fettzelle können Sie sich vorstellen als eine Art Bandwurm: Beständig ist sie auf der Suche nach „Essbarem", und wenn es etwas gibt, dann kann sie Unmengen aufnehmen und ein Vielfaches ihres ursprünglichen Volumens einnehmen. Und das Schlimme: Diese blöden Biester werden Sie nie mehr los! Auch nachdem Sie den 4x4-Fett-weg-Plan komplett durchgezogen und vielleicht zehn Kilo abgenommen haben, sitzen dieselben 200 Milliarden Fettzellen in Ihrem Körper. Macht nichts, denn dafür sind die Fettzellen dann extrem geschrumpft und entleert – das unterscheidet schlanke von dicken Menschen! Im Übrigen auch ein „besseres" Sexleben und ein optimierter Stoffwechsel: Körperfett greift nämlich durchaus aktiv in den Hormonhaushalt ein.

Die Fettzellen in Ihren Speckdepots sind mehr (bei Ihnen) oder weniger (bei schlanken Menschen) mit glibberig-gelartigem Speicherfett angefüllt. Ein Kilo dieser Fettzellen hat einen Brennwert von etwa 7000 Kilokalorien, weniger als ein Kilo reines Fett (Butter im Vergleich: 9000 Kilokalorien). Das liegt vor allem am benötigten energiefreien Zellstoff, der alles zusammenhält.

Insgesamt ist es schier unglaublich, wie viel Energie die Speckmasse speichern kann: Stellen Sie sich einmal einen dicken Mann mit 100 Kilo Körpergewicht und 25 Prozent Körperfett vor. Diese arme Kreatur trägt also nicht weniger als 25 Kilo Fettgewebe mit sich herum. Mit der oben genannten Speicherkapazität kommt der Mann auf sagenhafte 175 000 Kilokalorien gebundene Energie. Damit könnte er theoretisch ganze drei Monate am Stück, nur Wasser trinkend, ohne Essen auskommen, ohne zu verhungern.

Depotfett wird übrigens nicht nur frei sichtbar an Bauch, Hüfte etc. abgelagert, sondern auch in der Bauchhöhle zwischen den inneren Organen wie Leber und Nieren. Ist dieses sogenannte viszerale

Fett im Überfluss vorhanden, ist es natürlich auch „sichtbar" – denn es bläht Ihren Bauch zu einer großen Fettkugel auf. Das viszerale Fett hat eine äußerst unangenehme Eigenschaft: Es ist extrem gefährlich, da es eine der Hauptursachen für Krankheiten wie Diabetes und Bluthochdruck ist – die werden nicht umsonst als „stille Killer" bezeichnet. Mehr als vier Fünftel aller Diabeteserkrankungen treten bei Menschen mit einem Bauchumfang von über 94 Zentimetern auf (zur Bauchumfangmessung siehe Seite 178)! Einen deutlicheren Zusammenhang – und einen gewichtigeren Grund, sofort abzunehmen – gibt es kaum. Vielleicht mit Ausnahme dieser Kandidaten: Arteriosklerose, Thrombose, Schlaganfall und Herzinfarkt – alles lebensgefährliche Krankheiten, die sehr viel wahrscheinlicher eintreten können, wenn Sie das wirklich fiese viszerale Fett horten.

Das Herz-Kreislauf-System

Irgendetwas muss ja all die schönen Muskeln und die unschönen Fettzellen versorgen. Es ist das Herz-Kreislauf-System, bestehend aus dem Herzen, dem Blutkreislauf mit all seinen Gefäßen und dem Blut selbst. Letzteres transportiert lebenswichtige Stoffe wie Sauerstoff, Kohlenhydrate, Fett, Eiweiße etc. und lädt sie dort ab, wo sie gebraucht (oder deponiert) werden.

Da es das komplette Transportwesen verantwortet, hat das Herz-Kreislauf-System entscheidenden Einfluss darauf, wie Sie sich fühlen und wie leistungsfähig Sie sind. Und wie alles im Körper ist es extrem anpassungsfähig: Was immer Sie mit ihm machen, es stellt sich darauf ein. Leben Sie übergewichtig und unbewegt, reagiert es mit hohen Blutfett- und Blutzuckerwerten, hohem Blutdruck und hohem Puls. Fangen Sie an, sich zu bewegen und abzunehmen, normalisieren sich die Blutwerte, der Pulsschlag geht zurück und zumeist auch der Blutdruck. Sie haben es in der Hand!

Der Stoffwechsel

Während das Herz-Kreislauf-System alle Nähr- und Vitalstoffe im Körper verteilt, ist der Stoffwechsel verantwortlich für deren Verwertung. Die Nährstoffe selbst werden dabei für zwei Dinge verwendet: zum einen für Auf- und Abbau- sowie Erneuerungsprozesse, die permanent im ganzen Körper stattfinden (zum Beispiel Fetteinlagerung, Knochenstärkung oder Muskelaufbau), zum anderen für die Energiegewinnung – sprich: zur Verfeuerung von Kalorien.

Die Energiegewinnung muss rund um die Uhr stattfinden, denn: Ihr Körper verbraucht permanent Energie, auch im Schlaf. Wie viel? Das hängt zum einen davon ab, wie aktiv Sie leben, zum anderen, wie Ihr Körper geschaffen ist – wie viel Muskeln oder Fett Sie mit sich herumtragen zum Beispiel. Schließlich ist der Stoffwechsel auch genetisch bedingt – bei jedem tickt er anders. Sie können es sich vielleicht nicht vorstellen, aber es gibt sogar Menschen, die Probleme mit dem Zunehmen haben! Sie hingegen werden wahrscheinlich einen eher trägen Stoffwechsel haben. Ungerecht? Nö, denn Sie können Ihren „lahmen" Stoffwechsel trainieren!

Dazu gibt es drei zielführende Strategien, die Teil der 4x4-Fett-weg-Formel sind:

- Optimieren Sie die Qualität der Nährstoffe – das betrifft die erste Säule der Fett-weg-Formel (siehe ab Seite 20). Durch passende Ernährung aktivieren Sie Ihren Stoffwechsel und steuern ihn gezielt, sodass Sie trotz eines langsameren Stoffwechsels kein Fett mehr einlagern. Das hat nichts mit „weniger essen" zu tun, wie es Diäten vorschreiben. Es hat höchstens damit zu tun, Kalorien einzusparen, vor allem aber, diese umzuschichten hin zu qualitativ hochwertigeren.
- Erhöhen Sie den Grundumsatz – das betrifft die Säulen 2 bis 4 (ab Seite 35). Aktivieren Sie den Stoffwechsel durch regelmäßiges Training und sonstige Bewegung immer wieder. Stoßen Sie dadurch Aufbauprozesse im Körper an, die dafür sorgen, dass Ihr Stoffwechsel dauerhaft mehr Energie benötigt: zum Beispiel durch mehr Muskelmasse (Krafttraining) oder mehr Zellkraftwerke (Ausdauertraining).
- Erhöhen Sie den Leistungsumsatz – das betrifft vor allem die Fett-weg-Formel-Säulen 2 und 3 (siehe Seite 35 bis 38). Durch Ausdauer- und Kraft-Trainingseinheiten pushen Sie Ihren Stoffwechsel kurzfristig (während des Trainings und in den Stunden danach) in den Vollgas-Modus. So verbrennen Sie reichlich Kalorien.

Das Hormonsystem

Hormone sind Botenstoffe, die durch Ihren Körper geistern, Informationen jeglicher Art übermitteln und so auch viele Prozesse des Stoffwechsels beeinflussen.

Über 30 verschiedene Hormone gibt es. Viele kommen Ihnen sicher bekannt vor: Adrenalin, Testosteron, Insulin, Östrogen, Melatonin – um nur fünf zu nennen. Letztlich kann Ihnen fürs Erste egal sein, welches Hormon für welche Prozesse zuständig ist, welche „gut" und welche „schlecht" sind. Direkt ansprechen können Sie sie (außer mit Doping-Substanzen) sowieso nicht. Indirekt lassen sie sich aber sehr wohl optimieren: durch Training und passende Ernährung! Moderates Ausdauertraining beispielsweise verbessert den Spiegel vieler Hormone ganz im Sinne Ihrer Abnehmabsichten und einer gesunden, attraktiven Erscheinungsweise. Was halten Sie zum Beispiel von …

- beschleunigtem Muskelaufbau
- deutlich schnelleren Fettabbauprozessen
- leistungsfähigeren Muskeln (inklusive dem Herzen, Ihrem wichtigsten Muskel!)
- gesenktem Blutzuckerspiegel
- gehobener Stimmung
- einem rundum gestärkten Immunsystem
- festeren Knochen
- einem besseren Schlaf
- einem verminderten Risiko von Herzerkrankungen
- einer schnelleren Regeneration

4x4 Tuning-Turbos für den Stoffwechsel
- Halten Sie die drei Hauptmahlzeiten ein.
- Verzichten Sie auf wildes Snacken zu jeder Gelegenheit.
- Lassen Sie Zuckerhaltiges (auch Getränke) weg.
- Versorgen Sie sich täglich mit ausreichend Eiweiß.
- Essen Sie täglich frisches Obst und Gemüse.
- Bringen Sie (gesunde) Abwechslung in Ihren Ernährungsalltag.
- Essen Sie hin und wieder scharf – Chili (frisch oder frisch gemahlen) ist zum Beispiel sehr empfehlenswert.
- Halten Sie Ihren Alkoholkonsum in Grenzen.
- Stellen Sie das Rauchen ganz ein.
- Trainieren Sie unbedingt regelmäßig.
- Trainieren Sie grundsätzlich nicht zu hart und nicht zu schnell.
- Bewegen Sie sich im Alltag so viel wie möglich.
- Bewegen Sie sich jede Stunde wenigstens einmal für fünf Minuten, und wenn es nur Auf- und Abgehen ist.
- Schlafen Sie ausreichend und ausgewogen.
- Gehen Sie täglich an die frische Luft.
- Gehen Sie ab und an in die Sauna (mit anschließendem Wechselbaden).

- einer verbesserten Libido
- einer besseren Hirnleistung
- einer strafferen Haut
- gut laufender Verdauung
- einer optimierten Atmung

Voilà, all das bekommen Sie im Rahmen des 4x4-Fett-weg-Plans gratis on top! Übrigens, wer sich gehen lässt und sein unbewegtes Dickerchen-Dasein pflegt, nimmt ebenfalls Einfluss auf seinen Hormonspiegel: Sie kehren dann all die schönen Entwicklungen ins Gegenteil, verschlechtern alles und steuern auf ein Leben voller Leid und Krankheiten zu. Wieder einmal haben Sie die Wahl …

Das Gehirn – Abnehmen ist Kopfsache

Alles, was Sie bislang von Ihrem Körper erfahren haben, wird letztlich von einem knapp 1,5 Kilogramm leichten, weichen Gewebeklumpen gesteuert: Ihrem Gehirn. Dort laufen alle Informationen aus Ihrem Körper zusammen, inklusive der Infos über die Versorgungslage. Fühlt sich auch nur ein Bereich unterversorgt, setzt Ihr Gehirn Sie unter Druck: „Gib mir zu futtern!" Das schreit es im Übrigen sowieso rund um die Uhr, denn das Gehirn selbst verbraucht sage und schreibe ein Fünftel Ihres gesamten Grundumsatzes – obwohl es gerade einmal ein Zwanzigstel der Körpermasse ausmacht!

Zum anderen regelt das Gehirn Ihr Verhalten – und ist verantwortlich für die eingangs erwähnten menschlichen Eigenschaften, die Sie dick werden und bleiben lassen: Bequemlichkeit, Ungeduld, Angst. Alles, was Sie fühlen und denken, entsteht in Ihrem Kopf – und diese Gefühle und Gedanken führen zu Handlungen. Zum Beispiel aufs Sofa hauen und Chips essen, das Training auf morgen (und dann auf übermorgen) verschieben, noch einen allerletzten (und dann vielleicht noch einen, jetzt aber wirklich letzten …) Schokoladenriegel in den Mund schieben.

Das Gute: Ihr Gehirn ist durchaus in der Lage, auch andere Dinge zu denken: Chips wegschmeißen und einen leckeren, frischen Salat machen, alles stehen und liegen lassen, in die Laufschuhe steigen und Sonne und frische Luft genießen, Schokolade dankend ablehnen und lieber ein erfrischendes Glas Wasser trinken. Dieses Umdenken klappt am besten, wenn auch die Gefühle stimmen. Sie müssen spüren, wie lecker ein Salat ist, welche Glücksgefühle Ihnen eine kleine Laufrunde beschert, wie sehr das Wasser Ihren Körper erfrischt – und wie stolz Sie auf einen schlanken Körper sind!

Der Erfolgsweg zur Bestform

So weit zur Theorie – jetzt machen Sie sich praktisch auf den Weg zum eigenen Traumkörper! Begleiten werden Sie alle vier Säulen der 4x4-Fett-weg-Formel, die sich letztlich mit zwei Dingen beschäftigen: mit der Energie, die Sie über das Essen und Trinken aufnehmen

(Säule 1: Ernährung), und der Energie, die Ihr Körper verbraucht (Säulen 2 bis 4: Krafttraining, Ausdauertraining, Alltagsgestaltung). Gesünder essen und mehr bewegen – optimal ist die Kombination aus beidem. Deshalb steht dieses Buch auch für ein ganzheitliches, allumfassendes Konzept. Bevor es mit der ersten Säule, der Ernährung, losgeht, gibt es hier eine skizzierte Übersicht über die Säulen 2 bis 4, also alles, was Bewegung in Ihr Leben bringen soll.

Die Aktivitätenpyramide

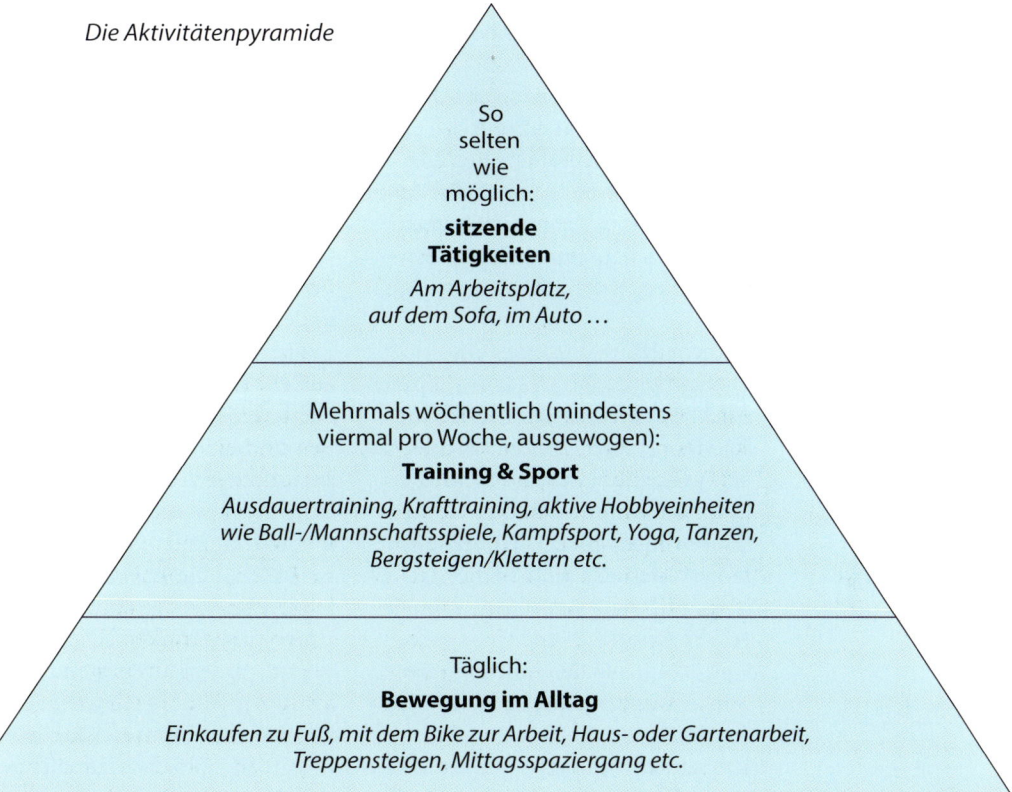

So selten wie möglich:
sitzende Tätigkeiten
Am Arbeitsplatz, auf dem Sofa, im Auto …

Mehrmals wöchentlich (mindestens viermal pro Woche, ausgewogen):
Training & Sport
Ausdauertraining, Krafttraining, aktive Hobbyeinheiten wie Ball-/Mannschaftsspiele, Kampfsport, Yoga, Tanzen, Bergsteigen/Klettern etc.

Täglich:
Bewegung im Alltag
Einkaufen zu Fuß, mit dem Bike zur Arbeit, Haus- oder Gartenarbeit, Treppensteigen, Mittagsspaziergang etc.

Eine aktive Lebensgestaltung ist unerlässlich für einen dauerhaft schlanken Körper! Nehmen Sie sich vor, sich täglich zu bewegen – in welcher Form auch immer. Orientieren Sie sich dabei einfach an der Aktivitätenpyramide. Eine gute Vorgabe ist zum Beispiel folgende: Versuchen Sie, mit allen Aktivitäten der unteren beiden Pyramidenstufen jeden Tag vier Kilokalorien pro Kilogramm Körpergewicht zu verbrauchen. Bei 90 Kilo sind das 360 Kilokalorien pro Tag – das ist mit einer halben Stunde strammem Training oder einer Stunde in moderater Bewegung gut zu schaffen.

Die erste Säule der 4x4-Fett-weg-Formel: Ernährung

Ein großer Schritt zur Traumfigur: Brechen Sie Ihre gewohnten, anscheinend nicht ganz so optimalen Essensmuster auf. Was Sie brauchen, ist Ernährungsaufklärung und Orientierung – los geht's!

Basisbegriffe rund um Ihre Ernährung

An dieser Stelle schalten wir kurz in den Lexikon-Modus: Auch wenn Sie den 4x4-Fett-weg-Plan ohne zusätzliche Kenntnisse nutzen können, sollten Sie die folgenden Begriffe kennen, um ein Experte Ihrer Ernährung zu werden.

Kalorien, Kilokalorien, Kilojoule

Die gängigen Währungseinheiten für Energiewerte von Nährstoffen sind Kilokalorien (Abkürzung: kcal) und Kilojoule (kjoule). Und Kalorien? Diesen Begriff verwendet fast jeder falsch, synonym für die erwähnten Kilokalorien. Dabei ist eine Kalorie nur eine Tausendstel Kilokalorie. Merken Sie sich: Geht's ums die Maßeinheit, geht's immer um Kilokalorien! Und Kilojoule? Das ist einfach eine weitere Einheit. Das Verhältnis zwischen beiden: Eine Kilokalorie entspricht etwa 4,2 Kilojoule.

Grundumsatz, Leistungsumsatz, Gesamtumsatz

Bitter: Nicht mal jeder zweite Mann kennt seinen Kalorienbedarf. Was ist mit Ihnen?

Basiswert ist der Grundumsatz, der den Bedarf für lebenserhaltende Prozesse erfasst. Er lässt sich über eine simple Formel grob bestimmen: Für Sie als Mann beträgt er am Tag etwa eine Kilokalorie pro Kilogramm Körpergewicht pro Stunde. Sie wiegen 90 Kilo? Dann rechnen Sie 1 x 90 x 24 = 2160 kcal. Wenn Ihre 90 Kilo eher aus Fettgewebe denn aus Muskeln bestehen, ziehen Sie davon gut zehn Prozent ab.

Zum Grundumsatz kommt hinzu, was Sie am Tag so treiben. Arbeiten, trainieren, auf dem Sofa sitzen, Fingernägel kauen, dieses Buch lesen: Alles verbraucht zusätzlich Energie – und ergibt den Leistungsumsatz. Wie viel Energie Sie letztlich ein- und umsetzen, hängt von den Aktivitäten ab – und wie intensiv Sie sie ausleben. Um sie grob zu erfassen, nutzen Sie den sogenannten Aktivitätsfaktor. Vereinfacht überschlagen liegt der bei 1,3 an Tagen, an denen Sie sich nur sitzend betätigen (Bürojob), bei 1,4 an Tagen mit etwas Bewegung und bei 1,5 an aktiveren Tagen mit einer zusätzlichen Trainingseinheit. Mit diesem Faktor multiplizieren Sie Ihren Grundumsatz. Nehmen wir das obige Beispiel: 1,3 x 2160 kcal = 2808 kcal. Dies ist der Gesamtumsatz an Kalorien des Beispielmanns an diesem einen Tag.

Energiebilanz

So viel zum Thema, was Ihr Körper verbraucht. Nun zur Energie, die Sie täglich einwerfen. Beides gegenübergestellt ergibt die Energiebilanz. Bei Ihnen dürfte Sie in letzter Zeit eher positiv ausgefallen sein – mit negativen Folgen für Ihre Figur, das heißt, Sie haben mehr Energie zu sich genommen als verbraucht. Damit füllt Ihr Körper bei mangelnder Bewegung Fettdepots auf. Ist die Energiebilanz jedoch negativ, wird Ihr Körper eher Depotfett abbauen, bei fehlender Bewegung und falscher Ernährung leider zusätzlich auch Muskelmasse.

Essen und Trinken: Das nehmen Sie zu sich

Wissen Sie eigentlich, woraus Ihre Nahrung so besteht? Die Grafik unten gibt einen Überblick über alle möglichen Inhaltsstoffe, die in Lebensmitteln stecken. Im Zentrum unserer Nahrung stehen die Nährstoffe. Es gibt energietragende, auch Makronährstoffe genannt: Eiweiß, Kohlenhydrate, Fett und auch Alkohol – sie enthalten Kalorien und sind deshalb in der Grafik unten gelb hervorgehoben. Dort sehen Sie auch den sogenannten Brennwert, der Ih-

Die Zusammensetzung unserer Nahrung

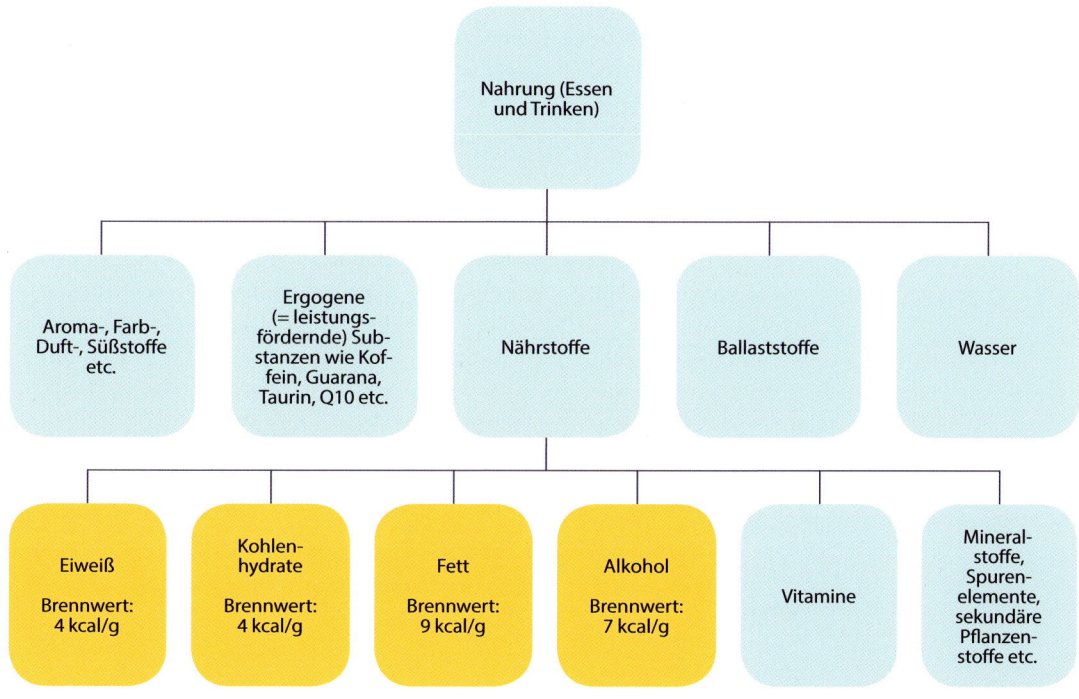

DIE ERSTE SÄULE: ERNÄHRUNG

Führen Sie vier Tage lang ein Ernährungsprotokoll

Ein Ernährungsprotokoll (auf Papier oder im Smartphone) offenbart Sünden, Knabberverhalten und mehr. Dokumentieren Sie an vier Tagen jeden Bissen und jeden Schluck, inklusive der Mengen und aller Zutaten. Von den vier Tagen sollten zwei „normale" Arbeitswochentage sein und einer ein Wochenendtag. Ideal: Mittwoch bis Samstag oder Donnerstag bis Sonntag. Anschließend vergleichen Sie die Lebensmittel mit denen auf den Seiten 29 bis 33. Und? Ernähren Sie sich gesund? Ausgewogen? Haben Sie viel gesnackt? Gibt es Lebensmittel, die gehäuft vorkommen? Viele Menschen essen nicht mehr als 40 bis 50 Lebensmittel! Wer es genauer wissen will, hält auch Kilokalorien und Makronährstoffe fest. Optimieren Sie dann nach den Regeln der 4x4-Fett-weg-Formel Ihr Essverhalten und Ihre Lebensmittelauswahl.

nen die Anzahl der Kilokalorien pro Gramm verrät. Sie erkennen: Fett ist mit Abstand der energiereichste Nähr- und damit der beste Speicherstoff.

Und dies sind die weiteren Bestandteile der Nahrung:

- Vitamine, Mineralstoffe etc. sind wichtige kalorienfreie Nährstoffe. Wer sich ausgewogen mit natürlichen, frischen Lebensmitteln ernährt, ist gut versorgt. Zur Nährstoffdichte in unterschiedlichen Lebensmitteln siehe auch die Tabelle auf den Seiten 32 und 33.
- Ballaststoffe sättigen und spielen auch sonst eine wichtige Rolle in einer gesunden Ernährung – und beim Abnehmen. Siehe Seite 26.
- Wasser ist elementar fürs Leben und gehört jeden Tag ins Glas. Es hat null Kalorien, sorgt aber dafür, dass Sie mehr davon verbrennen – siehe Seite 26.
- Zusätzliche Inhaltsstoffe wie Aroma-, Farb- oder Süßstoffe und auch leistungsfördernde Substanzen wie Koffein oder Guarana spielen für die Figur keine (maßgebliche) Rolle. Insgesamt sollte Ihre Ernährung möglichst ohne künstliche Zusatzstoffe auskommen.
- Alkohol ist ein reines Genussmittel und sollte eine sehr untergeordnete Rolle spielen.

Die Makronährstoffe Eiweiß, Kohlenhydrate, Fett

Jetzt geht's um die Wurst – und all die anderen schönen Dinge, die Kalorien haben (abgesehen von Alkohol, siehe oben). Hier und auf den folgenden Seiten finden Sie eine kurze Einführung in die Makronährstoffe im Überblick: Eiweiß, Kohlenhydrate und Fett.

Eiweiß: Baustoff und idealer Begleiter beim Abnehmen

Protein, wie Eiweiß auch genannt wird, ist eine Wunderwaffe gegen Übergewicht: Es wandert nicht in Fettdepots, es sättigt und es hilft auch noch beim Muskelaufbau! Rund ein Fünftel Ihres Körpers besteht aus Eiweiß.

Eiweiß steckt in jeder Ihrer etwa 60 bis 100 Billionen Körperzellen – die Zahlenangaben dazu schwanken, was daran liegen kann, dass anscheinend noch niemand nachgezählt hat. In den Zellen wird permanent kräftig mit Eiweiß als Baustoff gewerkelt. Auch Muskeln benötigen Proteine, um wachsen zu können.

Der Körper braucht recht lange, um Eiweiß in Energie zu verwandeln. Gut für Sie: Er verbraucht dabei ein Vielfaches an Energie im Vergleich zur Fett- und Kohlenhydratverwertung. Aus all diesen Gründen ist die Ernährung im 4x4-Fett-weg-Plan besonders eiweißbetont.

> Fazit: Eiweiß sättigt, ist essenziell für den Körper (inklusive Muskelaufbau) und sollte bei jeder Mahlzeit eine wichtige Rolle spielen!

DIE BESTEN 4x4 TIERISCHEN EIWEISS-LEBENSMITTEL

Ohne Reue beherzt zugreifen: Diese Eiweiß-Bomben sind fast frei von Fetten oder Kohlenhydraten. Das macht sie auch zu ganz hervorragenden „Notfall"-Snacks bei Heißhungerattacken (siehe auch Seite 28).

Lebensmittel	Eiweiß (g) / 100 g	Kilokalorien / 100 g
Sauermilchkäse (Harzer etc.)	30	130
Roher Schinken, mager	27	140
Thunfisch aus der Dose (im eigenen Saft)	26	110
Hühnerfleisch, mager (auch: Filet)	24	120
Putenfleisch, mager (auch: Filet)	23	110
Kochschinken (ohne Fettrand)	23	140
Schweinefleisch, mager (auch: Filet)	22	130
Kalbfleisch, mager (auch: Filet)	22	120
Corned Beef	22	140
Rindfleisch, mager (auch: Filet)	21	120
Hackfleisch, mager (Tatar, Rind)	21	130
Meeresfisch, mager	18	80
Garnelen, tiefgekühlt	18	100
Lachsschinken (ohne Fettrand)	18	115
Magerquark	15	80
Körniger Frischkäse (20 % Fett i. Tr.)	13	95

DIE BESTEN 4x4 PFLANZLICHEN EIWEISS-LEBENSMITTEL

Auf pflanzlicher Basis gibt es leider nicht so viele eiweißreiche Lebensmittel, die ohne Fett oder Kohlenhydrate auskommen. Dies sind gute Optionen – mit einem Ausrufezeichen, wenn es doch etwas mehr Fett oder Kohlenhydrate zu beklagen gibt.

Lebensmittel	Eiweiß (g) / 100 g	Kilokalorien / 100 g
Sojaflocken	41	400 (Fett!)
Sojabohnen, getrocknet	36	440 (Fett und Kohlenhydrate!)
Erdnüsse, ohne Schale, ungeröstet	30	570 (Fett!)
Steinpilze, getrocknet	27	150
Eiweißbrot	26	250 (Fett und Kohlenhydrate!)
Rote Linsen, getrocknet	26	320 (Kohlenhydrate!)
Pistazien, geröstet	26	620 (Fett!)
Mandeln	22	590 (Fett!)
Tofu, geräuchert	20	190 (Fett!)
Cashewkerne	18	580 (Fett!)
Tofu, natur	16	160 (Fett!)
Haferflocken, kernige	13	370 (Kohlenhydrate!)
Kidneybohnen aus der Dose	8	90 (Kohlenhydrate!)
Weiße Bohnen aus der Dose	7	90 (Kohlenhydrate!)
Erbsen, tiefgekühlt	5,5	60 (etwas Kohlenhydrate!)
Rosenkohl, frisch	4,5	35

Kohlenhydrate

Engelchen und Teufelchen in einem Nährstoff: Kohlenhydrate sind wichtig (zum Beispiel fürs Gehirn und für Power beim Training), aber mit größter Vorsicht zu genießen. Denn sie sind in großem Maße für Ihre Rettungsringe verantwortlich zu machen! Warum?

Sechs Gründe, warum (falsche) Kohlenhydrate dick machen

1) Der Speiseplan Ihres Körpers sieht anders aus:
Ihr Steinzeitkörper ist nicht vorrangig auf Kohlenhydrate eingestellt – über Jahrmillionen Menschheitsentwicklung kamen Eiweiß und Fett auf den Tisch. Heutzutage stecken fast überall Kohlenhydrate drin – vor allem in Fertigprodukten und Naschkram. Ihr Körper ist ständig vollgepumpt damit, kann sie gar nicht alle verwerten.

2) Kohlenhydrate drücken den Blutzucker- und den Insulinspiegel nach oben:
Die Kohlenhydrate schwirren zunächst als Blutzucker in der Blutbahn herum. Jetzt kommt das Hormon Insulin ins Spiel: Es reguliert die Kohlenhydratverwertung und -verteilung. Ist der Blutzucker oben, steigt auch der Insulinspiegel. Das Insulin versucht, die Kohlenhydrate aus der Blutbahn zu bekommen. Da Ihr Körper nur kleine Kohlenhydratspeicher hat (die in unserer Überflussgesellschaft dauerhaft gefüllt sind), bleibt für den Zucker im Blut nur ein Weg: die Umwandlung zu Fett und ab dafür ins Fettdepot!
Noch dicker kommt's für ganz Dicke: Körperfett stört die Wirkungsweise von Insulin. Es kann den Blutzucker nicht mehr richtig regulieren. Die Folge: Der Blutzuckerspiegel ist dauerhaft erhöht, der Weg geebnet für lebensgefährliche Erkrankungen wie Diabetes, Bluthochdruck, Herzinfarkt.

3) Gemeinerweise verwandeln sich „schlechte" Kohlenhydrate (siehe unten) besonders leicht in Fett.

4) Ebenso gemein: Diese „bösen" Kohlenhydrate lassen sich massenweise in kleinen Häppchen bündeln und binnen Sekunden verzehren: als Schokoriegel, Gummibärchen, Salzcracker – die teuflische Liste lässt sich beliebig verlängern.

5) Auch das noch: Der erhöhte Insulinspiegel wirkt zugleich als Bremse für den Fettstoffwechsel. Zu viel Insulin beschleunigt also gleichermaßen die Fetteinlagerung und bremst den Fettabbau.

6) Zu schlechter Letzt führen „böse" Kohlenhydrate zu Heißhunger. Denn so schnell sie den Blutzucker in die Höhe treiben, so schnell sind sie wieder verheizt. Stürzt so der Blutzuckerspiegel ab, ist Heißhunger die direkte Folge. Wer dann wieder Zuckerprodukte nachschiebt, startet das Spielchen von vorn. So ist Ihr Körper dauerhaft über- oder unterzuckert, befindet sich nur nie im gesunden Bereich.

Gute versus schlechte Kohlenhydrate

Jedes Gramm Kohlenhydrate hat immer vier Kilokalorien. Dennoch lassen sich zwei Typen unterscheiden: Der eine ist von bescheidener, kurzkettiger chemischer Struktur und kann so schnell vom Körper verwertet werden (und den Blutzuckerspiegel pushen). Das sind die „bösen" – vor allem alles, was Zucker oder Weißmehl enthält.

Der zweite Typ ist komplexer, langkettig im chemischen Aufbau. An ihm muss der Körper länger knabbern. Der Blutzuckerspiegel steigt nur moderat. Das sind die „guten" Kohlenhydrate, vor allem in Vollkornprodukten und Gemüse. Auch Fruchtzucker im Obst und Milchzucker in der Milch gehen schonender mit dem Blutzuckerspiegel um.

Glykämischer Index und glykämische Last

Den Einfluss eines Lebensmittels auf den Blutzucker- und Insulinspiegel bildet der glykämische Index (kurz Glyx oder GI) ab. Merken Sie sich aber vor allem den Begriff der glykämischen Last (kurz: GL). Der GL-Wert ist praktischer als der GI-Wert, da er die Kohlenhydratdichte berücksichtigt. Für beide Werte gilt: je höher, desto schlechter.

Ein Beispiel: Fruchtbonbons und Kürbis haben beide einen GI-Wert um die 70. Die GL-Werte gehen jedoch weit auseinander: Während die Bonbons in der Nähe von 70 bleiben, hat der Kürbis einen GL-Wert von 4! Das bedeutet im Klartext: Bei gleicher Menge sorgen die Bonbons für eine mehr als 15-fach höhere Insulinausschüttung als der Kürbis.

> Fazit: Kohlenhydrate sind mit Vorsicht zu genießen. Greifen Sie zu den „guten" Kandidaten, wie sie in Vollkornprodukten und Gemüse stecken, und reduzieren Sie alle Zucker- und Weißmehlprodukte.

Fett

Fett hat durchaus gute Seiten: Es wird etwa zum Erhalt von Körperzellen benötigt und nur mit ihm kann Ihr Körper fettlösliche Vitamine verwerten. Doch es gibt Grund zur Vorsicht: der sehr hohe Energiegehalt! Zudem sind in vielen Lebensmitteln Fette versteckt – wer sich nicht auskennt, kann böse in die Kalorienfalle tappen. Nicht nur bei üblichen Verdächtigen wie Kartoffelchips, Currywurst oder Schokolade. Wussten Sie, dass in einer halben Avocado mehr Fett steckt als in drei Eiern? Oder ganze vier Walnüsse so viel Fett enthalten wie 150 Gramm Butterkekse? Damit wir uns richtig verstehen: Vergessen Sie Butterkekse, essen Sie bloß lieber die Walnüsse! Und auch die Avocado ist ein wertvolles Lebensmittel. Damit sind wir beim Thema Qualität von Fetten. Drei unterschiedliche Fettarten gibt es: gesättigte Fettsäuren, einfach ungesättigte und mehrfach ungesättigte Fettsäuren.

Tierische Lebensmittel wie Fleisch, Wurst, Schinken oder Käse, aber auch fetthaltige Fertigprodukte und Knabbereien enthalten vorrangig gesättigte Fettsäuren. Einfach ungesättigte Fettsäuren finden Sie in Oliven- und Rapsöl, aber auch in Nüssen, Samen und Avocados. Mehrfach ungesättigte Fettsäuren kommen verstärkt in den meisten anderen Pflanzenölen vor (Sonnenblumen-, Maiskeim-, Distelöl etc.), zudem in fetten Fischarten (darunter Lachs, Hering, Forelle, Makrele) und auch in Nüssen. Diese Sorte (bekannt in Ausprägungen wie Omega-3-, Omega-6- oder Omega-9-Fettsäure) ist für den Zellerhalt im Körper bedeutsam.

Her mit den Ungesättigten, nieder mit dem Cholesterin

Welche Fettsäuren gehören auf den Teller? Vor allem die ungesättigten! Decken Sie mindestens je ein Drittel aller Nahrungsfette mit einfach ungesättigten und mit mehrfach ungesättigten Fettsäuren ab. Höchstens ein Drittel sollte aus gesättigten Fettsäuren bestehen. Ein Übergewicht an ungesättigten Fettsäuren hat positive Effekte auf den Cholesterinspiegel, Sie senken so die Konzentration des schädlichen, gefäßverkalkenden LDL-Cholesterins. Wer sich eiweißreich und mit frischen, natürlichen Lebensmitteln ernährt und sich regelmäßig bewegt, ist in Sachen Cholesterin auf der sicheren Seite.

> Fazit: Fette gehören dazu, aber aufgrund des hohen Kaloriengehalts mit Bedacht. Bevorzugen Sie Lebensmittel mit ungesättigten Fettsäuren.

Ballaststoffe

Sie klingen unattraktiv, dabei leisten sie einen wichtigen Beitrag zum Abnehmen: Ballaststoffe sind meist unverdauliche Bestandteile von Lebensmitteln, vor allem Zell- und Faserstoffe. Sie stecken in Gemüse, Getreideprodukten, Obst (besonders Beeren), Nüssen und Samen. Ballaststoffe haben vier Fett-weg-Vorteile und sollten darum jederzeit ein Plätzchen auf Ihrem Teller finden:

1) Ballaststoffe sättigen.
2) Sie lassen den Blutzuckerspiegel nach einer Mahlzeit langsamer ansteigen und minimieren so die Insulinausschüttung.
3) Sie unterstützen Verdauungsprozesse, binden Giftstoffe und sind gut für die Gesundheit Ihres Darms.
4) Sie können positiven Einfluss auf den Cholesterinspiegel haben.

Wasser tanken und abnehmen

Alles im Fluss: Knapp zwei Drittel Ihres Körpers bestehen aus Wasser! Damit das auch immer schön so bleibt, müssen Sie regelmäßig nachtanken – am besten reines Wasser. Empfehlung: Trinken Sie etwa 30 Milliliter pro Kilogramm Körpergewicht am Tag. Bei einem 90-Kilo-Körper sind das rund 2,7 Liter. An Trainingstagen kommt für jede halbe Stunde Training etwa ein halber Liter dazu. Trinken Sie immer über den Tag verteilt. Wenn's Ihnen zu fad wird, geben Sie dem Wasser mit Zitronen- oder Orangenscheiben, Pfefferminzzweigen oder Ingwerstückchen einen peppigen Geschmack – (fast) ohne Kalorien. Apropos Kalorien: Wer Wasser trinkt, verbraucht sie. Zwar nur etwa ein Dutzend Kilokalorien je Wasserglas, aber immerhin. So können Sie sich quasi schlank trinken!

Die besten 4x4-Fett-weg-Essensstrategien

Geschafft, Ende der Theoriestunde! Es folgen handfeste Informationen, wie Sie sich intelligent und figurförderlich ernähren.

Abnehm-Strategie 1: Organisiert vorgehen

Wenn Sie Dickmacher bunkern, werden die Sie dick machen. Deshalb ist Großreinemachen angesagt: Misten Sie den schwabbelfettfördernden Schund in Kühl- und Vorratsschränken aus. Füllen Sie diese lieber mit Lebensmitteln, die den Weg in eine schlanke Zukunft ebnen. Eine umfangreiche Aufstellung, was bei Ihnen einziehen darf und was Platzverbot erhält, sehen Sie auf den Seiten 29 bis 31.

Erstellen Sie sofort eine Liste, welche der „guten" Lebensmittel Ihnen zusagen. Deponieren Sie diese im Portemonnaie oder auf dem Smartphone. Damit gehen Sie zukünftig einmal die Woche auf Großeinkauf und kaufen unter der Woche noch die frischen Waren dazu. Wer lieber täglich einkauft, splittet den Großeinkauf. Aber: Mit jedem Supermarktbesuch steigt die Gefahr, schwach zu werden. Dazu zwei wichtige Regeln: Gehen Sie nie ohne Einkaufszettel und nie hungrig auf Shopping-Tour!

Abnehm-Strategie 2: Gut sättigen

Tipps gegen zügellosen Appetit:

- Trinken Sie vor jeder Mahlzeit ein Glas Wasser. Das füllt den Magen, regt die Verdauung an und belebt.
- Setzen Sie auf großvolumige, wasserreiche und somit sättigende Dinge wie Salate und Gemüse. Auch gut: ballaststoff- und eiweißreiche Lebensmittel.
- Essen Sie langsam. Das Gehirn merkt erst nach 15 bis 20 Minuten, dass Sie satt sind. Legen Sie das Besteck nach jedem Bissen ab und kauen Sie diesen mindestens zehnmal. Auch mit Stäbchen zu essen hilft.
- Machen Sie den Teller nicht ganz voll. Ist er leer, tritt das Sättigungsgefühl schneller ein.
- Das zarteste Stück Fleisch, die Spitze des Spargels: Sparen Sie sich immer das Leckerste bis zum Ende auf? Essen Sie es ab sofort zuerst. So hören Sie eher auf, wenn Sie satt sind.

Abnehm-Strategie 3: Zur rechten Zeit essen

Pausenloses Snacken hält den Insulinspiegel hoch, Sie werden nie satt. Deshalb: das Knabbern einstellen (bei Notfällen – siehe die nächste Seite), die Hauptmahlzeiten einhalten! Die Kalorien- und Kohlenhydratdichte sollte von morgens bis abends abnehmen: Das Frühstück spendet Energie, das Mittagessen Nährstoffe und das Abendessen ist kohlenhydratreduziert und eiweißbetont. Letzteres nehmen Sie spätestens um 19:30 Uhr ein – danach gibt's nichts mehr! So kann Ihr Körper quasi im Schlaf die Fettdepots leeren. Im 4x4-Fett-weg-Plan ist zudem ein gesunder Snack am Tag eingeplant. Nehmen Sie ihn vormittags oder eine Stunde vor dem Training ein.

Erste-Hilfe-Snacks gegen Heißhunger

Mit diesen 4x4-Notfall-Snacks sind Sie bei Appetit-Attacken gut präpariert:

• 250 Gramm pure Rohkost: Gurke, Fenchel, Paprika, Tomaten, Möhren, Sellerie etc.
• 100 Gramm Harzer Käse pur
• 100 Gramm Magerquark pur
• 100 Gramm körniger Frischkäse pur
• eine Terrine klare Gemüse- oder Hühnerbrühe
• 150 Gramm saure Gurken
• 1 – 2 Scheiben Rohschinken, magerer Lachsschinken oder gekochter Schinken
• ein hart gekochtes Ei
• pur eine Dose Thunfisch im eigenen Saft
• 5 Paranüsse
• 200 Gramm Wassermelone
• 1 – 2 Reiswaffeln
• ein Glas Gemüse-, Tomaten- oder Möhrensaft
• ungesüßter Früchte- oder Kräutertee, so viel Sie mögen
• ein Becher schwarzer Kaffee
• einer der Snacks ab Seite 249 mit maximal 200 Kalorien und 15 Gramm Kohlenhydraten

Abnehm-Strategie 4: Mehr Eiweiß, weniger Kohlenhydrate

Wie viel Eiweiß, Kohlenhydrate und Fett sollten in der Ernährung stecken? Eine grobe Orientierung: Von den täglich aufgenommenen Kalorien sollten etwa 40 Prozent aus (guten!) Kohlenhydraten, 30 Prozent aus Fett und 30 Prozent aus Eiweiß kommen – jeweils plus/minus 5 Prozent sind im Rahmen.

Damit Sie Nährwerte auch mit Lebensmitteln in Verbindung bringen können, sollten Sie Letztere kennenlernen: Wie viele Kilokalorien, Fett, Kohlenhydrate und Eiweiß stecken jeweils drin? Vergleichen Sie auch Produkte verschiedener Hersteller.

Abnehm-Strategie 5: Eine geringe Kalorien- und eine hohe Nährstoffdichte

Ein Gradmesser, ob ein Lebensmittel Abnehmambitionen unterstützt, ist die Kaloriendichte. Sie gibt die Menge an Kilokalorien auf 100 Gramm an. Eine Tafel Vollmilchschokolade hat über 500 Kilokalorien auf 100 Gramm – und damit eine richtig hohe Kaloriendichte. Eine Salatgurke zum Beispiel hat mit etwa 13 Kilokalorien auf 100 Gramm eine sehr niedrige Kaloriendichte: Sie dürften gute vier Kilo Salatgurke essen, um die Kalorienmenge einer einzigen Tafel Schokolade zu erreichen.

Und das wäre für Ihren Körper immer noch besser als die Zucker-Fett-Kakao-Mischung. Auch dank der Nährstoffdichte, also der Menge an Vitaminen, Mineralstoffen etc. – siehe dazu die Tabelle der Lebensmittelgruppen ab Seite 32.

Abnehm-Strategie 6: Ohne Schrecken snacken

Mit diesen Tipps disziplinieren Sie Ihren Knabberkonsum.

• Erfassen Sie persönliche Sündenfälle. Schreiben Sie auf, wie Sie damit umgehen wollen: „Weingummi weglassen" oder „Von den Schokokeksen immer nur noch einen". Dies ist ein Vertrag, den Sie mit sich selbst schließen – halten Sie sich dran!
• Entsorgen Sie alle Snack-Depots (im Auto, am Arbeitsplatz etc.).
• Der Platz, an dem Sie Ihre Hauptmahlzeiten einnehmen, ist ab sofort der einzige, an dem Sie essen dürfen. Selbstredend ist das weder Ihr Arbeitsplatz noch der Fahrersitz oder das Sofa.
• Wenn Sie schon Naschkram kaufen, dann sportlich: Joggen Sie zum Supermarkt. Nicht zum nächsten, sondern zu einem, der wenigstens drei Kilometer entfernt ist.
• Essen Sie Knabberzeug mit Stäbchen und brechen Sie alles in kleine Happen, die Sie langsam einzeln genießen. Gummibärchen oder Schokolade lassen sich auch gut einfrieren und dann lutschen!
• Entnehmen Sie immer nur eine kleine Menge des Snack-Guts, den Rest schwer erreichbar verstauen.
• Für den täglichen Kampf gegen den Mampf haben Sie immer eine große Wasserflasche am Mann. Wenn der Naschzwang kommt, nehmen Sie ein paar kräftige Schlucke.

Diese Lebensmittel sollten Sie aus dem Haus verbannen

Kekse Marzipan Zucker (weiß und braun, auch Kandis)

Schokolade Bonbons und Karamellwaren Kuchen und Torten Traubenzucker

Gummibärchen Lakritz Kartoffelchips Knabbergebäck

Gebäckwaren wie Berliner, Amerikaner, Rumkugeln etc. Weingummi etc. Schaumzucker

Kandierte Früchte Erdnusslocken Puffreis

Kokosraspeln Aal Nuss-Nougat-Creme

Zuckerrübensirup

Kartoffelpüree-Pulver Vollfett-Mayonnaise

Sahneeis Schokoladen- oder Vanillepudding Sahnekefir

Sahnejoghurt Obstkonserven (Früchte und Saft) Götterspeise

Süße Fertignachspeisen (Tiramisu, Mousse au Chocolat, Pudding)

Kaffeesahne

Schlagsahne Schweineschmalz Fertiggerichte jeglicher Art

Fertigpizza

Eiernudeln Cornflakes (vor allem gezuckerte)

Hartweizen-Nudeln Crunch- und Schokoladen-Müslis Maronen

Zucker-Zerealien

Camembert Speck Fleischkäse

Blauschimmelkäse Aufstrichsalate (Fleischsalat, Seelachs-Ersatz etc.)

Doppelrahmkäse Leberkäse

Schmelzkäse mit hohem Fettanteil

fette Nudelsoßen wie Pesto süßer Senf

fette Salatsoßen (French, Knoblauch, Sylter Art etc.) Mango-Chutney

fette Fertigsoßen (zum Grillen wie Cocktailsoße, Knoblauchsoße etc.)

süß-saure Fertigsoßen, Dips etc. Käse-Dips

Röstzwiebeln

Eistees Sirup-Getränke Croûtons

Fruchtnektar Alkohol, vor allem: Hefeweizen, Liköre, Sahneliköre

Limonaden-Getränke (inklusive Cola – auch die zuckerfreie!)

Diese Lebensmittel sollten Sie ab sofort im Haus haben

Von diesen Lebensmitteln könnten Sie so viel essen und trinken, wie Sie wollen –
ohne jemals dick zu werden!

magerer Fisch und Meeresfrüchte,
zum Beispiel: Flunder, Garnelen, Hecht, Heilbutt, Steinbutt,
Kabeljau, Rotbarsch, Schellfisch, Scholle, Seelachs, Seezunge,
Tintenfisch, Thunfisch (auch aus der Dose im eigenen Saft), Zander

Harzer Käse
körniger Frischkäse **Magerquark**
Hartkäse (bis 10 Prozent Fett absolut)

Gemüsebrühe

mageres Fleisch,
zum Beispiel: Hähnchenbrust, Kalbsfilet,
Putenbrust, Rinderfilet, Schweinefilet

Steinpilze
Champignons
Pfifferlinge

Gemüsesaft, zum Beispiel:
Karotte, Tomate oder gemischt
Wasser

magerer Aufschnitt:
Lachsschinken, Putenbrust und sonstiger fettarmer
Geflügelaufschnitt, gekochter Schinken,
Rohschinken ohne Fett, mageres Mett (Tatar)

Zitrone **Knoblauch**
Ingwer

Rucola
Kopfsalat
Chicorée **Eisbergsalat**
Endiviensalat Feldsalat

Kohlrabi **Fenchel**
Tomaten **Auberginen**
Brokkoli **Mangold** **Rettich**

eingelegte Gurken

Tomaten in der Dose

Spinat

Blumenkohl Spargel

Kaffee
Tee (Früchtetee, Kräutertee, Rooibostee,
schwarzer oder grüner Tee)

Gurken
Sellerie **Paprika** Radieschen **Chinakohl**
Kürbis grüne Bohnen

Bei diesen Lebensmitteln können Sie täglich moderat zugreifen

Austern
Muscheln

Ayran Naturjoghurt (fettarm)
Milch (fettarm) **Buttermilch (fettarm)**
Hartkäse (Edamer, Gouda etc.)

Eier

Haferflocken

Halbfettmargarine

Vollkornbrot Roggenbrot
Pumpernickel

Artischocken
Bohnen (Kidneybohnen/Dose,
weiße Bohnen, dicke Bohnen)
Erbsen
Grünkohl **Möhren** **Rote Bete** rote Linsen
Rosenkohl Rotkohl
Sprossen Zwiebeln **Weißkohl**
Wirsingkohl
Zucchini **Tiefkühlgemüse**

Lauch

Knäckebrot **Reiswaffeln**
ungezuckertes Müsli

grüne Oliven
(frisch oder eingelegt ohne Fremdfüllung)

Tofu

Tomatenmark
Tomatensoße

➡ Beeren
Äpfel
(Erdbeeren, Himbeeren, Brombeeren etc.)

Olivenöl
Sonnenblumenöl Distelöl

Papaya Ananas Granatapfel
Leinöl Rapsöl

Orangen Grapefruit Aprikose
Kiwi Birnen
Wassermelone

Balsamico-Essig
frische fettarme Dips auf Tomatenbasis
Senf

Avocado

Sonnenblumenkerne/Kürbiskerne

Gewürze
Erdnüsse (nicht geröstet) Cashewkerne

(wie Salz, Pfeffer, Chili, Curry, Paprikapulver)
Mandeln Pekannüsse Haselnüsse
Kräuter
Walnüsse

Diese Lebensmittel bitte nur ab und an, aber nicht täglich verwenden

Mozzarella
Milchreis (natur)
Kartoffeln Süßkartoffeln

Ziegenkäse Joghurtprodukte
Vollkornnudeln Reis (Vollkorn)

Feta
Quarkprodukte
Quinoa Amaranth

getrocknete Tomaten in Öl
schwarze Oliven
Schwarzwurzeln Mais
Pastinake

Bananen
Ketchup
Kichererbsen

frische Feigen Honigmelone
Couscous

Weintrauben Trockenobst
Pistazien
Macadamia-Nüsse

Fisch in Tomatensoße
Thunfisch in Öl

Wassereis
Fruchtsaft
Agavendicksaft

(100-prozentig ohne Zuckerzusatz)

von Orangen oder Apfel (am besten als Schorle)
Halbfett-Mayonnaise

fettere Wurstwaren
Crème fraîche

wie Salami, Schinken, Roastbeef, Jagdwurst, Leberwurst
frische fette Dips
wie Guacamole

Kaugummi (ohne Zucker)
fetterer Fisch,
Zwieback

auch als Räucherfisch wie Lachs,
Popcorn (gesalzen, ohne Fett zubereitet)

Makrele, Hering
Vollkornkekse

mittelfettes Fleisch:

gebratenes Hähnchen, Rumpsteak, Putenkeule

Hackfleisch (Rind oder 50/50)
alkoholfreies Bier
Honig

Fruchtaufstrich

dunkle Schokolade
(Marmelade mit hohem Fruchtanteil)

(Kakaogehalt mindestens 80 Prozent)
Erdnussbutter (ungesüßt)

Lebensmittelgruppen im Überblick

Lebens-mittel-gruppe	Eiweiß	Kohlen-hydrate	Fett	Bal-last-stoffe	Kalo-rien-dichte*	Nährstoff-dichte**	Eigenschaften	Empfehlung
Fleisch	viel	keine	wenig bis viel	keine	niedrig bis hoch	mittel bis hoch	• Enthält viel Eiweiß, wertvolle Fettsäuren, Vitamine, Mineralstoffe und Spurenelemente • Der Fettgehalt variiert stark je nach Tier und Körperteil	• Bei magerem Fleisch zugreifen (siehe Seite 30)! • fetteres Fleisch in Maßen! • In Panade gebackenes Fleisch (z. B. Schnitzel) meiden!
Fisch und Meeres-früchte	viel	keine	wenig bis viel	keine	niedrig bis hoch	mittel bis hoch	• Enthält viel Eiweiß, Vitamine, Mineralstoffe, Spurenelemente und essenzielle Fettsäuren • Der Fettgehalt variiert stark je nach Fischsorte	• Bei magerem Fisch zugreifen (siehe Seite 30)! • fettere Fische in Maßen • Panaden (z. B. Backfisch, Fisch-frikadelle) meiden!
Milch und Milch-produkte	mittel bis viel	sehr wenig bis viel	sehr wenig bis viel	keine	niedrig bis hoch	niedrig bis mittel	• Liefern Eiweiß, wichtige Vitamine und Mineralstoffe • Milchzucker lässt den Blutzuckerspiegel eher moderat ansteigen • Fertigprodukte wie Milchreis, (Sahne-)Joghurts, Eis etc. enthalten teils viel Fett und/oder Kohlenhydrate	• Bei fettarmen Produkten (Hüttenkäse, Harzer Käse, Magerquark etc.) zugreifen! • Hartkäse, Milch und fettarmen Naturjoghurt in Maßen • Fette (Rahm-)Produkte wie Sahne und Weichkäse sowie gezuckerte Produkte wie Milchreis und Pudding meiden!
Eier	mittel	keine	mittel	keine	mittel	mittel	• Liefern Eiweiß und Vitamine • Sind reich an Fettsäuren (das Fett steckt im Eigelb)	• Moderat zugreifen (aufgrund des Fettgehalts)
Gemüse	wenig bis mittel	wenig	sehr wenig	mittel bis viel	niedrig bis mittel	mittel	• Liefert „gute" Kohlenhydrate, viele Ballaststoffe, Eiweiß, Vitamine, Spurenelemente, Mineral- und sekundäre Pflanzenstoffe	• Zugreifen! • Rahm-Produkte meiden!
Hülsen-früchte	viel	mittel bis viel	wenig	viel	mittel bis hoch	mittel bis hoch	• Sind reich an pflanzlichem Eiweiß, Ballaststoffen, Vitaminen und Spurenelementen • Enthalten recht viele „gute" Kohlenhydrate	• Zugreifen, aber auf die Kohlenhydratmenge achten
Obst	wenig	mittel	keins (außer Avocado und Kokos-nuss)	mittel	niedrig bis mittel	mittel bis hoch	• Liefert wertvolle Vitamine, Mineralstoffe und Spurenelemente, dazu reichlich gute Ballaststoffe und sekundäre Pflanzenstoffe • Durch Fruchtzucker steigt der Blutzuckerspiegel nur langsam	• Zugreifen, aber eher weniger zuckerreiche Sorten bevorzugen!
Nüsse und Samen	viel	wenig bis mittel	viel	viel	hoch	mittel	• Sind reich an pflanzlichem Eiweiß, Vitaminen, essenziellen Fettsäuren und Ballaststoffen	• Moderat zugreifen (Fettgehalt!) • Finger weg von gerösteten und/oder gesüßten Produkten!
Sojaprodukte (Bohnen, Mehl etc.)	viel	mittel bis viel	wenig bis viel	mittel bis viel	mittel bis hoch	mittel bis hoch	• Sind reich an pflanzlichem Eiweiß, Vitaminen, Mineral- und Ballaststoffen • Achtung: teilweise hoher Fett- und/oder Kohlenhydratanteil!	• Zugreifen, aber Fett- und Kohlenhydratwerte beachten – vor allem bei Fertigprodukten
Öle, Butter, Margarine	sehr wenig	keine	sehr viel	keine	sehr hoch	niedrig bis mittel	• Die Öle enthalten wertvolle, teils essenzielle Fettsäuren	• In Maßen zugreifen, wertvolle Öle bevorzugen! • Halbfettmargarine vorziehen
Kartoffeln und Kartof-felprodukte	wenig	mittel bis viel	keins bis viel	wenig bis mittel	mittel bis hoch	niedrig bis mittel	• Liefern gute Vitamine und einige Ballaststoffe • Viele Produkte werden mit viel Fett zubereitet!	• In Maßen essen • Fetthaltige Produkte wie Bratkartoffeln, Kartoffelsalat, Kartoffelchips oder Pommes meiden!

Lebensmittelgruppen im Überblick

Lebensmittelgruppe	Eiweiß	Kohlenhydrate	Fett	Ballaststoffe	Kaloriendichte*	Nährstoffdichte**	Eigenschaften	Empfehlung
Reis	wenig	viel	keins	mittel bis viel (Langkorn)	hoch	niedrig bis mittel	• Liefert außer Ballaststoffen nicht viel mehr als Kohlenhydrate	• In Maßen zugreifen • Wild- oder Langkornreis bevorzugen
Teigwaren	wenig	viel	keins	wenig bis viel (Vollkorn)	hoch	niedrig	• Enthalten wenig wirklich wertvolle Nährstoffe	• Reduziert essen • Vollkornpasta bevorzugen
Brot und Brötchen	wenig	viel	keins bis viel	wenig bis mittel	mittel bis hoch	sehr niedrig bis mittel	• Weißmehl enthält nur viele „schlechte", Vollkorn „bessere" Kohlenhydrate (plus Vitamine und Ballaststoffe) • Eiweißbrot hat wenig Kohlenhydrate und viel Eiweiß, dafür aber auch viel Fett und Kalorien!	• Weißmehlprodukte meiden! • Vollkornprodukte in Maßen genießen • Finger weg von fettigen Waren (Croissants etc. – siehe auch „Schokolade, Marzipan, fette Backwaren")
Müsli und Zerealien	wenig bis mittel	viel	wenig bis viel	mittel bis viel	hoch	niedrig bis mittel	• Zerealien enthalten oft eine Menge schlechten Einfachzucker • Die Qualität von Müslis ist stark unterschiedlich • Müsli liefert oft gute Vitamine, Mineral- und Ballaststoffe	• Müsli in Maßen essen und auf die Zusammensetzung achten! • Zerealien und zusätzlich gezuckerte bzw. gefettete Müslis (dazu zählen auch Crunchy- und Schoko-Mischungen) meiden!
Fruchtsäfte	keins	viel bis sehr viel	keins	wenig	hoch bis sehr hoch	mittel	• Fruchtsäfte haben einen hohen Zuckergehalt durch die Frucht, teilweise durch zusätzlichen Zucker (wie im Nektar)	• Nur in Maßen trinken, 100-prozentigen Fruchtsaft bevorzugen, am besten als Schorle • Zusätzlich gezuckerte Säfte und Nektar meiden!
Soßen, Mayonnaise etc.	sehr wenig bis mittel	wenig bis viel	mittel bis sehr viel	keine	hoch bis sehr hoch	niedrig	• Liefern viel zu viel minderwertige, gesättigte Fette • je nach Soßenprodukt stark zuckerhaltig (z. B. süß-sauer)	• Stark reduzieren! • Fettarme Varianten bevorzugen
Schokolade, Marzipan, fette Backwaren (Kekse, Kuchen, Torten etc.)	wenig	viel bis sehr viel	viel bis sehr viel	wenig	sehr hoch	sehr niedrig	• Enthalten sehr viel Einfachzucker plus reichlich minderwertige Fette – eine fatale Kombination!	• Finger weg!
Gummibärchen, Bonbons, andere Zuckerwaren	sehr wenig	sehr viel	keins	keine	sehr hoch	sehr niedrig	• Liefern enorm viel Einfachzucker ohne jegliche weitere Nährstoffe	• Finger weg!
Salzige Knabberartikel (Chips, Salzstangen, Cracker etc.)	wenig	viel bis sehr viel	viel bis sehr viel	wenig bis mittel	sehr hoch	sehr niedrig	• Alle diese Produkte enthalten „schlechte" Kohlenhydrate • Chips, Erdnussflocken u. Ä. liefern zudem reichlich minderwertige Fette	• Finger weg!
Limonaden	keins	sehr viel	keins	keine	sehr hoch	sehr niedrig	• Enthalten reichlich Einfachzucker ohne weitere Nährstoffe	• Finger weg!

* Die Menge an Kalorien auf 100 Gramm Lebensmittel. Eine hohe Kaloriendichte ist schlechter als eine niedrige.

** Das Verhältnis an essenziellen Nährstoffen wie Vitamine, Mineralstoffe etc. im Verhältnis zur Kalorienmenge. Eine hohe Nährstoffdichte ist besser als eine niedrige.

Abnehm-Strategie 7: Fallen beim Auswärtsessen entschärfen

Sie sind Kantinenesser? Dann drucken Sie den Wochenplan aus und wählen vorab die gesündesten Alternativen für jeden Tag. Können Sie nicht vorausplanen, helfen diese figurrettenden Tipps:

- Ein Geschäftsessen droht? Sparen Sie woanders: morgens eine halbe Scheibe Brot weniger, das Glas Milch zum Mittag weglassen etc.
- Bestellen Sie im Restaurant stets eine große Flasche Wasser (so verkneifen Sie sich vielleicht auch das ein oder andere Bier, siehe unten) und trinken Sie ein Glas vorab.
- Starten Sie immer mit einem Salat oder einer leichten Suppe – das sättigt im Vorfeld.
- Beim Salatdressing greifen Sie zu durchsichtigen Sorten, nicht zu solchen, die weiß oder andersfarbig daherkommen.
- Buffet-Regel: Die Hälfte des Tellers mit Salat und Gemüse, ein Drittel mit (magerem) Fleisch oder Fisch und nur den Rest mit Beilagen wie Kartoffeln füllen.
- Bier oder Wein muss sein? Nehmen Sie sich in jedem Fall vor, mindestens doppelt so viel Wasser (oder alkoholfreies Bier) zu trinken wie Bier – und den Wein als Schorle.
- Beteiligen Sie sich rege am Tischgespräch! So lenken Sie sich vom Essen ab und verzehren weniger.
- Präparieren Sie vorab einen Spickzettel. Schreiben Sie alle Gründe auf, warum Sie schlank sein wollen. Diese studieren Sie, bevor Sie sich für ein Gericht entscheiden.
- Schreiben Sie noch eine Belohnung (nichts zu essen!) dazu, die Sie sich dann erfüllen, wenn Sie etwas Gesundes bestellen, den Nachtisch weglassen oder Ähnliches.
- Stellen Sie sich vor, Sie und Ihr Teller sind live im Fernsehen zu sehen. Beste Sendezeit, zehn Millionen Zuschauer – darunter alle Menschen, die Sie kennen. So lassen Sie sich sicher nicht gehen.

Abnehm-Strategie 8: Das Umfeld einbeziehen

Gehen Sie mit Ihren Abspeckabsichten hausieren, nutzen Sie die Kraft sozialer Beziehungen. Vier Möglichkeiten:

- Zelebrieren Sie den gesunden Wochen-Großeinkauf (siehe Strategie 1) gemeinsam mit Frau, Freundin oder Mitbewohner.
- Rufen Sie zusammen mit Ihrer Liebsten feste Gesund-Kochtage ins Leben. Das darf auch gerne täglich sein.
- Gründen Sie mit Freunden einen Kochzirkel der besonderen Art: Erst gehen Sie gemeinsam trainieren, dann einkaufen und schließlich gesund und lecker kochen!
- Führen Sie gemeinsame „Info-Abende" durch, bei denen Sie reihum zu Lebensmitteln referieren, Rezepte oder Lieblingsübungen austauschen etc.

Die zweite Säule der 4x4-Fett-weg-Formel: Krafttraining

Muskelaufbau ist für einen dauerhaft schlanken Körper entscheidend. Der gewichtige Grund: Muskelgewebe ist Fettverbrenner Nummer eins! Es ist stoffwechselaktiv, verbraucht rund um die Uhr Energie. Mit jedem Kilo mehr Muskelmasse steigt der Grundumsatz um gut 50 Kilokalorien. Im Jahr sind das knapp 20000 Bonus-Kilokalorien, im Gegenwert drei Kilo Fettgewebe – ohne dafür einen Finger zu rühren! Na gut, ganz stimmt das nicht: Muskeln kommen nicht von alleine und für den Erhalt müssen Sie auch was tun.

Die vier wichtigsten Trainingsprinzipien

Im Schnitt verliert der Mensch im Alter drei Kilogramm Muskelmasse pro Lebensjahrzehnt. „Alter" ist dabei relativ, denn der Abbauprozess beginnt bereits in den Dreißigern! Ups! Zum Glück gibt's ein Mittel gegen den Muskelschwund: Krafttraining! Diese Gebote gelten für jede Form der Ertüchtigung.

Trainingsprinzip 1: Ohne Schweiß kein Preis

Damit Ihr Körper leistungsfähiger werden und Muskeln aufbauen kann, müssen Sie ihn ungewohnten Belastungen aussetzen. Die gewünschten Folgen: Sie schwitzen, atmen schwerer, eventuell brennen die Muskeln oder Sie bekommen Muskelkater – wenn keins dieser Symptome auf Ihr Training zutrifft, sollten Sie einen Zahn zulegen.

Trainingsprinzip 2: In der Ruhe liegt die Kraft

Ebenso wichtig wie das Training ist die Regenerationsphase danach. Erst dann, wenn Muskelzellen repariert und verstärkt werden, wächst der Muskel. Lassen Sie der trainierten Partie bis zur nächsten Einheit ein bis zwei Tage Zeit. Aber warten Sie nicht zu lange: Mehr als eine Woche Pause kann Muskeln schwinden lassen.

Trainingsprinzip 3: Einmal ist keinmal

Nach dem Training ist vor dem Training. Für sichtbare Erfolge ist wiederholtes, regelmäßiges Training Pflicht. Die Grundregel zum Abnehmen: Trainieren Sie einen Körperbereich oder eine Fähigkeit (wie Kraft oder Ausdauer) wenigstens zweimal pro Woche.

Trainingsprinzip 4: Wer rastet, rostet

Weil Ihr Körper so freundlich ist und bei Belastung leistungsfähiger und muskulöser wird, ist er bald mit dem bisherigen Training unterfordert. Steigern Sie also Belastungsintensitäten nach und nach. Zum Beispiel, indem Sie sich im 4x4-Fett-weg-Formel-Trainingsplan von den Einsteiger- zu den Fortgeschrittenen- und Profi-Anforderungen hocharbeiten.

Vier hilfreiche Tipps zum Krafttraining

Auch wenn Sie es sich momentan nicht vorstellen können: Selbst Ihr Körper ist ein extrem effektives Trainingsgerät! Sie werden das im Rahmen des 4x4-Fett-weg-Plans schon bald erleben. Und mit diesen Tipps geht es sogar noch ein wenig schneller:

1) Tunen Sie die großen Muskeln

Grundsätzlich sollten Sie den ganzen Körper trainieren. Es gibt aber vier vielversprechende Argumente dafür, sich auf die großen Muskelgruppen – Oberschenkel, Gesäß, (oberer) Rücken, Brust – zu konzentrieren:

a) Die großen Muskelgruppen verbrauchen mit Abstand die meiste Energie – wer sie ausbaut, sorgt zügig für einen erhöhten Grundumsatz.

b) Große Muskeln haben naturgemäß das größte Wachstumspotenzial – schnelle, spürbare Erfolge sind garantiert.

c) Die großen Muskelgruppen des Oberkörpers (Brust und Rücken) sind formgebend für eine stattlich-muskulöse Statur und können ein kleines Bäuchlein erfolgreich kaschieren. Und das Gesäß kann eigentlich auch gar nicht knackig genug sein.

d) Untersuchungen deuten darauf hin, dass Training Proteinstoffe im Körper aktiviert, die Fett genau dort verbrennen, wo Muskeln arbeiten. Zusätzlich zu den großen Muskelgruppen ist es also durchaus eine gute Idee, wenn Sie noch die Bauchregion ins Training mit einbeziehen.

2) Trainieren Sie nicht nüchtern

Ihre Muskeln brauchen Energie, um optimal arbeiten, aber auch um wachsen zu können. Wer nüchtern trainiert, spart am falschen Ende und unterminiert das Ziel des Krafttrainings: Muskeln aufbauen oder wenigstens zu erhalten.

3) Überlisten Sie sich selbst

Sie haben keine Lust aufs Training? Das kommt in den sportlichsten Familien vor. Und das lässt sich auch ändern: Legen Sie los mit dem erklärten Ziel, nur zehn Minuten aktiv zu sein. Zur Not absolvieren Sie ausschließlich das Warm-up. Wenn Sie dann immer noch völlig lustlos sind, hören Sie einfach auf – Sie haben so immerhin deutlich mehr als gar nichts gemacht. Viel wahrscheinlicher aber ist: Wenn nach den zehn Minuten alle Systeme auf Hochtouren laufen, werden Sie richtig heiß darauf sein, das komplette Programm durchzuziehen!

4) Geben Sie nicht zu viel auf die Waage

Wie Sie bereits erfahren haben, ist Muskelgewebe schwerer als Fett. Deshalb dürfen Sie bitte nicht enttäuscht sein, wenn die Pfunde nicht immer reihenweise purzeln. Freuen Sie sich lieber über neu gewonnene Muskelmasse – und nutzen Sie derweil drei andere Feedback-Mechanismen, die Ihre Entwicklung perfekt dokumentieren: der Blick in den Spiegel, Ihre persönliche Gefühlslage und Komplimente von anderen.

Keine Angst vorm Kater

Auch wenn es schmerzt: Muskelkater ist kein Drama. Er wird durch Mikrorisse in der inneren Struktur der Muskelzellen verursacht. Diese Verletzungen sind willkommene Auslöser für den Körper, zum Beispiel mit Muskelaufbau auf ein Training zu reagieren. Was ist zu tun? Sie sollten die betroffenen Muskeln nicht zu früh wieder intensiv fordern und nie über Schmerzen hinweg trainieren. Sinnvoll gerade bei Muskelkater ist aber eine aktive Regeneration mit moderater Bewegung. Das beschleunigt die „Heilung", der Kater klingt schneller ab.

Die dritte Säule der 4x4-Fett-weg-Formel: Ausdauertraining

Beim Kampf gegen Körperfett hilft es, den Stoffwechsel regelmäßig in Gang zu bringen und hochtourig laufen zu lassen: mit Ausdauertraining. Keine Angst, Sie müssen sich nicht stundenlang mit hängender Zunge quälen. Fast alle Einheiten sind in unter einer Stunde erledigt! Warum die Zeit sehr gut investiert ist, lesen Sie hier.

Vier Gründe, warum Ausdauertraining beim Abnehmen hilft

1) Hohe Kalorienrate, erhöhter Nachbrenneffekt

Mit Ausdauertraining verbrennen Sie ordentlich Kalorien und der Anteil der Fettverbrennung ist groß (siehe Punkt 3). Selbst bei moderaten Belastungen kommen so einige Hundert Kilokalorien pro Stunde zusammen. Doch was Ausdauertraining zum wahren Bauch-weg-Booster macht: Selbst Stunden nach einer Einheit ist Ihr Stoffwechsel verstärkt aktiv. Dieser sogenannte Nachbrenneffekt zieht permanent Kilokalorien aus Ihrem Körper – viel mehr als ohne vorherige sportliche Betätigung.

2) Mehr Kraftwerke, höherer Grundumsatz

Regelmäßiges Ausdauertraining vermehrt die Kraftwerke in den Muskelzellen: die Mitochondrien. In ihnen wird die Energie gewonnen, die Muskeln antreibt. Haben Sie im Normalfall etwa 1000 Stück pro Zelle im Muskelgewebe, kann sich die Zahl durch Ausdauertraining in gemäßigten Belastungsbereichen verdoppeln! Das erhöht die Stoffwechselaktivität der Zelle, der Grundumsatz steigt! Kein Wunder, dass Ausdauersportler über 50 Prozent mehr Energie verbrennen als Untrainierte.

3) Optimierter Stoffwechsel, mehr Fettabbau

Fett- und Kohlenhydrat-Stoffwechsel laufen immer parallel. Ihre Gewichtung verändert sich aber: Den prozentual größten Anteil des Fettstoffwechsels erzielen Sie bei moderater Ausdauerbelastung. Wer so regelmäßig trainiert, schult den Körper, immer effizienter Kalorien zu verbrennen. Unterstützend regt Ausdauersport die Bildung von Enzymen an, die positiv in den Stoffwechsel eingreifen und den Fettabbau fördern helfen.

4) Mehr Ausdauer, bessere Kraftleistungen

Ausdauer macht Sie grundsätzlich leistungsfähiger dank der erwähnten Zellkraftwerke, aber auch, weil das Herz-Kreislauf-System besser läuft, die Sauerstoffversorgung optimiert wird und sich die Versorgungslage im Körper verbessert, auch durch die Bildung neuer Blutgefäße. Davon profitieren Sie bei jeder Bewegung.

Vier wichtige Tipps für abnehmorientiertes Ausdauertraining

1) Trainieren Sie gemäßigt

Von den beschriebenen Effekten profitieren Sie am meisten, wenn Sie vorrangig in einem moderaten Belastungsbereich trainieren (ergänzend dazu siehe Punkt 3). Moderat bedeutet, dass Sie sich während des Trainings noch problemlos unterhalten können (beim Schwimmen ist das naturgemäß schwierig – Sie sollten dann in Ruhe Ihre Bahnen ziehen können, ohne nach 50 Metern keuchend am Beckenrand zu hängen). Schwitzen ist erlaubt, auch eine etwas aktivere Atmung, aber nicht mehr. Toll, so ein zeitweiliges Überanstrengungsverbot, oder?

2) Hören Sie auf Ihren Körper

Natürlich können Sie aus Ihrem Ausdauertraining eine Wissenschaft machen – wenn Sie gezielt ausdauernder werden oder gar an Wettkämpfen teilnehmen wollen, ist das eine gute Idee. Zum Abnehmen aber brauchen Sie nicht einmal eine Pulsuhr. Hören Sie auf Ihren Körper, insbesondere Ihre Atmung: Versuchen Sie, die Atemfrequenz ruhig und beständig zu halten. Wenn Sie vier Schritte lang beim Laufen oder vier Sekunden lang beim Radfahren jeweils ein- und ausatmen, sind Sie in einem ideal-moderaten Trainingsmodus. Keuchen Sie hingegen bei jedem zweiten Schritt, sollten Sie das Tempo drosseln. Für moderates Schwimmen ist ebenfalls eine Vierer-Atmung ideal.

3) Würzen Sie Ihr Ausdauertraining

Neben dem Grundsatz, vorzugsweise in gemäßigten Belastungsbereichen zu laufen, dürfen Sie durchaus ab und zu ein wenig Pep in das Ausdauertraining bringen. Das geht zum Beispiel gut mit Intervallen, mit kurzen Sprinteinlagen oder auch Kraftübungen – alles Trainingsansätze, wie Sie sie in den Ausdauerprogrammen des 4x4-Fett-weg-Plans ab Seite 205 finden. Es gibt Studien, die belegen, dass kurze hochintensive Belastungen ebenfalls die Ausdauer verbessern – inklusive der angeführten Vorteile.

4) Nutzen Sie jeden Schritt

Möglicherweise haben Sie schon mal irgendwo gelesen, dass sich Ausdauersport erst ab 30 Minuten am Stück lohnt. Das ist vor allem unter Abnehmgesichtspunkten nicht richtig. Um Fett loszuwerden, zählt jeder Schritt! Und wenn Sie zu Beginn nur zehn Minuten durchhalten: Hauptsache, Sie bringen sich, Ihren Körper und Ihren Puls auf Trab.

Irgendwann sollten Sie dann natürlich schon in der Lage sein, die vorgegebenen Trainingszeiten durchzuhalten oder zu toppen – nicht zuletzt auch deshalb, weil sich einige Auswirkungen des Ausdauersports tatsächlich erst bei längerer Belastung voll entfalten (wie etwa der optimale Ausbau der Zellkraftwerke).

Auf Entdeckertour
Mehr Spaß und Abwechslung beim Ausdauertraining: Holen Sie sich im Tourismusbüro Broschüren über Lauf- und Wanderwege, Bike-Touren oder Sightseeing-Runden, die Sie ablaufen oder biken können. Viele Städte bieten inzwischen zudem Fahrrad-Leihsysteme an: Warum also nicht mal eine längere Strecke von zu Hause aus laufen und mit dem Bike zurückkommen – oder umgekehrt?

Die vierte Säule der 4x4-Fett-weg-Formel: Lebensgestaltung

Die vierte und letzte Säule ist ein weiteres Plädoyer für mehr Bewegung. Sie wissen ja bereits, dass Sie mit einem Steinzeitkörper herumlaufen. Der ist auf Bewegung getrimmt: Die damaligen Menschen waren jeden Tag weit mehr als zehn Stunden auf den Beinen und legten dabei gerne mal 30 Kilometer oder mehr zurück. Heute kommen viele nicht einmal auf ein Zehntel der Strecke. Drei von vier Deutschen bewegen sich im Schnitt weniger als eine Stunde am Tag! Sie dagegen gestalten Ihr Leben in eigenem (Abnehm-)Interesse ab sofort aktiv! Das soll und darf gerne Spaß machen, spielerisch sein, ohne Zwänge. Wie das geht? Na, lesen Sie weiter!

Die vier besten Strategien für mehr Bewegung im Alltag

Schlanke Menschen sind täglich im Schnitt über zwei Stunden mehr in Bewegung als Dicke! Und zwar mit alltäglichen Bewegungen wie beispielsweise Gassi gehen mit dem Hund oder mit dem Rad zur Arbeit und zum Bäcker fahren. Selbst so simple Dinge wie Wippen oder leichtes Tanzen im Takt zu einer Musik, häufiges Lachen oder auch regelmäßiges Recken und Strecken verbrauchen mehr Energie, als stumpf mit hängenden Schultern in der Ecke zu sitzen – das alles kann sich auf einige Hundert Kilokalorien am Tag summieren! Planen Sie Ihren bewegten Alltag spielerisch – vier Strategien (weitere Anregungen liefert der 4x4-Fett-weg-Plan für jeden einzelnen Tag ab Seite 45):

1) Nutzen Sie wiederkehrende Situationen

Zwölf Beispiele, wie typische Alltagssituationen zu Bonus-Trainingseinheiten werden – lassen Sie Ihrer Fantasie freien Lauf:

- direkt nach dem Aufwachen: ein paar Crunches im Bett
- beim Kaffeekochen: Kniebeugen ausführen
- beim Duschen: den Bauch die ganze Zeit über anspannen
- beim Brotschmieren (natürlich im Stehen): jedes Bein zehnmal gestreckt zur Seite anheben
- beim Zähneputzen: immer wieder auf die Zehenspitzen hochdrücken
- beim Telefonieren: gehen oder Ausfallschritte machen
- beim Rasieren: auf einem Bein stehen
- beim Weg zur Arbeit: eine Busstation weiter laufen oder früher aussteigen
- im Treppenhaus: die Treppen rückwärts raufgehen
- in der Mittagspause: spazieren gehen
- vorm Fernseher: in jeder Werbepause zehn Burpees. Nachhaltiger: Ergometer anschaffen (auf leisen Lauf achten) und zukünftig radelnd fernsehen

Mehr Spannung im Alltag
Eine simple Methode, Muskeln immer und überall zu fordern: einfach anspannen. Am Arbeitsplatz, in der Bahn, auf dem Sofa, wo immer Sie gerade sind: einen oder mehrere Muskeln auswählen und für fünf bis zehn Sekunden so fest es geht anspannen. Das Ganze wiederholen Sie noch dreimal – und beliebig oft an einem Tag. Suchen Sie sich für jeden Tag eine andere Muskelzone und versuchen Sie, in einer Woche so den ganzen Körper einmal abzudecken.

So purzeln die Kalorien beim Sport

Angegeben ist jeweils der Energieverbrauch pro Stunde.

Badminton:
400 – 600 Kilokalorien
Beachvolleyball:
400 – 700 Kilokalorien
Bergsteigen / Klettern:
500 – 700 Kilokalorien
Boxen (Training):
600 – 800 Kilokalorien
Eishockey:
400 – 800 Kilokalorien
Fußball / Handball / Basketball:
600 – 900 Kilokalorien
Inlineskaten / Schlittschuhlaufen:
300 – 700 Kilokalorien
Krafttraining:
350 – 800 Kilokalorien
Laufen / Joggen
(bis ca. 9 km/h):
450 – 650 Kilokalorien
Laufen / Joggen
(ca. 9 – 14 km/h):
650 – 950 Kilokalorien
Laufen (über 14 km/h):
950 – 1200 Kilokalorien
Nordic Walking / Wandern:
300 – 500 Kilokalorien
Radfahren (bis 30 km/h):
400 – 800 Kilokalorien
Radfahren (30 – 40 km/h):
800 – 1200 Kilokalorien
Rudern:
500 – 800 Kilokalorien
Schwimmen:
400 – 800 Kilokalorien
Seilspringen:
400 – 700 Kilokalorien
Skilanglauf
500 – 1000 Kilokalorien
Tennis:
400 – 600 Kilokalorien

- Wenn Sie schon den Fahrstuhl nehmen: während der Fahrt je nach Platzangebot Liegestütze oder Kniebeugen ausführen

2) Installieren Sie einen Zettel-Zirkel

Suchen Sie sich vier Stellen in der Wohnung oder im Büro, an denen Sie kleine Zettel mit unterschiedlichen Aufgaben anbringen. Immer wenn Ihr Blick darauf fällt, dann heißt es: ausführen! Und so könnte das Ganze aussehen:

- Zettel über dem Sofa: vier Liegestütze
- Zettel am Kühlschrank: vier Kniebeugen
- Zettel neben dem WC: vier rückwärtige Ausfallschritte
- Zettel auf dem Küchentisch: viermal drunter durchkrabbeln

3) Gehen Sie auf Alarmstufe „Fett weg"

Smartphones sind eine praktische Sache. Nichts einfacher, als jeden Tag einen stündlichen (oder beliebigen, in Ihren Terminplan passenden) Alarm zu setzen. Wenn es läutet, absolvieren Sie sofort eine Übung Ihrer Wahl.

4) Leben Sie wie in der guten alten Zeit

Früher war zwar nicht alles besser, aber der durchschnittliche Leistungsumsatz der Menschen lag deutlich höher, da es noch nicht all die vielen Helferlein gab, die uns heutzutage überall eine ganze Menge Arbeit abnehmen. Aber nicht mehr mit Ihnen: Sie erleben ab sofort eine Renaissance der guten alten Zeit – hier sind vier Beispiele zum Nachmachen:

- Waschen Sie Geschirr mit der Hand ab.
- Kaufen Sie sich ganze Kaffeebohnen und mahlen Sie sie von Hand (nicht mit einer elektrischen Mühle, versteht sich).
- Hängen Sie Wäsche auf, anstatt sie in den Trockner zu stopfen.
- Polieren Sie das Auto wieder selbst mit der Hand.

Machen Sie doch, was Sie wollen

Bewegung hat viele Facetten – und alle führen zu einem schlanken Körper! Links sehen Sie eine Auflistung von viermal vier Sportarten inklusive ungefährem Energieverbrauch. Der ist abhängig vom Körpergewicht: Mit jeweils zehn Kilogramm Körpergewicht wächst er um etwa 10 bis 15 Prozent. Vor allem aber ist der Energieverbrauch abhängig von der Intensität, mit der Sie sich bewegen. Beispielhaft ist das in der Sportartenübersicht links am Rand für das Laufen und Radfahren illustriert. Ansonsten beziehen sich alle Angaben auf eine Ausübung mit spürbarer Intensität – und das heißt für Sie: Beim Fußball sollten Sie nicht nur im Tor stehen, beim Boxtraining nicht immer nur die Pratzen halten, und beim Inlineskaten nützt es nichts, wenn Sie sich andauernd schieben lassen.

Kapitel 2

Der 4×4-Wochen-Fett-weg-Plan zur persönlichen Bestform

Jetzt geht's los: Der komplette 4x4-Fett-weg-Plan liegt vor Ihnen! 112 Tage mit Rezepten, Trainingsanweisungen, Alltagstipps und -aufgaben, Motivationshilfen, Anregungen zum Umdenken, Möglichkeiten der Selbsteinschätzung und vieles mehr. Auf der folgenden Doppelseite bekommen Sie eine umfassende „Bedienungsanleitung" anhand eines Beispieltags. Im Anschluss daran finden Sie noch ein paar einleitende Informationen, damit Sie mit voller Kraft – und vollstem Verständnis – in Ihre schlanke Zukunft starten können.

DER PLAN

❶ Das Datum

Hier tragen Sie Wochentag und Datum ein, zum Beispiel: „Mo, 05.01.2015".

❷ Der Speiseplan

Hier gibt's die Gerichte des Tages, inklusive Nährwerte und Zubereitungszeit. Wenn für eine Mahlzeit etwas vorzubereiten ist, finden Sie am Tag zuvor in den Tagesaufgaben (siehe Punkt 8) einen gefetteten Hinweis. Es lohnt sich also, die Tagesaufgaben zumindest zu lesen!

❸ Der Snack

Diesen nehmen Sie an Trainingstagen entweder etwa eine Stunde vor dem Training oder direkt danach, an Nicht-Trainingstagen am besten vormittags ein – in keinem Fall nach 18 Uhr!

❹ Das Abendessen

Es sollte bis 19:30 Uhr abgeschlossen sein. Danach essen Sie nichts mehr, vor allem nichts Kohlenhydrathaltiges. So kann Ihr Stoffwechsel des Nachts an Ihren Fettdepots knabbern.

❺ Der Notfall-Snack

Hungrig trotz der vier Mahlzeiten? Dann setzen Sie einen „Notfall-Snack" ein (siehe Seite 23 und 28). Das ist in jedem Fall besser, als im Appetitrausch zu irgendwas Ungesundem zu greifen. Versuchen Sie aber, den Einsatz dieser Notfall-Snacks zu limitieren. Sie haben ihn heute nicht benötigt? Einfach einen Haken setzen.

❻ Der Wasserkonsum

Trägt auch zum Abnehmerfolg bei: ausreichend Wasser trinken. Jedes Glas steht für ein Glas (= 250 Milliliter) konsumierte Flüssigkeit – einfach die Gläser durchstreichen. Die Empfehlung ist ganz klar, Wasser zu trinken. Kräuter- oder Früchtetee sind ebenbürtige Alternativen. Wie viel am Tag? Siehe Seite 26.

❼ Die Trainingshinweise

An Trainingstagen steht hier das Programm inklusive Seitenverweis sowie eine Übersicht der

benötigten Zeit und der Hilfsmittel. An workout-freien Tagen „trainieren" Sie Ihre Persönlichkeit: zum Beispiel mit Fragen, die Sie dabei unterstützen, sich selbst näherzukommen, und mit einem Extra-Push für die Motivation.

❽ Die Tagesaufgaben

Diese führen Sie spielerisch an Bewegung im Alltag und eine gesunde Lebensweise heran. Täglich gibt's vier zur Auswahl. Wenigstens eine setzen Sie an Trainingstagen, zwei an Nicht-Trainingstagen um, in jedem Fall auch eine Bewegungsaufgabe. Sie können auch selbst eine Aufgabe definieren.

❾ Der Tages-Joker

Eine zusätzliche Motivation: Notieren Sie eine kleine Belohnung, die Sie sich gönnen wollen: ein heißes Bad oder ein kleines Stück Schokolade (am besten natürlich nichts Kalorienhaltiges). Auf der Wochenfazit-Seite können Sie einen größeren Wochen-Joker notieren (zum Beispiel die neue CD Ihrer Lieblingsband). Für jeden Joker gilt: Er soll Sie motivieren – auch wenn Sie ihn nicht benötigen. Dann setzen Sie ein Häkchen – und sind stolz auf sich!

❿ Ereignisse und Erfolgserlebnisse

Nutzen Sie diese Zeilen, um Ereignisse und Eindrücke des Tages festzuhalten: ein Kompliment der Freundin, eine Sünde, die Sie nur mit diesem „Tagebuch" teilen wollen etc. Sie müssen nichts eintragen – doch wer es tut, unterstützt den Abnehmprozess auch mental.

⓫ Die Stimmungslage

Halten Sie abends fest, wie Sie sich fühlen: super, gut, okay oder mies. Wenn Sie drei Tage am Stück den miesepetrigen Smiley markiert haben (weil Sie aufgrund des 4x4-Formel-Plans schlapp sind, nicht, weil etwa Ihr Fußballverein verloren hat), braucht Ihre Stimmung eine Aufhellung: Gönnen Sie sich am kommenden Tag eine Belohnung – selbst etwas zu knabbern ist dann erlaubt.

TAG 1: ① ☐☐,☐☐.☐☐.☐☐☐☐ Power-Tag!

E R N Ä H R U N G ②

③ **Frühstück:** Rührei mit Räucherlachs (siehe Seite 211)

🕐 10 Minuten 360 Kilokalorien, 26 g Eiweiß, 17 g Kohlenhydrate, 21 g Fett

Snack: Apfel-Möhren-Rosinen-Quark (siehe Seite 252)

🕐 10 Minuten 200 Kilokalorien, 22 g Eiweiß, 25 g Kohlenhydrate, 1 g Fett

Mittagessen: Hähnchenbrust mit Zitrus-Thymian-Soße (siehe Seite 225)

🕐 20 Minuten 490 Kilokalorien, 50 g Eiweiß, 21 g Kohlenhydrate, 22 g Fett

④ **Abendessen:** Steaks vom Blumenkohl mit Knoblauchdip (siehe Seite 248)

🕐 35 Minuten 350 Kilokalorien, 20 g Eiweiß, 23 g Kohlenhydrate, 18 g Fett

⑤ **Notfall-Snack** (siehe Seite 23 und 28): _ Nicht benötigt ☐

⑥ **Trinken für den Traumkörper:** 🥛🥛🥛🥛🥛🥛🥛🥛🥛🥛🥛🥛🥛🥛

KRAFTTRAINING

⑦ **Das stärkende 4+1-Power-Programm mit Pausenreduktion** (Seite 180 bis 185)

🕐 46 Minuten 20 Sekunden (inklusive Warm-up & Cool-down)

🛠 Stoppuhr/Timer, dazu ein hohes Geländer, ein Ast oder Ähnliches für Klimmzüge

Absolviert ☐

LEBENSGESTALTUNG

⑧ **Vier Tagesaufgaben auf dem Weg zur Bestform:**

➤ 40 Kniebeugen am Tag verteilt durchführen (siehe Seite 201) ☐
➤ Wenigstens viermal die Treppe nehmen ☐
➤ Heute Kaffee ohne Milch und ohne Zucker trinken ☐
➤ Für alle zukünftigen Einheiten eine gute Stoppuhr oder eine vernünftige Timer-App besorgen ☐
➤ Alternative Aufgabe: _ ☐

MOTIVATION

⑨ **Tages-Joker:** _ Nicht benötigt ☐

⑩ Was war gut heute? Was habe ich geschafft? _ _ _ _ _ _ _ _ _ _ _ _ _ _ _ _ _ _ _

_ _

Was will ich noch verbessern? _

_ _

Außergewöhnliche Ereignisse: _

_ _

⑪ Meine Stimmung heute: ☹ 😐 🙂 😃

DER PLAN

Einbindung der Trainings- und Rezept-Kapitel

Um den Plan übersichtlich zu gestalten, sind die detaillierten Trainingsanweisungen sowie Rezeptinformationen ausgelagert in die Kapitel 3 (Training) und 4 (Rezepte).

Täglich vier Mahlzeiten

Jeder Tag liefert Ihnen einen vollständigen Ernährungsplan mit vier Rezepten für drei Hauptmahlzeiten plus einen Snack. Wenn Sie stark übergewichtig sind, können Sie bei Bedarf auch ab und an den Snack weglassen. Nur bitte nicht immer, da Sie sonst einen zu heftigen Energieentzug erleiden. Geben Sie sich lieber Zeit und lassen Sie Ihren Körper in Ruhe gesunden.

Wöchentlich vier Trainingseinheiten

In jeder Woche stehen vier Trainingseinheiten auf dem Programm: zwei Kraft- und zwei Ausdauereinheiten. Diese sollten Sie wie angegeben umsetzen.

Themen-Tage

Eine hervorragende Idee zur Eigenmotivation ist die Einführung von Motto-Tagen. Geben Sie jedem Wochentag einen ganz speziellen Sinn – und versuchen Sie dann, den jeweiligen Tag vollkommen nach dem jeweiligen Motto zu gestalten. Der 4x4-Fett-weg-Plan sieht bereits Themen-Tage vor – hier kommen die Tagesthemen:

Montag ist Power-Tag – für einen motivierenden Start in die Woche.

Dienstag ist Gesundheitstag – für mehr Achtsamkeit im Umgang mit sich selbst.

Mittwoch ist Ausdauertag – in allen 16 Wochen steht (wie am Samstag auch) Ausdauertraining auf dem Programm.

Donnerstag ist Regenerationstag – über alle 16 Wochen ist trainingsfrei, dafür darf aktiv regeneriert werden.

Freitag ist Krafttag – in allen 16 Wochen trainieren Sie dann (ebenso wie auch am Montag) Ihre Kraft.

Samstag ist Stress-weg-Tag – sorgen Sie (abgesehen vom Training) für Entspannung von Körper und Geist.

Sonntag ist Analyse-Tag – steigen Sie auf die Waage, führen Sie Ihre Körpermessungen durch und freuen Sie sich über Ihre Entwicklung!

Rezepte tauschen

In Ausnahmefällen ist es Ihnen erlaubt, Rezepte zu tauschen: aber bitte ausschließlich gegen andere, ähnlich kalorische, die Sie in Kapitel 4 finden. Genauere Hinweise zum Tausch von Rezepten finden Sie auf Seite 210.

Trainingstage tauschen

Falls Sie an einem vorgegebenen Tag nicht trainieren können, wählen Sie zur Not einen anderen aus. Der Abstand der Trainingseinheiten zueinander muss aber bewahrt bleiben. Beispiel: Aus einem „Mo, Mi, Fr, Sa"-Trainingsplan kann ein „Di, Do, Sa, So"-Trainingsplan werden. Ein ausgefallenes Workout können Sie in Ausnahmefällen an einem freien Tag nachholen. Das geht aber höchstens alle zehn Tage, da sonst Regenerationszeiten verloren gehen.

Tagesaufgaben tauschen

Wer sich detailliert mit den Tagen der Woche auseinandersetzt, kann auch innerhalb einer Woche die Tagesaufgaben tauschen und neu zuordnen. So passt eine Aufgabe wie „Keinen Einkaufswagen benutzen" für einen Tag, an dem Sie tatsächlich einkaufen gehen. Es sollten aber in jedem Fall für jeden Tag vier Aufgaben zu erledigen sein – wenigstens eine davon muss eine Bewegungsaufgabe sein.

Fazit nach jeder Woche

Nach Ablauf von jeweils sieben Tagen folgt ein Wochenfazit. Hier können Sie Ihre Erfahrungen, Gemütszustände, Körperdaten und Vorsätze für die folgende Woche festhalten. Zusätzlich gibt's jede Woche Tipps zum maßvoll-gesunden Essen im Restaurant.

TAG 1: ☐☐,☐☐.☐☐.☐☐☐☐ Power-Tag!

ERNÄHRUNG

Frühstück: Rührei mit Räucherlachs
(siehe Seite 211)

🕙 10 Minuten — 360 Kilokalorien, 26 g Eiweiß, 17 g Kohlenhydrate, 21 g Fett

Snack: Apfel-Möhren-Rosinen-Quark
(siehe Seite 252)

🕙 10 Minuten — 200 Kilokalorien, 22 g Eiweiß, 25 g Kohlenhydrate, 1 g Fett

Mittagessen: Hähnchenbrust mit Zitrus-Thymian-Soße (siehe Seite 225)

🕙 20 Minuten — 490 Kilokalorien, 50 g Eiweiß, 21 g Kohlenhydrate, 22 g Fett

Abendessen: Steaks vom Blumenkohl mit Knoblauchdip (siehe Seite 248)

🕙 35 Minuten — 350 Kilokalorien, 20 g Eiweiß, 23 g Kohlenhydrate, 18 g Fett

Notfall-Snack (siehe Seite 23 und 28): _ Nicht benötigt ☐

Trinken für den Traumkörper: 🥃🥃🥃🥃🥃🥃🥃🥃🥃🥃🥃🥃🥃🥃🥃

KRAFTTRAINING

Das stärkende 4+1-Power-Programm mit Pausenreduktion (Seite 180 bis 185)

🕙 46 Minuten 20 Sekunden (inklusive Warm-up & Cool-down)

🛠 Stoppuhr/Timer, dazu ein hohes Geländer, ein Ast oder Ähnliches für Klimmzüge

Absolviert ☐

LEBENSGESTALTUNG

Vier Tagesaufgaben auf dem Weg zur Bestform:

➤ 40 Kniebeugen am Tag verteilt durchführen (siehe Seite 201) ☐
➤ Wenigstens viermal die Treppe nehmen ☐
➤ Heute Kaffee ohne Milch und ohne Zucker trinken ☐
➤ Für alle zukünftigen Einheiten eine gute Stoppuhr oder eine vernünftige Timer-App besorgen ☐
➤ Alternative Aufgabe: _ ☐

MOTIVATION

Tages-Joker: _ Nicht benötigt ☐

Was war gut heute? Was habe ich geschafft? _

_ _

Was will ich noch verbessern? _

_ _

Außergewöhnliche Ereignisse: _

_ _

Meine Stimmung heute: ☹️   😐   🙂   😄

TAG 2: ☐☐☐,☐☐☐.☐☐☐.☐☐☐☐ Gesundheitstag!

Frühstück: Magerquark mit Honig und Nüssen (siehe Seite 217)

🕐 5 Minuten — 450 Kilokalorien, 39 g Eiweiß, 25 g Kohlenhydrate, 22 g Fett

Snack: Gurke-Brokkoli-Shake (siehe Seite 254)

🕐 5 Minuten — 180 Kilokalorien, 14 g Eiweiß, 25 g Kohlenhydrate, 2 g Fett

Mittagessen: Bauernsalat mit Feta und Melone (siehe Seite 229)

🕐 20 Minuten — 400 Kilokalorien, 21 g Eiweiß, 31 g Kohlenhydrate, 19 g Fett

Abendessen: Hähnchen und Salat vom Grill (siehe Seite 239)

🕐 15 Minuten — 280 Kilokalorien, 38 g Eiweiß, 4 g Kohlenhydrate, 12 g Fett

Notfall-Snack (siehe Seite 23 und 28): _   Nicht benötigt ☐

Trinken für den Traumkörper: 🥤🥤🥤🥤🥤🥤🥤🥤🥤🥤🥤🥤🥤🥤

POWER-LEBENSMITTEL DER WOCHE 1: GEFLÜGEL

Puten- und Hähnchenfilet sind äußerst gesunde Fleischsorten. Beide haben fast gar kein Fett, dafür sehr viel Eiweiß. Beim Brustfilet entfallen fast alle der 100 Kilokalorien pro 100 Gramm auf die rund 24 Gramm Eiweiß. Zudem liefert das weiße Fleisch – unter anderem – neben Magnesium auch Folsäure. Dieses Vitamin schützt gegen Arteriosklerose. Im Gegensatz zu rotem Fleisch steigt das Risiko, an Darmkrebs zu erkranken, nicht. Dementsprechend sollten Sie jede zweite Portion Rind oder Schwein gegen Geflügel tauschen.

Vier Tagesaufgaben auf dem Weg zur Bestform:

➤ Muskelkater von gestern? Heilmittel: 30 Minuten locker schwimmen ☐
➤ Einen Schrittzähler (siehe Seite 56) kaufen und heute wenigstens 10 000 Schritte machen ☐
➤ Die Sportsachen für das morgige Ausdauertraining bereitlegen ☐
➤ Heute mindestens zwei Liter Wasser trinken ☐

➤ Alternative Aufgabe: _ ☐

MOTIVATION

> Mit dem Kopf abzuwägen, ob Sie sich bewegen sollten oder nicht, verbrennt keine Kalorien. Handeln Sie!

Tages-Joker: _   Nicht benötigt ☐

Was war gut heute? Was habe ich geschafft? _

_ _

Was will ich noch verbessern? _

_ _

Außergewöhnliche Ereignisse: _

_ _

Meine Stimmung heute: ☹   😐   🙂   😄

TAG 3: ☐☐,☐☐.☐☐.☐☐☐☐ Ausdauertag!

Frühstück: 2 Scheiben Eiweiß-Brot (zum Rezept siehe Seite 218), darauf: 20 g Erdnuss-butter, 4 Scheiben roher Schinken (mager, ca. 50 g), 1 kleine Tomate, 2 Salatblätter; dazu: 1 Glas Buttermilch (250 ml)

🕐 5 Minuten — 450 Kilokalorien, 37 g Eiweiß, 20 g Kohlenhydrate, 22 g Fett

Snack: Thunfischcreme mit Kapern und Fenchel (siehe Seite 251)

🕐 10 Minuten — 270 Kilokalorien, 48 g Eiweiß, 10 g Kohlenhydrate, 3 g Fett

Mittagessen: Gefüllter Zucchino (siehe Seite 223)

🕐 45 Minuten — 410 Kilokalorien, 25 g Eiweiß, 10 g Kohlenhydrate, 28 g Fett

Abendessen: Tortilla-Wrap mit Pute (siehe Seite 241)

🕐 10 Minuten — 240 Kilokalorien, 18 g Eiweiß, 24 g Kohlenhydrate, 7 g Fett

Notfall-Snack (siehe Seite 23 und 28): _ Nicht benötigt ☐

Trinken für den Traumkörper: 🥛🥛🥛🥛🥛🥛🥛🥛🥛🥛🥛🥛🥛🥛

Der fettverbrennende Ausdauerklassiker (Seite 205)

🕐 55 Minuten (inklusive Warm-up und Cool-down)

🔧 Stoppuhr/Timer, Lauf-, Bike- oder Schwimm-Equipment

Absolviert ☐

Besondere Vorkommnisse: _

Vier Tagesaufgaben auf dem Weg zur Bestform:

➤ Direkt nach dem Aufstehen zehn Burpees (siehe Seite 187) ☐
➤ Eine Stunde vor dem Training bis eine Stunde danach: einen Liter Wasser trinken ☐
➤ Direkt nach dem Training duschen, damit Sie sich nicht erkälten ☐
➤ **Das Hähnchenfleisch für morgen Mittag marinieren!** ☐

➤ Alternative Aufgabe: _ ☐

MOTIVATION

Tages-Joker: _ Nicht benötigt ☐

Was war gut heute? Was habe ich geschafft? _

_ _

Was will ich noch verbessern? _

_ _

Außergewöhnliche Ereignisse: _

_ _

Meine Stimmung heute: ☹️ 😐 🙂 😀

TAG 4: ☐☐,☐☐.☐☐.☐☐☐☐ Regenerationstag!

ERNÄHRUNG

Frühstück: Knäckebrot mit Avocado und Gurkendip (siehe Seite 213)

🕐 5 Minuten — 380 Kilokalorien, 18 g Eiweiß, 36 g Kohlenhydrate, 17 g Fett

Snack: Texanischer Thunfisch-Bohnen-Salat (siehe Seite 251)

🕐 10 Minuten — 210 Kilokalorien, 24 g Eiweiß, 12 g Kohlenhydrate, 7 g Fett

Mittagessen: Scharfer Hähnchen-Burger mit Ananas (siehe Seite 225)

🕐 10 Minuten (plus Marinierzeit: 12 Stunden) — 440 Kilokalorien, 48 g Eiweiß, 37 g Kohlenhydrate, 11 g Fett

Abendessen: Toast mit Harzer Käse, Ei und Rucola (siehe Seite 247)

🕐 5 Minuten — 220 Kilokalorien, 24 g Eiweiß, 16 g Kohlenhydrate, 6 g Fett

Notfall-Snack (siehe Seite 23 und 28): _ Nicht benötigt ☐

Trinken für den Traumkörper: 🥛🥛🥛🥛🥛🥛🥛🥛🥛🥛🥛🥛🥛🥛

LEBENSGESTALTUNG

Vier Tagesaufgaben auf dem Weg zur Bestform:

➤ 100 Ausfallschritte über den Tag verteilt ausführen
(je 50 links und rechts, siehe Seite 188) ☐

➤ Wenn Sie es nicht schon getan haben: Ein gutes Springseil kaufen – das Tool wird Sie bei diesen Aufgaben gleich morgen beschäftigen ☐

➤ Wenn Sie telefonieren: heute immer im Stehen oder Gehen ☐

➤ Zur Regenerationsförderung in die Sauna gehen ☐

➤ Alternative Aufgabe: _ ☐

MOTIVATION

> Es geht nicht darum, Zeit zu haben, sondern darum, sich Zeit zu schaffen!

Planen Sie Ihr Abnehmvorhaben wie Kundentermine

Gehen Sie Ihren Terminkalender durch und suchen Sie freie Zeiträume, an denen Sie sich um Ihren Körper kümmern wollen. Zu welcher Uhrzeit können Sie die Workouts am besten durchführen? Tragen Sie sie zu den jeweiligen Zeiten als einen festen Termin mit sich selbst ein. Auch für die kleinen Tagesaufgaben in diesem Plan finden sich sicher zehn Minuten täglich.

Tages-Joker: _ Nicht benötigt ☐

Was war gut heute? Was habe ich geschafft? _ _ _ _ _ _ _ _ _ _ _ _ _ _ _ _ _ _ _

_ _

Was will ich noch verbessern? _

_ _

Außergewöhnliche Ereignisse: _

_ _

Meine Stimmung heute: ☹ 😐 🙂 😀

TAG 5: ☐☐,☐☐.☐☐.☐☐☐☐ Krafttag!

ERNÄHRUNG

Frühstück: Warmes Haferflocken-Beeren-Nuss-Müsli (siehe Seite 216)

🕐 10 Minuten   500 Kilokalorien, 16 g Eiweiß, 36 g Kohlenhydrate, 31 g Fett

Snack: Kiwi-Protein-Cocktail (siehe Seite 254)

🕐 5 Minuten   230 Kilokalorien, 27 g Eiweiß, 17 g Kohlenhydrate, 4 g Fett

Mittagessen: Zander an Bratgemüse (siehe Seite 221)

🕐 20 Minuten   460 Kilokalorien, 42 g Eiweiß, 23 g Kohlenhydrate, 22 g Fett

Abendessen: Schinkenschnitten mit scharfem körnigem Frischkäse (siehe Seite 235)

🕐 10 Minuten   330 Kilokalorien, 22 g Eiweiß, 28 g Kohlenhydrate, 15 g Fett

Notfall-Snack (siehe Seite 23 und 28): _ Nicht benötigt ☐

Trinken für den Traumkörper: 🥛🥛🥛🥛🥛🥛🥛🥛🥛🥛🥛🥛🥛🥛🥛🥛

KRAFTTRAINING

Das stärkende 4+1-Power-Programm mit Pausenreduktion (Seite 180 bis 185)

🕐 46 Minuten 20 Sekunden (inklusive Warm-up und Cool-down)

⚒ Stoppuhr/Timer, dazu ein hohes Geländer, ein Ast oder Ähnliches für Klimmzüge

Absolviert ☐

Besondere Vorkommnisse: _

LEBENSGESTALTUNG

Vier Tagesaufgaben auf dem Weg zur Bestform:

➤ Über den Tag verteilt insgesamt fünf Minuten Seilspringen (siehe Seite 178 und 179) ☐
➤ Den ganzen Tag keine Limonaden trinken ☐
➤ Heute immer zwei Treppenstufen auf einmal nehmen ☐
➤ Probleme bei der Shake-Zubereitung? Gönnen Sie sich einen vernünftigen Mixer ☐

➤ Alternative Aufgabe: _ ☐

MOTIVATION

Tages-Joker: _ Nicht benötigt ☐

Was war gut heute? Was habe ich geschafft? _

_ _

Was will ich noch verbessern? _

_ _

Außergewöhnliche Ereignisse: _

_ _

Meine Stimmung heute: ☹ 😐 🙂 😃

TAG 6: ☐☐,☐☐.☐☐.☐☐☐☐ Stress-weg-Tag!

ERNÄHRUNG

Frühstück: 1 Scheibe Schwarzbrot (ca. 55 g), darauf: 20 g Erdnussbutter, ½ Topf körniger Frischkäse (100 g); dazu: 1 Glas Buttermilch (250 ml)

🕐 5 Minuten — 420 Kilokalorien, 30 g Eiweiß, 36 g Kohlenhydrate, 15 g Fett

Snack: Harzer Käse an Radieschen-Chicorée-Salat (siehe Seite 250)

🕐 10 Minuten (plus Marinierzeit: 10 Minuten) — 220 Kilokalorien, 25 g Eiweiß, 5 g Kohlenhydrate, 11 g Fett

Mittagessen: Gratinierter Ziegenkäse auf Feldsalat (siehe Seite 230)

🕐 15 Minuten — 460 Kilokalorien, 21 g Eiweiß, 18 g Kohlenhydrate, 34 g Fett

Abendessen: Gemüse-Frittata (siehe Seite 242)

🕐 10 Minuten — 380 Kilokalorien, 22 g Eiweiß, 25 g Kohlenhydrate, 22 g Fett

Notfall-Snack (siehe Seite 23 und 28): _____ Nicht benötigt ☐

Trinken für den Traumkörper: 🥛🥛🥛🥛🥛🥛🥛🥛🥛🥛🥛🥛🥛🥛🥛

AUSDAUERTRAINING

Der fettverbrennende Ausdauerklassiker (Seite 205)

🕐 55 Minuten (inklusive Warm-up und Cool-down)

✗ Stoppuhr/Timer, Lauf-, Bike- oder Schwimm-Equipment

Absolviert ☐

Besondere Vorkommnisse: _____

LEBENSGESTALTUNG

Vier Tagesaufgaben auf dem Weg zur Bestform:

➤ Das erste Mal zwei Trainingstage nacheinander: Heute mindestens zwei Liter Wasser trinken ☐

➤ Und: zur besseren Regeneration ein heißes (oder kaltes) Bad nehmen ☐

➤ 30 Minuten mit den Kindern toben ☐

➤ Das Samstagabend-Sportschau-Bier durch ein alkoholfreies ersetzen ☐

➤ Alternative Aufgabe: _____ ☐

MOTIVATION

Tages-Joker: _____ Nicht benötigt ☐

Was war gut heute? Was habe ich geschafft? _____

_____

Was will ich noch verbessern? _____

_____

Außergewöhnliche Ereignisse: _____

_____

Meine Stimmung heute: ☹ 😐 🙂 😀

50

TAG 7: ☐☐,☐☐.☐☐.☐☐☐☐ Analyse-Tag!

E R N Ä H R U N G

Frühstück: Roastbeef-Sandwich
(siehe Seite 212)

🕐 10 Minuten   420 Kilokalorien, 41 g Eiweiß,
44 g Kohlenhydrate, 8 g Fett

Snack: Magerquark mit Krabben,
Radieschen und Gurke (siehe Seite 252)

🕐 10 Minuten   190 Kilokalorien, 27 g Eiweiß,
6 g Kohlenhydrate, 6 g Fett

Mittagessen: Ofengemüse mit Kräuterquark (siehe Seite 230)

🕐 60 Minuten   480 Kilokalorien, 35 g Eiweiß,
34 g Kohlenhydrate, 21 g Fett

Abendessen: Putengeschnetzeltes mit
Ananas und Ingwer (siehe Seite 240)

🕐 15 Minuten (plus Marinierzeit: 60 Minuten)
300 Kilokalorien, 40 g Eiweiß,
16 g Kohlenhydrate, 8 g Fett

Notfall-Snack (siehe Seite 23 und 28): _ Nicht benötigt ☐

Trinken für den Traumkörper: 🥛🥛🥛🥛🥛🥛🥛🥛🥛🥛🥛🥛🥛🥛

L E B E N S G E S T A L T U N G

Vier Tagesaufgaben auf dem Weg zur Bestform:

➤ Wenigstens 20 Minuten Rad fahren
(zum Beispiel zum Brötchenholen – natürlich Vollkorn …)   ☐
➤ Lockeres Kicken mit Freunden im Park   ☐
➤ Heute so wenig wie möglich sitzen   ☐
➤ Wenn Sie es noch nicht getan haben: Vorratsschränke von Naschkram befreien   ☐

➤ Alternative Aufgabe: _ ☐

MOTIVATION

> Wenn Ihnen etwas wirklich wichtig ist, finden Sie einen Weg. Wenn nicht, finden Sie
> Ausreden.

Was haben Sie zu verlieren (außer Kilos)?

Veränderungen – wie die Lebensumstellung mit diesem 4x4-Fett-weg-Plan – bereiten sehr vielen Menschen Ängste. Halten Sie fest, wovor Sie „Angst" haben könnten: Welchen Teil Ihres
bisherigen Lebens werden Sie verlieren? Finden Sie dann wenigstens vier Gründe, was sich
verbessern wird, wenn Sie gesund leben und schlank sind.

Tages-Joker: _ Nicht benötigt ☐

Was war gut heute? Was habe ich geschafft? _

_ _

Was will ich noch verbessern? _

_ _

Außergewöhnliche Ereignisse: _

_ _

Meine Stimmung heute: ☹   😐   🙂   😊

Fazit Woche 1

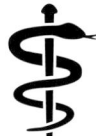

KÖRPER-CHECK

Bauchumfang:
(zur Messung siehe Seite 178): _ _ _ _ _ _ _ _ Zentimeter

+/- _ _ _ _ _ _ _ _ Zentimeter im Vergleich zum ersten Tag

Körpergewicht:

_ _ _ _ _ _ _ _ Kilo

+/- _ _ _ _ _ _ _ _ Kilo im Vergleich zum ersten Tag

LEBENSGESTALTUNG

Wie viele Minuten waren Sie in der letzten Woche in etwa in Bewegung?

ca. _ _ _ _ _ _ _ _ _ _ Minuten im Alltag | ca. _ _ _ _ _ _ _ _ _ _ Minuten beim Training

Vier Wochenaufgaben auf dem Weg zur Bestform

Diese ein bis vier Dinge will ich in der kommenden Woche umsetzen:

➤ - ☐

➤ - ☐

➤ - ☐

➤ - ☐

MOTIVATION

Was habe ich in der letzten Woche geschafft? _

_ _

Was kann ich in der kommenden Woche noch verbessern? _ _ _ _ _ _ _ _ _ _ _ _ _ _ _ _ _ _

_ _

Besondere Vorkommnisse: _

_ _

Meine Stimmung in dieser Woche: ☹ 😐 🙂 😃

Wochen-Joker für die kommende Woche:

_ Nicht benötigt ☐

ERSTE HILFE IM RESTAURANT, TEIL 1: BEIM CHINESEN

Gewichts- statt Gesichtsverlust beim Ausgehen: Mit diesen vier figurschonenden Gerichten überstehen Sie den Besuch beim Chinesen (von den Hauptspeisen selbstverständlich nur eine auswählen!).

- Seetang-Gemüse-Suppe mit Huhn
- Sojasprossensalat
- Hähnchenbrust (nicht knusprig!) mit gemischtem Gemüse
- Gebratenes Fischfilet, zum Beispiel in Zitronensoße

TAG 8: ☐☐,☐☐.☐☐.☐☐☐☐ Power-Tag!

ERNÄHRUNG

Frühstück: Bananenmüsli mit Erdnuss-butter (siehe Seite 214)

🕐 5 Minuten | 480 Kilokalorien, 19 g Eiweiß, 66 g Kohlenhydrate, 15 g Fett

Snack: Beerenquark (siehe Seite 252)

🕐 5 Minuten | 170 Kilokalorien, 19 g Eiweiß, 16 g Kohlenhydrate, 3 g Fett

Mittagessen: Gegrilltes Asado-Steak vom Rind (siehe Seite 222)

🕐 20 Minuten | 500 Kilokalorien, 48 g Eiweiß, 9 g Kohlenhydrate, 30 g Fett

Abendessen: Gebackener Kürbis mit Kräuterquark (siehe Seite 243)

🕐 50 Minuten | 340 Kilokalorien, 31 g Eiweiß, 25 g Kohlenhydrate, 11 g Fett

Notfall-Snack (siehe Seite 23 und 28): _____ Nicht benötigt ☐

Trinken für den Traumkörper: 🥛🥛🥛🥛🥛🥛🥛🥛🥛🥛🥛🥛🥛🥛

KRAFTTRAINING

Das stärkende 4+1-Power-Programm mit Pausenreduktion (Seite 180 bis 185)

🕐 42 Minuten 50 Sekunden (inklusive Warm-up & Cool-down)

🔧 Stoppuhr/Timer, dazu ein hohes Geländer, ein Ast oder Ähnliches für Klimmzüge

Absolviert ☐

Besondere Vorkommnisse: _____

LEBENSGESTALTUNG

Vier Tagesaufgaben auf dem Weg zur Bestform:

➤ Direkt nach dem Aufstehen 20 Kniebeugen (siehe Seite 201) ☐
➤ Den Schrittzähler (siehe Seite 56) nutzen und wenigstens 10500 Schritte machen ☐
➤ Jeden Bissen 15-mal kauen ☐
➤ Wenigstens vier Treppenabsätze rückwärts raufgehen ☐

➤ Alternative Aufgabe: _____ ☐

MOTIVATION

Tages-Joker: _____ Nicht benötigt ☐

Was war gut heute? Was habe ich geschafft? _____

_____

Was will ich noch verbessern? _____

_____

Außergewöhnliche Ereignisse: _____

_____

Meine Stimmung heute: ☹ 😐 🙂 😀

53

TAG 9: ☐☐,☐☐.☐☐.☐☐☐☐ Gesundheitstag!

Frühstück: Strammer Max auf Vollkornbrot
(siehe Seite 212)

🕐 10 Minuten | 350 Kilokalorien, 26 g Eiweiß, 30 g Kohlenhydrate, 13 g Fett

Snack: Frischkäse-Schnittlauch-Dip
(siehe Seite 249)

🕐 5 Minuten | 230 Kilokalorien, 27 g Eiweiß, 9 g Kohlenhydrate, 9 g Fett

Mittagessen: Tofu in Kokossoße
(siehe Seite 232)

🕐 25 Minuten | 470 Kilokalorien, 29 g Eiweiß, 19 g Kohlenhydrate, 30 g Fett

Abendessen: Salat-Burritos mit Eiern und Gewürzgurken (siehe Seite 246)

🕐 5 Minuten | 260 Kilokalorien, 21 g Eiweiß, 14 g Kohlenhydrate, 12 g Fett

Notfall-Snack (siehe Seite 23 und 28): _ Nicht benötigt ☐

Trinken für den Traumkörper: 🥛🥛🥛🥛🥛🥛🥛🥛🥛🥛🥛🥛🥛🥛

POWER-LEBENSMITTEL DER WOCHE 2: EIER

Eier enthalten wie Fisch und Fleisch keine Kohlenhydrate. Dafür stecken in ihnen hochwertige Fette und vor allem reichlich Proteine mit einer guten Aminosäuren-Kombi. Das Cholesterin aus dem Ei ist unbedenklich und die biologische Wertigkeit von Hühnereiern liegt insgesamt bei 100. Das bedeutet, dass Ihr Körper Eier-Proteine 1:1 verwerten (und in Muskeln investieren) kann. Diesen Spitzenwert erreicht kein anderes (einzelnes) Nahrungsmittel.

Vier Tagesaufgaben auf dem Weg zur Bestform:

➤ Vier Sätze à vier Strecksprünge (siehe Seite 183) über den Tag verteilt ☐
➤ Lassen Sie eine sportärztliche Untersuchung machen und heben Sie die Werte als Vergleichsbasis für einen späteren zweiten Check auf ☐
➤ Das Auto einen Kilometer von der Arbeit entfernt parken, den Rest zu Fuß gehen ☐
➤ Abends zum Badminton, Squash, Tennis oder zu einer Ihrer Sportarten verabreden ☐

➤ Alternative Aufgabe: _ ☐

MOTIVATION

Wenn Sie kein Ziel haben, ist Ihnen jeder Weg zu weit.

Tages-Joker: _ Nicht benötigt ☐

Was war gut heute? Was habe ich geschafft? _

_ _

Was will ich noch verbessern? _

_ _

Außergewöhnliche Ereignisse: _

_ _

Meine Stimmung heute:

TAG 10: □□□ , □□ . □□ . □□□□ Ausdauertag!

ERNÄHRUNG

Frühstück: Heidelbeer-Crêpes
(siehe Seite 215)

🕐 10 Minuten 440 Kilokalorien, 21 g Eiweiß, 54 g Kohlenhydrate, 14 g Fett

Snack: Rohkost-Snack mit körnigem Frischkäse (siehe Seite 253)

🕐 5 Minuten 200 Kilokalorien, 21 g Eiweiß, 11 g Kohlenhydrate, 7 g Fett

Mittagessen: Lachs mit grünem Spargel und Honig-Senf-Butter (siehe Seite 219)

🕐 20 Minuten 440 Kilokalorien, 30 g Eiweiß, 13 g Kohlenhydrate, 30 g Fett

Abendessen: Filet vom Schwein mit geröstetem Gemüse (siehe Seite 238)

🕐 20 Minuten 270 Kilokalorien, 32 g Eiweiß, 7 g Kohlenhydrate, 12 g Fett

Notfall-Snack (siehe Seite 23 und 28): _ Nicht benötigt □

Trinken für den Traumkörper: 🥛🥛🥛🥛🥛🥛🥛🥛🥛🥛🥛🥛🥛🥛🥛🥛

AUSDAUERTRAINING

Der fettverbrennende Ausdauerklassiker (Seite 205)

🕐 55 Minuten (inklusive Warm-up und Cool-down)

🔧 Stoppuhr/Timer, Lauf-, Bike- oder Schwimm-Equipment

Absolviert □

Besondere Vorkommnisse: _

LEBENSGESTALTUNG

Vier Tagesaufgaben auf dem Weg zur Bestform:

➤ Direkt nach dem Aufstehen eine Minute Eselstritte (siehe Seite 202) □
➤ Den ganzen Tag in schnellem Tempo gehen (als wären Sie spät dran für Bus oder Bahn) □
➤ Heute keine Süßigkeiten □
➤ Nach dem Training kalt abduschen □

➤ Alternative Aufgabe: _ □

MOTIVATION

Tages-Joker: _ Nicht benötigt □

Was war gut heute? Was habe ich geschafft? _

_ _

Was will ich noch verbessern? _

_ _

Außergewöhnliche Ereignisse: _

_ _

Meine Stimmung heute: ☹ 😐 🙂 😃

TAG 11: ☐☐,☐☐.☐☐.☐☐☐☐ Regenerationstag!

Frühstück: 2 Scheiben Eiweiß-Brot (zum Rezept siehe Seite 218), **darauf:** 10 g Halbfettmargarine, 50 g Putenbrustfilet-Aufschnitt (mager), 2 Scheiben Edamer (ca. 35 g insgesamt), 1 kleine Tomate, 2 Salatblätter

🕐 5 Minuten   390 Kilokalorien, 30 g Eiweiß, 6 g Kohlenhydrate, 25 g Fett

Snack: Gurke-Brokkoli-Shake (siehe Seite 254)

🕐 5 Minuten   180 Kilokalorien, 14 g Eiweiß, 25 g Kohlenhydrate, 2 g Fett

Mittagessen: Rindfleisch-Spinat-Tomaten-Toast (siehe Seite 224)

🕐 20 Minuten   410 Kilokalorien, 37 g Eiweiß, 36 g Kohlenhydrate, 13 g Fett

Abendessen: Spargelsalat mit Schinken und Parmesan (siehe Seite 238)

🕐 30 Minuten   290 Kilokalorien, 22 g Eiweiß, 14 g Kohlenhydrate, 16 g Fett

Notfall-Snack (siehe Seite 23 und 28): _ Nicht benötigt ☐

Trinken für den Traumkörper: 🥛🥛🥛🥛🥛🥛🥛🥛🥛🥛🥛🥛🥛🥛🥛🥛

Vier Tagesaufgaben auf dem Weg zur Bestform:

➤ Über den Tag verteilt viermal vier Wiederholungen des umgekehrten Schulterdrückens (siehe Seite 192) ausführen ☐

➤ Den Schrittzähler (siehe Seite 56) nutzen und heute wenigstens 11 000 Schritte machen – das fördert auch die Regeneration ☐

➤ Nach jedem Bissen das Besteck ablegen und intensiv kauen ☐

➤ Beim Einkaufen auf den Einkaufswagen verzichten und alles tragen ☐

➤ Alternative Aufgabe: _ ☐

MOTIVATION

Sie haben einen Körper? Dann sind Sie ein Athlet!

Jeder Schritt zählt

Kaufen Sie sich einen Schrittzähler – oder nutzen Sie eine App fürs Smartphone. Studien zeigen: Wer einen Schrittzähler einsetzt, läuft etwa ein Viertel mehr – was für ein geniales Motivations-Tool! In den Tagesaufgaben in diesem 4x4-Fett-weg-Plan finden Sie immer mal wieder eine Zielvorgabe, wie viele Schritte Sie machen sollten. 10 000 Schritte am Tag sind schon nicht schlecht, 12 000 Schritte wirklich aktiv. Und so leicht sammeln Sie sie: Fünf Minuten zügig zum Bus gehen = 500 Schritte; in den vierten Stock die Treppen nehmen = ca. 120 Schritte; fünfmal am Tag im Büro zur Toilette gehen und fünfmal ein Glas Wasser holen (jeweils 20 Meter hin und zurück) = ca. 300 Schritte; eine halbe Stunde spazieren gehen = ca. 3000 Schritte.

Tages-Joker: _ Nicht benötigt ☐

Was war gut heute? Was habe ich geschafft? _

_ _

Was will ich noch verbessern? _

Außergewöhnliche Ereignisse: _

Meine Stimmung heute: ☹ 😐 🙂 😃

TAG 12: ☐☐,☐☐.☐☐.☐☐☐☐ Krafttag!

Frühstück: Hüttenkäse-Kraft-Müsli mit Früchten (siehe Seite 213)

🕐 15 Minuten 550 Kilokalorien, 25 g Eiweiß, 55 g Kohlenhydrate, 24 g Fett

Snack: Protein-Shake mit Apfel und Erdnussbutter (siehe Seite 254)

🕐 5 Minuten 290 Kilokalorien, 29 g Eiweiß, 24 g Kohlenhydrate, 8 g Fett

Mittagessen: Gebratene Garnelen auf Wildreis (siehe Seite 220)

🕐 20 Minuten 460 Kilokalorien, 41 g Eiweiß, 43 g Kohlenhydrate, 14 g Fett

Abendessen: Chili-Omelett (siehe Seite 242)

🕐 10 Minuten 280 Kilokalorien, 18 g Eiweiß, 9 g Kohlenhydrate, 18 g Fett

Notfall-Snack (siehe Seite 23 und 28): _ Nicht benötigt ☐

Trinken für den Traumkörper: 🥃🥃🥃🥃🥃🥃🥃🥃🥃🥃🥃🥃🥃🥃

ERNÄHRUNG

Das stärkende 4+1-Power-Programm mit Pausenreduktion (Seite 180 bis 185)

🕐 42 Minuten 50 Sekunden (inklusive Warm-up und Cool-down)

🔧 Stoppuhr/Timer, dazu ein hohes Geländer, ein Ast oder Ähnliches für Klimmzüge

Absolviert ☐

Besondere Vorkommnisse: _

KRAFTTRAINING

Vier Tagesaufgaben auf dem Weg zur Bestform:

➤ Über den Tag verteilt 40 Sumo-Kniebeugen (siehe Seite 201) ☐
➤ Mit dem Fahrrad zur Arbeit fahren ☐
➤ Vor der Arbeit schwimmen gehen (wenigstens 30 Minuten locker bewegen) ☐
➤ Mailfreier Tag: Zu jedem Kollegen im Haus gehen Sie heute persönlich, anstatt eine Mail zu schreiben ☐

➤ Alternative Aufgabe: _ ☐

LEBENSGESTALTUNG

MOTIVATION

Tages-Joker: _ Nicht benötigt ☐

Was war gut heute? Was habe ich geschafft? _

_ _

Was will ich noch verbessern? _

_ _

Außergewöhnliche Ereignisse: _

_ _

Meine Stimmung heute: ☹ 😐 🙂 😃

TAG 13: ☐☐,☐☐.☐☐.☐☐☐☐ Stress-weg-Tag!

ERNÄHRUNG

Frühstück: Quark-Tomaten-Brot
(siehe Seite 217)

🕐 5 Minuten — 350 Kilokalorien, 33 g Eiweiß, 37 g Kohlenhydrate, 6 g Fett

Snack: Körniger Frischkäse mit Avocado
(siehe Seite 249)

🕐 10 Minuten — 270 Kilokalorien, 14 g Eiweiß, 14 g Kohlenhydrate, 20 g Fett

Mittagessen: Bauernsalat mit Feta und Melone (siehe Seite 229)

🕐 20 Minuten — 400 Kilokalorien, 21 g Eiweiß, 31 g Kohlenhydrate, 19 g Fett

Abendessen: Wirsingpfanne mit Hähnchenbrust (siehe Seite 240)

🕐 25 Minuten — 350 Kilokalorien, 59 g Eiweiß, 11 g Kohlenhydrate, 8 g Fett

Notfall-Snack (siehe Seite 23 und 28): _ Nicht benötigt ☐

Trinken für den Traumkörper: 🥃🥃🥃🥃🥃🥃🥃🥃🥃🥃🥃🥃🥃🥃🥃🥃

AUSDAUERTRAINING

Der fettverbrennende Ausdauerklassiker (Seite 205)

🕐 55 Minuten (inklusive Warm-up und Cool-down)

🛠 Stoppuhr/Timer, Lauf-, Bike- oder Schwimm-Equipment

Absolviert ☐

Besondere Vorkommnisse: _

LEBENSGESTALTUNG

Vier Tagesaufgaben auf dem Weg zur Bestform:

➤ Direkt nach dem Aufwachen 25 Crunches (siehe Seite 194) im Bett ☐
➤ Mit Freunden zu einer Runde Beachvolleyball oder Basketball verabreden ☐
➤ **Entweder heute Abend oder morgen früh die Sojabohnen für den morgigen Abend einweichen!** ☐
➤ Heute mindestens zwei Liter Wasser trinken ☐

➤ Alternative Aufgabe: _ ☐

MOTIVATION

Tages-Joker: _ Nicht benötigt ☐

Was war gut heute? Was habe ich geschafft? _

_ _

Was will ich noch verbessern? _

_ _

Außergewöhnliche Ereignisse: _

_ _

Meine Stimmung heute: ☹   😐   🙂   😃

ERNÄHRUNG

Frühstück: Apfel-Quarkspeise mit Mandeln und Zimt (siehe Seite 214)

🕐 10 Minuten — 340 Kilokalorien, 29 g Eiweiß, 34 g Kohlenhydrate, 9 g Fett

Snack: Körniger Frischkäse mit Erdnüssen (siehe Seite 249)

🕐 5 Minuten — 240 Kilokalorien, 23 g Eiweiß, 6 g Kohlenhydrate, 14 g Fett

Mittagessen: Vegetarisches Chili mit Linsen (siehe Seite 232)

🕐 50 Minuten — 320 Kilokalorien, 19 g Eiweiß, 44 g Kohlenhydrate, 7 g Fett

Abendessen: Asiatischer Putenbrustsalat (siehe Seite 239)

🕐 50 Minuten (plus Einweichzeit für die Sojabohnen: 6 – 8 Stunden) — 290 Kilokalorien, 39 g Eiweiß, 11 g Kohlenhydrate, 10 g Fett

Notfall-Snack (siehe Seite 23 und 28): _ Nicht benötigt ☐

Trinken für den Traumkörper: 🥛🥛🥛🥛🥛🥛🥛🥛🥛🥛🥛🥛🥛🥛🥛

LEBENSGESTALTUNG

Vier Tagesaufgaben auf dem Weg zur Bestform:

➤ Vier Sätze à viermal seitlicher Unterarmstütz mit Rumpfrotationen (siehe Seite 198) für jede Seite über den Tag verteilt ☐

➤ Radtour mit der Familie (wenigstens 90 Minuten) ☐

➤ Den ganzen Tag keinen Knabberkram ☐

➤ Beim Fernsehen in jeder Werbepause: zehn Hampelmänner (siehe Seite 179) ☐

➤ Alternative Aufgabe: _ ☐

MOTIVATION

Selbstvertrauen ist wie ein Muskel: Es wächst mit jeder Trainingseinheit.

Pflegen Sie die Freundschaft mit sich selbst

Versuchen Sie, von nun an mit sich selbst wie mit einem guten Freund zu „reden". Geben Sie sich innerlich immer wieder Zuspruch, wie Sie es bei einem Kumpel machen würden, der verzweifelt ist: nur Mut! Du schaffst das schon! Du hast schon ganz andere Dinge gemeistert! Wenn Sie das zu einem Freund sagen, zweifeln Sie ja auch nicht daran, oder?

Tages-Joker: _ Nicht benötigt ☐

Was war gut heute? Was habe ich geschafft? _

_ _

Was will ich noch verbessern? _

_ _

Außergewöhnliche Ereignisse: _

_ _

Meine Stimmung heute: ☹   😐   🙂   😃

Fazit Woche 2

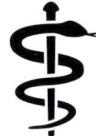

KÖRPER-CHECK
Bauchumfang:
(zur Messung siehe Seite 178): _ _ _ _ _ _ _ _ Zentimeter

+/- _ _ _ _ _ _ _ _ Zentimeter im Vergleich zum ersten Tag

Körpergewicht:

_ _ _ _ _ _ _ _ Kilo

+/- _ _ _ _ _ _ _ _ Kilo im Vergleich zum ersten Tag

Wie viele Minuten waren Sie in der letzten Woche in etwa in Bewegung?

ca. _ _ _ _ _ _ _ _ _ _ Minuten im Alltag | ca. _ _ _ _ _ _ _ _ _ _ Minuten beim Training

LEBENSGESTALTUNG

Vier Wochenaufgaben auf dem Weg zur Bestform

Diese ein bis vier Dinge will ich in der kommenden Woche umsetzen:

➤ - ☐

➤ - ☐

➤ - ☐

➤ - ☐

MOTIVATION

Was habe ich in der letzten Woche geschafft? _

_ _

Was kann ich in der kommenden Woche noch verbessern? _ _ _ _ _ _ _ _ _ _ _ _ _ _ _ _ _ _ _

_ _

Besondere Vorkommnisse: _

_ _

Meine Stimmung in dieser Woche: ☹ 😐 🙂 😀

Wochen-Joker für die kommende Woche:

_ Nicht benötigt ☐

ERSTE HILFE IM RESTAURANT, TEIL 2: BEIM MEXIKANER

Gewichts- statt Gesichtsverlust beim Ausgehen: Mit diesen vier figurschonenden Gerichten überstehen Sie den Besuch beim Mexikaner (von den Hauptspeisen selbstverständlich nur eine auswählen!).

- Garnelen-Cocktail (ohne Mayonnaise!)
- Asada (Steak, mit Gemüse und Reis)
- Pollo (Hähnchenfleisch ohne Haut gegrillt oder gebraten)
- Gegrilltes Gemüse

TAG 15: ☐☐,☐☐.☐☐.☐☐☐☐ Power-Tag!

ERNÄHRUNG

Frühstück: 2 Scheiben Eiweiß-Brot (zum Rezept siehe Seite 218), darauf: 20 g Erdnussbutter, 1 Topf körniger Frischkäse (200 g)

🕐 5 Minuten · 460 Kilokalorien, 42 g Eiweiß, 10 g Kohlenhydrate, 27 g Fett

Snack: Möhren mit Tomaten-Feta-Dip (siehe Seite 253)

🕐 10 Minuten · 250 Kilokalorien, 11 g Eiweiß, 19 g Kohlenhydrate, 14 g Fett

Mittagessen: Chicken-Curry mit Couscous (siehe Seite 227)

🕐 30 Minuten · 440 Kilokalorien, 43 g Eiweiß, 47 g Kohlenhydrate, 8 g Fett

Abendessen: Steak-Geschnetzeltes im Rucola-Bett (siehe Seite 237)

🕐 25 Minuten · 340 Kilokalorien, 44 g Eiweiß, 8 g Kohlenhydrate, 14 g Fett

Notfall-Snack (siehe Seite 23 und 28): _ Nicht benötigt ☐

Trinken für den Traumkörper: 🥛🥛🥛🥛🥛🥛🥛🥛🥛🥛🥛🥛🥛🥛🥛🥛

KRAFTTRAINING

Das stärkende 4+1-Power-Programm mit Pausenreduktion (Seite 180 bis 185)

🕐 39 Minuten 20 Sekunden (inklusive Warm-up & Cool-down)

🛠 Stoppuhr/Timer, dazu ein hohes Geländer, ein Ast oder Ähnliches für Klimmzüge

Absolviert ☐

Besondere Vorkommnisse: _

LEBENSGESTALTUNG

Vier Tagesaufgaben auf dem Weg zur Bestform:

➤ Direkt nach dem Aufstehen 20 Dips (siehe Seite 204) an der Bettkante ☐
➤ Zum Bus oder zur Bahn zu Fuß laufen ☐
➤ Auf der Arbeit stündlich einen Wecker stellen – wenn es klingelt, machen Sie fünf Minuten Pause und gehen locker hin und her ☐
➤ Heute ganz auf Zucker verzichten ☐

➤ Alternative Aufgabe: _ ☐

MOTIVATION

Tages-Joker: _ Nicht benötigt ☐

Was war gut heute? Was habe ich geschafft? _ _ _ _ _ _ _ _ _ _ _ _ _ _ _ _ _ _ _

_ _

Was will ich noch verbessern? _

_ _

Außergewöhnliche Ereignisse: _

_ _

Meine Stimmung heute: ☹ 😐 🙂 😃

TAG 16: ☐☐,☐☐.☐☐.☐☐☐☐ Gesundheitstag!

** E R N Ä H R U N G**

Frühstück: Rührei mit Räucherlachs
(siehe Seite 211)

🕙 10 Minuten   360 Kilokalorien, 26 g Eiweiß, 17 g Kohlenhydrate, 21 g Fett

Snack: Quark-Kaviar-Dip mit Rohkost
(siehe Seite 253)

🕙 10 Minuten   170 Kilokalorien, 21 g Eiweiß, 13 g Kohlenhydrate, 3 g Fett

Mittagessen: Ratatouille
(siehe Seite 231)

🕙 30 Minuten   310 Kilokalorien, 17 g Eiweiß, 29 g Kohlenhydrate, 13 g Fett

Abendessen: Seelachs mit Koriander und Knoblauchbutter (siehe Seite 235)

🕙 20 Minuten   330 Kilokalorien, 39 g Eiweiß, 0 g Kohlenhydrate, 18 g Fett

Notfall-Snack (siehe Seite 23 und 28): _ Nicht benötigt ☐

Trinken für den Traumkörper: 🥛🥛🥛🥛🥛🥛🥛🥛🥛🥛🥛🥛🥛🥛

POWER-LEBENSMITTEL DER WOCHE 3: SEELACHS

Seelachs gehört zu den Magerfischen. Deren Fettgehalt liegt bei höchstens zwei Prozent – die meisten Arten (neben Seelachs sind das zum Beispiel Kabeljau, Heilbutt, Steinbutt, Scholle, siehe auch Seite 30) kommen noch nicht einmal auf ein Prozent Fett. Und für alle Sorten gilt: Der Rest der Kalorien entspringt hochwertigem und gut verdaulichem Eiweiß.

LEBENSGESTALTUNG

Vier Tagesaufgaben auf dem Weg zur Bestform:

➤ Vor dem Schlafengehen 20-mal Rumpfstrecken (siehe Seite 203)   ☐

➤ Nehmen Sie eine Stunde bei einem Personal Trainer – der gibt Ihnen individuelles Feedback und zusätzliche Tipps zum Abnehmen   ☐

➤ Im Supermarkt drei fettarme Aufschnittsorten (unter fünf Prozent Fett) raussuchen   ☐

➤ Abends zum Badminton, Squash, Tennis oder zu einer Ihrer Sportarten verabreden   ☐

➤ Alternative Aufgabe: _ ☐

MOTIVATION

Wann werden Sie bereuen, morgen nicht zu trainieren? Spätestens übermorgen. Wann werden Sie Ihr morgiges Training bereuen? Niemals!

Tages-Joker: _ Nicht benötigt ☐

Was war gut heute? Was habe ich geschafft? _

_ _

Was will ich noch verbessern? _

_ _

Außergewöhnliche Ereignisse: _

_ _

Meine Stimmung heute: ☹   😐   🙂   😀

TAG 17: ☐☐,☐☐.☐☐.☐☐☐☐ Ausdauertag!

ERNÄHRUNG

Frühstück: Toast mit Ricotta und Granatapfel (siehe Seite 216)

🕐 15 Minuten — 360 Kilokalorien, 19 g Eiweiß, 53 g Kohlenhydrate, 7 g Fett

Snack: Chili-Thunfisch-Salat (siehe Seite 251)

🕐 10 Minuten — 270 Kilokalorien, 41 g Eiweiß, 10 g Kohlenhydrate, 8 g Fett

Mittagessen: Hähnchenbrust aus dem Ofen mit Pilzen (siehe Seite 228)

🕐 30 Minuten — 380 Kilokalorien, 41 g Eiweiß, 37 g Kohlenhydrate, 7 g Fett

Abendessen: Salat mit gerösteten Pinienkernen (siehe Seite 246)

🕐 5 Minuten — 380 Kilokalorien, 18 g Eiweiß, 20 g Kohlenhydrate, 24 g Fett

Notfall-Snack (siehe Seite 23 und 28): _____ Nicht benötigt ☐

Trinken für den Traumkörper: 🥛🥛🥛🥛🥛🥛🥛🥛🥛🥛🥛🥛🥛🥛

AUSDAUERTRAINING

Der fettverbrennende Ausdauerklassiker (Seite 205)

🕐 55 Minuten (inklusive Warm-up und Cool-down)

🔧 Stoppuhr/Timer, Lauf-, Bike- oder Schwimm-Equipment

Absolviert ☐

Besondere Vorkommnisse: _____

LEBENSGESTALTUNG

Vier Tagesaufgaben auf dem Weg zur Bestform:

➤ 40-mal Delfin-Schwimmen (siehe Seite 199) über den Tag verteilt ☐
➤ Die längste Treppe, die Ihnen heute begegnet, viermal rauf- und runtergehen ☐
➤ Beine, Gesäß, Bauch, Brust, oberen Rücken und schließlich Arme samt Schultern nacheinander für je vier Sekunden anspannen, dazwischen immer zehn Sekunden Pause ☐
➤ **Den Handkäse für den morgigen Snack einlegen!** ☐
➤ Alternative Aufgabe: _____ ☐

MOTIVATION

Tages-Joker: _____ Nicht benötigt ☐

Was war gut heute? Was habe ich geschafft? _____

_____

Was will ich noch verbessern? _____

_____

Außergewöhnliche Ereignisse: _____

_____

Meine Stimmung heute: ☹ 😐 🙂 😃

63

TAG 18: ☐☐,☐☐.☐☐.☐☐☐ Regenerationstag!

Frühstück: Strammer Max auf Vollkornbrot
(siehe Seite 212)

🕙 10 Minuten   350 Kilokalorien, 26 g Eiweiß,
30 g Kohlenhydrate, 13 g Fett

Snack: Handkäse mit Musik
(siehe Seite 250)

🕙 10 Minuten (plus Marinierzeit: über Nacht,
mindestens aber 4 Stunden)
200 Kilokalorien, 32 g Eiweiß,
2 g Kohlenhydrate, 6 g Fett

Mittagessen: Koteletts vom Lamm in
Joghurt-Zitronen-Soße (siehe Seite 224)

🕙 15 Minuten   460 Kilokalorien, 36 g Eiweiß,
8 g Kohlenhydrate, 31 g Fett

Abendessen: Thailändischer Garnelen-
Avocado-Salat (siehe Seite 233)

🕙 15 Minuten   370 Kilokalorien, 28 g Eiweiß,
10 g Kohlenhydrate, 24 g Fett

Notfall-Snack (siehe Seite 23 und 28): _ Nicht benötigt ☐

Trinken für den Traumkörper: 🥛🥛🥛🥛🥛🥛🥛🥛🥛🥛🥛🥛🥛🥛🥛

Vier Tagesaufgaben auf dem Weg zur Bestform:

➤ Fünf Minuten Seilspringen (siehe Seite 178 und 179) über den Tag verteilt ☐
➤ Den Schrittzähler (siehe Seite 56) nutzen und heute wenigstens 11 500 Schritte machen ☐
➤ Abwechselnd fünfmal 30 Sekunden lang warm und kalt duschen, mit kalt aufhören ☐
➤ Den ganzen Tag keine Süßigkeiten ☐

➤ Alternative Aufgabe: _ ☐

MOTIVATION

Treten Sie dem Schweinehund auf die Füße

Was hat Sie bislang daran gehindert, sich regelmäßig zu bewegen? Finden Sie wenigstens vier Gründe heraus und halten Sie diese schriftlich fest. Dann entwickeln Sie für jeden dieser Gründe wenigstens eine Gegenstrategie. Beispiel: Sie können sich nicht mehr aufraffen, wenn Sie nach der Arbeit erst einmal zu Hause angekommen sind? Gegenstrategie: Trainieren Sie direkt nach der Arbeit – oder aber davor beziehungsweise in der Mittagspause.

Tages-Joker: _ Nicht benötigt ☐

Was war gut heute? Was habe ich geschafft? _

_ _

Was will ich noch verbessern? _

_ _

Außergewöhnliche Ereignisse: _

_ _

Meine Stimmung heute: ☹   😐   🙂   😄

TAG 19: ☐☐,☐☐.☐☐.☐☐☐☐ Krafttag!

ERNÄHRUNG

Frühstück: 2 Scheiben Schwarzbrot (je ca. 55 g), darauf: 20 g Halbfettmargarine, 2 Scheiben gekochter Schinken (mager, ca. 50 g), 1 Rolle Harzer Käse (50 g), 2 kleine Tomaten, 4 Salatblätter

🕐 5 Minuten   450 Kilokalorien, 31 g Eiweiß, 46 g Kohlenhydrate, 12 g Fett

Snack: Früchte-Quarkspeise (siehe Seite 252)

🕐 10 Minuten   280 Kilokalorien, 18 g Eiweiß, 29 g Kohlenhydrate, 9 g Fett

Mittagessen: Gegrillter Thunfisch am Spieß (siehe Seite 220)

🕐 35 Minuten   520 Kilokalorien, 31 g Eiweiß, 3 g Kohlenhydrate, 43 g Fett

Abendessen: Gebackener Kürbis mit Kräuterquark (siehe Seite 243)

🕐 50 Minuten   340 Kilokalorien, 31 g Eiweiß, 25 g Kohlenhydrate, 11 g Fett

Notfall-Snack (siehe Seite 23 und 28): _ Nicht benötigt ☐

Trinken für den Traumkörper: 🥤🥤🥤🥤🥤🥤🥤🥤🥤🥤🥤🥤🥤🥤🥤🥤

KRAFTTRAINING

Das stärkende 4+1-Power-Programm mit Pausenreduktion (Seite 180 bis 185)

🕐 39 Minuten 20 Sekunden (inklusive Warm-up und Cool-down)

🛠 Stoppuhr/Timer, dazu ein hohes Geländer, ein Ast oder Ähnliches für Klimmzüge

Absolviert ☐

Besondere Vorkommnisse: _

LEBENSGESTALTUNG

Vier Tagesaufgaben auf dem Weg zur Bestform:

➤ Direkt nach dem Aufstehen drei Minuten auf der Stelle laufen (siehe Seite 179) ☐

➤ Heute auf dem Weg zur Arbeit in Bus, Bahn oder Auto die ganze Zeit über immer wieder das Gesäß anspannen ☐

➤ In der Mittagspause spazieren gehen (wenigstens 20 Minuten) ☐

➤ Heute ohne Ausnahme an die vier Mahlzeiten halten und absolut nichts zwischendurch snacken ☐

➤ Alternative Aufgabe: _ ☐

MOTIVATION

Tages-Joker: _ Nicht benötigt ☐

Was war gut heute? Was habe ich geschafft? _

_ _

Was will ich noch verbessern? _

_ _

Außergewöhnliche Ereignisse: _

_ _

Meine Stimmung heute: ☹ 😐 🙂 😄

TAG 20: ☐☐,☐☐.☐☐.☐☐☐☐ Stress-weg-Tag!

ERNÄHRUNG

Frühstück: Roastbeef-Sandwich
(siehe Seite 212)

🕐 10 Minuten   420 Kilokalorien, 41 g Eiweiß, 44 g Kohlenhydrate, 8 g Fett

Snack: Erdbeer-Joghurt-Shake
(siehe Seite 254)

🕐 5 Minuten   200 Kilokalorien, 14 g Eiweiß, 19 g Kohlenhydrate, 7 g Fett

Mittagessen: Indischer Gemüsetopf mit Putenfleisch (siehe Seite 226)

🕐 45 Minuten   450 Kilokalorien, 45 g Eiweiß, 47 g Kohlenhydrate, 8 g Fett

Abendessen: Schinkenschnitten mit scharfem körnigem Frischkäse
(siehe Seite 235)

🕐 10 Minuten   330 Kilokalorien, 22 g Eiweiß, 28 g Kohlenhydrate, 15 g Fett

Notfall-Snack (siehe Seite 23 und 28): _ Nicht benötigt ☐

Trinken für den Traumkörper: 🥛🥛🥛🥛🥛🥛🥛🥛🥛🥛🥛🥛🥛🥛

AUSDAUERTRAINING

Der fettverbrennende Ausdauerklassiker (Seite 205)

🕐 55 Minuten (inklusive Warm-up und Cool-down)

🛠 Stoppuhr/Timer, Lauf-, Bike- oder Schwimm-Equipment

Absolviert ☐

Besondere Vorkommnisse: _

LEBENSGESTALTUNG

Vier Tagesaufgaben auf dem Weg zur Bestform:

➤ Vor dem Zubettgehen zwei Minuten Vierfüßlergang (siehe Seite 179)   ☐
➤ Machen Sie einen Kletter- oder Boulder-Schnupperkurs (und gehen Sie in Zukunft wiederholt hin oder machen Sie einen Schein)   ☐
➤ Heute mindestens zwei Liter Wasser trinken   ☐
➤ Geschirr und Besteck heute mit der Hand abwaschen und abtrocknen   ☐

➤ Alternative Aufgabe: _ ☐

MOTIVATION

Tages-Joker: _ Nicht benötigt ☐

Was war gut heute? Was habe ich geschafft? _

_ _

Was will ich noch verbessern? _

_ _

Außergewöhnliche Ereignisse: _

_ _

Meine Stimmung heute: ☹ 😐 🙂 😃

TAG 21: ☐☐,☐☐.☐☐.☐☐☐☐ Analyse-Tag!

Frühstück: Knäckebrot mit Avocado und Gurkendip (siehe Seite 213)

🕐 5 Minuten — 380 Kilokalorien, 18 g Eiweiß, 36 g Kohlenhydrate, 17 g Fett

Snack: Rohkost-Snack mit körnigem Frischkäse (siehe Seite 253)

🕐 5 Minuten — 200 Kilokalorien, 21 g Eiweiß, 11 g Kohlenhydrate, 7 g Fett

Mittagessen: Geschmorte Dorade in scharfem Tomatensud (siehe Seite 221)

🕐 30 Minuten — 480 Kilokalorien, 40 g Eiweiß, 4 g Kohlenhydrate, 34 g Fett

Abendessen: Flusskrebsschwanz-Salat mit Walnuss-Honig-Dressing (siehe Seite 234)

🕐 15 Minuten — 330 Kilokalorien, 20 g Eiweiß, 14 g Kohlenhydrate, 22 g Fett

Notfall-Snack (siehe Seite 23 und 28): _ Nicht benötigt ☐

Trinken für den Traumkörper: 🥛🥛🥛🥛🥛🥛🥛🥛🥛🥛🥛🥛🥛🥛🥛🥛

Vier Tagesaufgaben auf dem Weg zur Bestform:

➤ Vor dem Zubettgehen 16 Liegestütz-Wechselsprünge (siehe Seite 189) ☐

➤ Mit einem Freund zum Badminton, Squash, Tennis oder zu einer Ihrer Sportarten verabreden ☐

➤ Das Auto mit der Hand polieren ☐

➤ **Den Grünkohl für morgen Abend einlegen!** ☐

➤ Alternative Aufgabe: _ ☐

MOTIVATION

> Jede weite Reise beginnt mit einem ersten Schritt.

Der Blick in die Zukunft motiviert

Nehmen Sie sich eine Viertelstunde Zeit und stellen Sie sich in möglichst detaillierten Bildern vor, was Sie vom Abnehmen haben: Sie kaufen Ihre Hosen beim Herrenausstatter zwei Nummern kleiner (und sind stolz, wenn Sie darin aus der Umkleide nach draußen vor den Spiegel treten). Sie lassen sich ohne Scham oberkörperfrei im Schwimmbad sehen etc. Wiederholen Sie diese „Übung" möglichst oft – auch fünf Minuten zwischendurch reichen schon.

Tages-Joker: _ Nicht benötigt ☐

Was war gut heute? Was habe ich geschafft? _

_ _

Was will ich noch verbessern? _

_ _

Außergewöhnliche Ereignisse: _

_ _

Meine Stimmung heute: ☹ 😐 🙂 😃

Fazit Woche 3

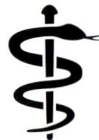

KÖRPER-CHECK

Bauchumfang:
(zur Messung siehe Seite 178): _ _ _ _ _ _ _ _ Zentimeter

+/- _ _ _ _ _ _ _ _ Zentimeter im Vergleich zum ersten Tag

Körpergewicht:

_ _ _ _ _ _ _ _ Kilo

+/- _ _ _ _ _ _ _ _ Kilo im Vergleich zum ersten Tag

LEBENSGESTALTUNG

Wie viele Minuten waren Sie in der letzten Woche in etwa in Bewegung?

ca. _ _ _ _ _ _ _ _ _ _ _ Minuten im Alltag | ca. _ _ _ _ _ _ _ _ _ _ Minuten beim Training

Vier Wochenaufgaben auf dem Weg zur Bestform

Diese ein bis vier Dinge will ich in der kommenden Woche umsetzen:

➤ - ☐

➤ - ☐

➤ - ☐

➤ - ☐

MOTIVATION

Was habe ich in der letzten Woche geschafft? _

_ _

Was kann ich in der kommenden Woche noch verbessern? _ _ _ _ _ _ _ _ _ _ _ _ _ _ _ _ _

_ _

Besondere Vorkommnisse: _

_ _

Meine Stimmung in dieser Woche: ☹ 😐 🙂 😄

Wochen-Joker für die kommende Woche:

_ Nicht benötigt ☐

ERSTE HILFE IM RESTAURANT, TEIL 3: BEIM GRIECHEN

Gewichts- statt Gesichtsverlust beim Ausgehen: Mit diesen vier figurschonenden Gerichten überstehen Sie den Besuch beim Griechen (von den Hauptspeisen selbstverständlich nur eine auswählen!).

- Gegrilltes Gemüse mit Zaziki
- Souvlaki mit Feta und Reis
- Rinderleber mit Salat und Reis
- Gegrillte Calamares

TAG 22: ☐☐,☐☐.☐☐.☐☐☐☐ Power-Tag!

ERNÄHRUNG

Frühstück: Apfel-Quarkspeise mit Mandeln und Zimt (siehe Seite 214)

🕐 10 Minuten — 340 Kilokalorien, 29 g Eiweiß, 34 g Kohlenhydrate, 9 g Fett

Snack: Harzer Käse mit Schinkenmantel (siehe Seite 250)

🕐 10 Minuten — 280 Kilokalorien, 41 g Eiweiß, 12 g Kohlenhydrate, 7 g Fett

Mittagessen: Gratinierter Ziegenkäse auf Feldsalat (siehe Seite 230)

🕐 15 Minuten — 460 Kilokalorien, 21 g Eiweiß, 18 g Kohlenhydrate, 34 g Fett

Abendessen: Marinierter Grünkohl-Salat mit Granatapfel, Pinienkernen und Parmesan (siehe Seite 244)

🕐 10 Minuten (plus Marinierzeit: den Grünkohl über Nacht ziehen lassen)
340 g Kilokalorien, 18 g Eiweiß, 18 g Kohlenhydrate, 22 g Fett

Notfall-Snack (siehe Seite 23 und 28): _ _ _ _ _ _ _ _ _ _ _ _ _ _ _ _ _ _ _ Nicht benötigt ☐

Trinken für den Traumkörper: 🥛🥛🥛🥛🥛🥛🥛🥛🥛🥛🥛🥛🥛🥛

KRAFTTRAINING

Das stärkende 4+1-Power-Programm mit Pausenreduktion (Seite 180 bis 185)

🕐 37 Minuten 20 Sekunden (inklusive Warm-up & Cool-down)

🛠 Stoppuhr/Timer, dazu ein hohes Geländer, ein Ast oder Ähnliches für Klimmzüge

Absolviert ☐

Besondere Vorkommnisse: _

LEBENSGESTALTUNG

Vier Tagesaufgaben auf dem Weg zur Bestform:

➤ Viermal eine Minute Hampelmann (siehe Seite 179) über den Tag verteilt ☐
➤ Heute ganz auf Fruchtsäfte verzichten ☐
➤ Bei jedem Telefonat heute gehen Sie langsam im Kreis ☐
➤ Beim Fernsehen in jeder Werbepause: acht Liegestütze (siehe Seite 182) ☐

➤ Alternative Aufgabe: _ ☐

MOTIVATION

Tages-Joker: _ Nicht benötigt ☐

Was war gut heute? Was habe ich geschafft? _

_ _

Was will ich noch verbessern? _

_ _

Außergewöhnliche Ereignisse: _

_ _

Meine Stimmung heute: ☹ 😐 🙂 😃

TAG 23: ☐☐,☐☐.☐☐.☐☐☐☐ Gesundheitstag!

ERNÄHRUNG

Frühstück: 2 Scheiben Eiweiß-Brot (zum Rezept siehe Seite 218), **darauf:** 20 g Erdnussbutter, 4 Scheiben roher Schinken (mager, ca. 50 g), 1 kleine Tomate, 2 Salatblätter; dazu: 1 Glas Buttermilch (250 ml)

🕐 5 Minuten   450 Kilokalorien, 37 g Eiweiß, 20 g Kohlenhydrate, 22 g Fett

Snack: Magerquark mit Krabben, Radieschen und Gurke (siehe Seite 252)

🕐 10 Minuten   190 Kilokalorien, 27 g Eiweiß, 6 g Kohlenhydrate, 6 g Fett

Mittagessen: Bauernsalat mit Feta und Melone (siehe Seite 229)

🕐 20 Minuten   400 Kilokalorien, 21 g Eiweiß, 31 g Kohlenhydrate, 19 g Fett

Abendessen: Zucchini-Suppe mit Dill (siehe Seite 248)

🕐 10 Minuten   310 Kilokalorien, 18 g Eiweiß, 20 g Kohlenhydrate, 17 g Fett

Notfall-Snack (siehe Seite 23 und 28): _   Nicht benötigt ☐

Trinken für den Traumkörper: 🥛🥛🥛🥛🥛🥛🥛🥛🥛🥛🥛🥛🥛🥛

POWER-LEBENSMITTEL DER WOCHE 4: MAGERQUARK

Auch Magerquark hat kaum Kohlenhydrate oder Fette. Dafür liefert die Magerstufe von Quark 13 Gramm wertvolle Proteine auf 100 Gramm. Das Ganze bei gerade einmal rund 70 Kilokalorien. Magerquark eignet sich hervorragend für die Zubereitung von herzhaften Dips und Kräuterquark oder für süße Varianten wie Früchtequark. Die 20- und 40-Prozent-Varianten sollten Abnehmkandidaten meiden oder stark reduzieren.

LEBENSGESTALTUNG

Vier Tagesaufgaben auf dem Weg zur Bestform:

➤ Direkt nach dem Aufstehen 20 Liegestütz-Wechselsprünge (siehe Seite 189) ☐
➤ In der Mittagspause eine Runde auf dem Mountainbike drehen (60 Minuten) ☐
➤ Den ganzen Tag keine Süßigkeiten und keinen Knabberkram ☐
➤ Abends mit der Familie inlineskaten oder Schlittschuh laufen ☐

➤ Alternative Aufgabe: _ ☐

MOTIVATION

Auch im Alphabet kommt „Anstrengung" vor „Erfolg".

Tages-Joker: _   Nicht benötigt ☐

Was war gut heute? Was habe ich geschafft? _ _ _ _ _ _ _ _ _ _ _ _ _ _ _ _ _ _ _

_ _

Was will ich noch verbessern? _

_ _

Außergewöhnliche Ereignisse: _

_ _

Meine Stimmung heute: ☹   😐   🙂   😃

TAG 24: ⬜⬜,⬜⬜.⬜⬜.⬜⬜⬜ Ausdauertag!

E R N Ä H R U N G

Frühstück: Warmes Haferflocken-Beeren-Nuss-Müsli (siehe Seite 216)

🕐 10 Minuten — 500 Kilokalorien, 16 g Eiweiß, 36 g Kohlenhydrate, 31 g Fett

Snack: Thunfischcreme mit Kapern und Fenchel (siehe Seite 251)

🕐 10 Minuten — 270 Kilokalorien, 48 g Eiweiß, 10 g Kohlenhydrate, 3 g Fett

Mittagessen: Exotisches Auberginen-Bauernfrühstück mit Koriander (siehe Seite 229)

🕐 15 Minuten — 410 Kilokalorien, 20 g Eiweiß, 33 g Kohlenhydrate, 22 g Fett

Abendessen: Tortilla-Wrap mit Pute (siehe Seite 241)

🕐 10 Minuten — 240 Kilokalorien, 18 g Eiweiß, 24 g Kohlenhydrate, 7 g Fett

Notfall-Snack (siehe Seite 23 und 28): _ Nicht benötigt ⬜

Trinken für den Traumkörper: 🥛🥛🥛🥛🥛🥛🥛🥛🥛🥛🥛🥛🥛🥛

AUSDAUERTRAINING

Der fettverbrennende Ausdauerklassiker (Seite 205)

🕐 55 Minuten (inklusive Warm-up und Cool-down)

🔧 Stoppuhr/Timer, Lauf-, Bike- oder Schwimm-Equipment

Absolviert ⬜

Besondere Vorkommnisse: _

LEBENSGESTALTUNG

Vier Tagesaufgaben auf dem Weg zur Bestform:

➤ Viermal fünf Wiederholungen umgekehrtes Schulterdrücken (siehe Seite 192) über den Tag verteilt ⬜

➤ Auf der Arbeit stündlich einen Wecker stellen – wenn es klingelt, machen Sie Pause: Fünf Minuten an die frische Luft gehen und in Bewegung bleiben ⬜

➤ Eine Stunde lang aufräumen und Staub wischen (verbrennt Kalorien und freut Frau, Freund oder Freundin) ⬜

➤ **Das Hähnchenfleisch für morgen Mittag marinieren!** ⬜

➤ Alternative Aufgabe: _ ⬜

MOTIVATION

Tages-Joker: _ Nicht benötigt ⬜

Was war gut heute? Was habe ich geschafft? _

_ _

Was will ich noch verbessern? _

_ _

Außergewöhnliche Ereignisse: _

_ _

Meine Stimmung heute: ☹ 😐 🙂 😃

TAG 25: ☐☐,☐☐.☐☐.☐☐☐☐ Regenerationstag!

ERNÄHRUNG

Frühstück: Toast mit Ricotta und Granat-apfel (siehe Seite 216)

🕐 15 Minuten — 360 Kilokalorien, 19 g Eiweiß, 53 g Kohlenhydrate, 7 Fett

Snack: Harzer Käse an Radieschen-Chicorée-Salat (siehe Seite 250)

🕐 10 Minuten (plus Marinierzeit: 10 Minuten) — 220 Kilokalorien, 25 g Eiweiß, 5 g Kohlenhydrate, 11 g Fett

Mittagessen: Scharfer Hähnchen-Burger mit Ananas (siehe Seite 225)

🕐 10 Minuten — (plus Marinierzeit: 12 Stunden) 440 Kilokalorien, 48 g Eiweiß, 37 g Kohlenhydrate, 11 g Fett

Abendessen: Feldsalat mit Feta und Honig-Senf-Dressing (siehe Seite 245)

🕐 15 Minuten — 360 Kilokalorien, 16 g Eiweiß, 8 g Kohlenhydrate, 29 g Fett

Notfall-Snack (siehe Seite 23 und 28): _ Nicht benötigt ☐

Trinken für den Traumkörper: 🥛🥛🥛🥛🥛🥛🥛🥛🥛🥛🥛🥛🥛🥛

LEBENSGESTALTUNG

Vier Tagesaufgaben auf dem Weg zur Bestform:

➤ Vor der Arbeit Schwimmen gehen (wenigstens 30 Minuten locker bewegen) ☐

➤ Über den Tag verteilt zehn Minuten lockeres Seilspringen (siehe Seite 178 und 179) ☐

➤ Mailfreier Tag: Zu jedem Kollegen im Haus gehen Sie heute persönlich, anstatt eine Mail zu schreiben ☐

➤ Alle Muskelgruppen des Körpers (siehe Tag 17, Seite 63) nacheinander für jeweils vier Sekunden vollständig anspannen, dazwischen immer zehn Sekunden Pause; vier Durchgänge absolvieren ☐

➤ Alternative Aufgabe: _ ☐

MOTIVATION

Sie müssen nicht besser sein als andere. Nur besser als Sie selbst in faulen Zeiten.

Werden Sie jetzt gleich noch aktiv

Was haben Sie heute schon getan, um Ihrem Ziel ein Stück näher zu kommen? Halten Sie wenigstens vier Dinge fest. Und wenn Sie noch nicht auf vier Dinge kommen, dann überlegen Sie sich, was Sie heute noch tun können. Und wenn es nur bedeutet, ein Stück Schokolade weniger als gewohnt zu vernaschen.

Tages-Joker: _ Nicht benötigt ☐

Was war gut heute? Was habe ich geschafft? _

_ _

Was will ich noch verbessern? _

_ _

Außergewöhnliche Ereignisse: _

_ _

Meine Stimmung heute: ☹ 😐 🙂 😃

TAG 26: ☐☐,☐☐.☐☐.☐☐☐☐ Krafttag!

ERNÄHRUNG

Frühstück: Magerquark mit Honig und Nüssen (siehe Seite 217)

🕐 5 Minuten — 450 Kilokalorien, 39 g Eiweiß, 25 g Kohlenhydrate, 22 g Fett

Snack: Frischkäse-Schnittlauch-Dip (siehe Seite 249)

🕐 5 Minuten — 230 Kilokalorien, 27 g Eiweiß, 9 g Kohlenhydrate, 9 g Fett

Mittagessen: Hähnchenbrust mit Zitrus-Thymian-Soße (siehe Seite 225)

🕐 20 Minuten — 490 Kilokalorien, 50 g Eiweiß, 21 g Kohlenhydrate, 22 g Fett

Abendessen: Flusskrebsschwanz-Salat mit Walnuss-Honig-Dressing (siehe Seite 234)

🕐 15 Minuten — 330 Kilokalorien, 20 g Eiweiß, 14 g Kohlenhydrate, 22 g Fett

Notfall-Snack (siehe Seite 23 und 28): _ Nicht benötigt ☐

Trinken für den Traumkörper: 🥤🥤🥤🥤🥤🥤🥤🥤🥤🥤🥤🥤🥤🥤

KRAFTTRAINING

Das stärkende 4+1-Power-Programm mit Pausenreduktion (Seite 180 bis 185)

🕐 37 Minuten 20 Sekunden (inklusive Warm-up und Cool-down)

🛠 Stoppuhr/Timer, dazu ein hohes Geländer, ein Ast oder Ähnliches für Klimmzüge

Absolviert ☐

Besondere Vorkommnisse: _

LEBENSGESTALTUNG

Vier Tagesaufgaben auf dem Weg zur Bestform:

➤ Heute (und in Zukunft!) bei jeder Gelegenheit die Treppen nehmen und Fahrstuhl oder Rolltreppe links liegen lassen (bis auf genannte Ausnahmen, zum Beispiel Tag 47 auf Seite 97) ☐

➤ Heute jeden Bissen 15-mal kauen – und versuchen, dieses gemächliche Essen nach und nach in den Alltag zu integrieren ☐

➤ Vor dem Einschlafen: viermal vier Burpees (siehe Seite 187) mit jeweils zehn Sekunden Pause dazwischen ☐

➤ Dafür sorgen, dass Sie diese Nacht ausreichend Schlaf finden – wenigstens acht, besser neun Stunden ☐

➤ Alternative Aufgabe: _ ☐

MOTIVATION

Tages-Joker: _ Nicht benötigt ☐

Was war gut heute? Was habe ich geschafft? _

_ _

Was will ich noch verbessern? _

_ _

Außergewöhnliche Ereignisse: _

_ _

Meine Stimmung heute: ☹ 😐 🙂 😀

TAG 27: ☐☐,☐☐.☐☐.☐☐☐☐ Stress-weg-Tag!

ERNÄHRUNG

Frühstück: 1 Scheibe Schwarzbrot (ca. 55 g), darauf: 20 g Erdnussbutter, ½ Topf körniger Frischkäse (100 g); dazu: 1 Glas Buttermilch (250 ml)

🕐 5 Minuten — 420 Kilokalorien, 30 g Eiweiß, 36 g Kohlenhydrate, 15 g Fett

Snack: Kiwi-Protein-Cocktail (siehe Seite 254)

🕐 5 Minuten — 230 Kilokalorien, 27 g Eiweiß, 17 g Kohlenhydrate, 4 g Fett

Mittagessen: Gefüllter Zucchino (siehe Seite 223)

🕐 45 Minuten — 410 Kilokalorien, 25 g Eiweiß, 10 g Kohlenhydrate, 28 g Fett

Abendessen: Matjesbrot mit Tomaten-Quark-Creme (siehe Seite 234)

🕐 5 Minuten — 370 Kilokalorien, 23 g Eiweiß, 27 g Kohlenhydrate, 19 g Fett

Notfall-Snack (siehe Seite 23 und 28): _ Nicht benötigt ☐

Trinken für den Traumkörper: 🥛🥛🥛🥛🥛🥛🥛🥛🥛🥛🥛🥛🥛🥛

AUSDAUERTRAINING

Der fettverbrennende Ausdauerklassiker (Seite 205)

🕐 55 Minuten (inklusive Warm-up und Cool-down)

🛠 Stoppuhr/Timer, Lauf-, Bike- oder Schwimm-Equipment

Absolviert ☐

Besondere Vorkommnisse: _

LEBENSGESTALTUNG

Vier Tagesaufgaben auf dem Weg zur Bestform:

➤ Direkt nach dem Aufstehen zwei Minuten Schattenboxen (siehe Seite 179) ☐
➤ Mit Freunden zu einer Runde Beachvolleyball oder Basketball verabreden ☐
➤ Beim Getränkekauf die Kisten tragen ☐
➤ Verabreden Sie sich zum Tanzen – dann aber auch wirklich tanzen (und alkoholfreies Bier trinken) ☐

➤ Alternative Aufgabe: _ ☐

MOTIVATION

Tages-Joker: _ Nicht benötigt ☐

Was war gut heute? Was habe ich geschafft? _ _ _ _ _ _ _ _ _ _ _ _ _ _ _

_ _

Was will ich noch verbessern? _

_ _

Außergewöhnliche Ereignisse: _

_ _

Meine Stimmung heute: ☹ 😐 🙂 😃

ERNÄHRUNG

Frühstück: Quark-Tomaten-Brot
(siehe Seite 217)

🕐 5 Minuten   350 Kilokalorien, 33 g Eiweiß, 37 g Kohlenhydrate, 6 g Fett

Snack: Süßer körniger Frischkäse
(siehe Seite 249)

🕐 5 Minuten   170 Kilokalorien, 13 g Eiweiß, 19 g Kohlenhydrate, 5 g Fett

Mittagessen: Gegrillter Thunfisch am Spieß (siehe Seite 220)

🕐 35 Minuten   520 Kilokalorien, 31 g Eiweiß, 3 g Kohlenhydrate, 43 g Fett

Abendessen: Putengeschnetzeltes mit Ananas und Ingwer (siehe Seite 240)

🕐 15 Minuten (plus 60 Minuten Marinierzeit)
300 Kilokalorien, 40 g Eiweiß, 16 g Kohlenhydrate, 8 g Fett

Notfall-Snack (siehe Seite 23 und 28): _ Nicht benötigt ☐

Trinken für den Traumkörper: 🥛🥛🥛🥛🥛🥛🥛🥛🥛🥛🥛🥛🥛🥛🥛🥛

LEBENSGESTALTUNG

Vier Tagesaufgaben auf dem Weg zur Bestform:

➤ Super, der erste Monat ist rum! Vor Freude über den Tag verteilt viermal eine Minute Delfin-Schwimmen (siehe Seite 199) ☐
➤ 40 Minuten mit den Kindern toben ☐
➤ Heute ganz auf Zucker verzichten (Ausnahme: der Honig im Snack-Frischkäse) ☐
➤ Eine Runde auf dem Mountainbike drehen (wenigstens 60 Minuten) ☐

➤ Alternative Aufgabe: _ ☐

MOTIVATION

Der Unterschied zwischen dem, was Sie sind, und dem, was Sie gerne sein würden, ist das, was Sie tun.

Trainieren Sie Ihre Motivation

Wie viel Übergewicht haben Sie? Drei Kilo? Zehn? Zwanzig? Etwa mehr? Füllen Sie einen Rucksack mit Büchern etc., bis sein Gewicht Ihrem Übergewicht entspricht, und setzen Sie ihn auf. Wenn Sie ihn den ganzen Tag lang ohne Murren und Beschwerden herumtragen können, können Sie dieses Buch weglegen und mit Ihrem Leben so weitermachen wie bisher. Vermutlich aber spüren Sie das Gewicht bald. Halten Sie es eine Weile aus, es darf ruhig drücken. Dann stellen Sie sich vor, wie Sie die überflüssigen Pfunde loswerden – und legen den Rucksack wieder ab. Fühlt sich erleichternd an, oder? Da kommen Sie bald hin – bleiben Sie dran!

Tages-Joker: _ Nicht benötigt ☐

Was war gut heute? Was habe ich geschafft? _

_ _

Was will ich noch verbessern? _

_ _

Außergewöhnliche Ereignisse: _

Meine Stimmung heute: ☹   😐   🙂   😃

Fazit Woche 4

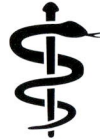

KÖRPER-CHECK

Bauchumfang:
(zur Messung siehe Seite 178): _ _ _ _ _ _ _ _ Zentimeter

+/- _ _ _ _ _ _ _ _ Zentimeter im Vergleich zum ersten Tag

Körpergewicht:

_ _ _ _ _ _ _ _ Kilo

+/- _ _ _ _ _ _ _ _ Kilo im Vergleich zum ersten Tag

LEBENSGESTALTUNG

Wie viele Minuten waren Sie in der letzten Woche in etwa in Bewegung?

ca. _ _ _ _ _ _ _ _ _ _ Minuten im Alltag | ca. _ _ _ _ _ _ _ _ _ _ Minuten beim Training

Vier Wochenaufgaben auf dem Weg zur Bestform

Diese ein bis vier Dinge will ich in der kommenden Woche umsetzen:

➤ - ☐

➤ - ☐

➤ - ☐

➤ - ☐

MOTIVATION

Was habe ich in der letzten Woche geschafft? _

_ _

Was kann ich in der kommenden Woche noch verbessern? _ _ _ _ _ _ _ _ _ _ _ _ _ _ _ _ _ _

_ _

Besondere Vorkommnisse: _

_ _

Meine Stimmung in dieser Woche: ☹ 😐 🙂 😃

Wochen-Joker für die kommende Woche:

_ Nicht benötigt ☐

ERSTE HILFE IM RESTAURANT, TEIL 4: FRÜHSTÜCK IM CAFÉ

Gewichts- statt Gesichtsverlust beim Ausgehen: Mit diesen vier figurschonenden Gerichten überstehen Sie den Besuch im Café oder am Frühstücksbuffet (von den Hauptspeisen selbstverständlich nur eine auswählen!).

- Tomatenrührei
- Obstsalat
- Vitalfrühstück (mit Vollkornbrot, Quark, Käse, Schinken)
- Frisch gepresster Orangensaft

TAG 29: ☐☐,☐☐.☐☐.☐☐☐☐ Power-Tag!

ERNÄHRUNG

Frühstück: Heidelbeer-Crêpes (siehe Seite 215)

🕐 10 Minuten — 440 Kilokalorien, 21 g Eiweiß, 54 g Kohlenhydrate, 14 g Fett

Snack: Chili-Thunfisch-Salat (siehe Seite 251)

🕐 10 Minuten — 270 Kilokalorien, 41 g Eiweiß, 10 g Kohlenhydrate, 8 g Fett

Mittagessen: Koteletts vom Lamm in Joghurt-Zitronen-Soße (siehe Seite 224)

🕐 15 Minuten — 460 Kilokalorien, 36 g Eiweiß, 8 g Kohlenhydrate, 31 g Fett

Abendessen: Wirsingpfanne mit Hähnchenbrust (siehe Seite 240)

🕐 25 Minuten — 350 Kilokalorien, 59 g Eiweiß, 11 g Kohlenhydrate, 8 g Fett

Notfall-Snack (siehe Seite 23 und 28): _ Nicht benötigt ☐

Trinken für den Traumkörper: 🥛🥛🥛🥛🥛🥛🥛🥛🥛🥛🥛🥛🥛🥛

KRAFTTRAINING

Der hochintensive Zauber-Zirkel (Seite 186 bis 190)

🕐 Einsteiger 37 Minuten, Fortgeschrittene und Profis 41 Minuten (alles inklusive Warm-up und Cool-down)

🔧 Stoppuhr/Timer, dazu bei Bedarf ein Rucksack (mit Inhalt) und Bücher oder Wasserflaschen als Zusatzgewichte

Absolviert ☐

Besondere Vorkommnisse: _

LEBENSGESTALTUNG

Vier Tagesaufgaben auf dem Weg zur Bestform:

➤ Vor dem Zubettgehen 25 Kniebeugen (siehe Seite 201) ☐
➤ Mit dem Rad zur Arbeit fahren ☐
➤ Heute ohne Ausnahme an die vier Mahlzeiten halten und absolut nichts zwischendurch snacken ☐
➤ Beim Training zum Abschluss, aber vor dem Cool-down, noch 20 Minuten lang locker joggen ☐

➤ Alternative Aufgabe: _ ☐

MOTIVATION

Tages-Joker: _ Nicht benötigt ☐

Was war gut heute? Was habe ich geschafft? _

_ _

Was will ich noch verbessern? _

_ _

Außergewöhnliche Ereignisse: _

_ _

Meine Stimmung heute: 😟 😐 🙂 😃

TAG 30: ☐☐,☐☐.☐☐.☐☐☐☐ Gesundheitstag!

ERNÄHRUNG

Frühstück: Rührei mit Räucherlachs
(siehe Seite 211)

🕐 10 Minuten — 360 Kilokalorien, 26 g Eiweiß, 17 g Kohlenhydrate, 21 g Fett

Snack: Gurke-Brokkoli-Shake
(siehe Seite 254)

🕐 5 Minuten — 180 Kilokalorien, 14 g Eiweiß, 25 g Kohlenhydrate, 2 g Fett

Mittagessen: Rindfleisch-Spinat-Tomaten-Toast (siehe Seite 224)

🕐 20 Minuten — 410 Kilokalorien, 37 g Eiweiß, 36 g Kohlenhydrate, 13 g Fett

Abendessen: Feldsalat-Suppe mit knusprigen Schinkenstreifen (siehe Seite 236)

🕐 25 Minuten — 330 Kilokalorien, 28 g Eiweiß, 10 g Kohlenhydrate, 19 g Fett

Notfall-Snack (siehe Seite 23 und 28): _ Nicht benötigt ☐

Trinken für den Traumkörper: 🥛🥛🥛🥛🥛🥛🥛🥛🥛🥛🥛🥛🥛🥛

POWER-LEBENSMITTEL DER WOCHE 5: SPINAT

Frischer oder tiefgefrorener (Blatt-)Spinat (nicht Rahmspinat!) hat eine extrem niedrige Kaloriendichte: Gerade einmal rund 20 Kilokalorien stecken in 100 Gramm. Das meiste davon stammt von wertvollem Eiweiß (etwa 3 Gramm auf 100 Gramm). Spinat ist zwar nicht, wie vom Comic-Seemann Popeye fälschlich kolportiert, das Muskelwachs-Lebensmittel schlechthin, doch ist Spinat sehr eisenhaltig, und Eisen hilft beim Sauerstofftransport im Blut. Weitere Inhaltsstoffe fördern darüber hinaus die Eiweißverwertung in den Muskeln, was für deren Wachstum hilfreich ist.

LEBENSGESTALTUNG

Vier Tagesaufgaben auf dem Weg zur Bestform:

➤ Heute in Bus oder Bahn (oder im Auto) auf dem Weg zur Arbeit die ganze Zeit über den Bauch anspannen ☐

➤ im Supermarkt drei fettarme Hartkäsesorten (unter 15 Prozent Fett absolut) aussuchen ☐

➤ Beim Fernsehen in jeder Werbepause: 30 Sekunden Crunches (siehe Seite 194) ☐

➤ **Entweder heute Abend oder morgen früh die Sojabohnen für den morgigen Abend einweichen!** ☐

➤ Alternative Aufgabe: _ ☐

MOTIVATION

> Der Glaube ans Gelingen ist die halbe Miete.

Tages-Joker: _ Nicht benötigt ☐

Was war gut heute? Was habe ich geschafft? _
_ _

Was will ich noch verbessern? _
_ _

Außergewöhnliche Ereignisse: _

Meine Stimmung heute: ☹ 😐 🙂 😃

TAG 31: ☐☐,☐☐.☐☐.☐☐☐☐ Ausdauertag!

ERNÄHRUNG

Frühstück: Roastbeef-Sandwich
(siehe Seite 212)

🕐 10 Minuten   420 Kilokalorien, 41 g Eiweiß, 44 g Kohlenhydrate, 8 g Fett

Snack: Möhren mit Tomaten-Feta-Dip
(siehe Seite 253)

🕐 10 Minuten   250 Kilokalorien, 11 g Eiweiß, 19 g Kohlenhydrate, 14 g Fett

Mittagessen: Lachs mit grünem Spargel und Honig-Senf-Butter (siehe Seite 219)

🕐 20 Minuten   440 Kilokalorien, 30 g Eiweiß, 13 g Kohlenhydrate, 30 g Fett

Abendessen: Asiatischer Putenbrustsalat
(siehe Seite 239)

🕐 50 Minuten (plus Einweichzeit für die Sojabohnen: 6–8 Stunden)
290 Kilokalorien, 39 g Eiweiß, 11 g Kohlenhydrate, 10 g Fett

Notfall-Snack (siehe Seite 23 und 28): _ Nicht benötigt ☐

Trinken für den Traumkörper: 🥛🥛🥛🥛🥛🥛🥛🥛🥛🥛🥛🥛🥛🥛

AUSDAUERTRAINING

Das schlank machende Seilspring-Workout (Seite 206)

🕐 Einsteiger und Fortgeschrittene 51 Minuten 30 Sekunden, Profis 49 Minuten 30 Sekunden (alles inklusive Warm-up und Cool-down)

🔧 Stoppuhr/Timer, Springseil

Absolviert ☐

Besondere Vorkommnisse: _

Ihr Seilsprung-Rekord: _

LEBENSGESTALTUNG

Vier Tagesaufgaben auf dem Weg zur Bestform:

➤ Nach dem Aufstehen eine Minute lang auf jeder Seite den seitlichen Unterarmstütz mit Rumpfrotationen ausführen (siehe Seite 198) ☐

➤ Die längste Treppe, die Ihnen heute begegnet, sechsmal rauf- und runtergehen ☐

➤ Heute den Kaffee ohne Milch und ohne Zucker trinken ☐

➤ Beim Training nach dem Seilspring-Workout und vor dem Cool-down noch 30 Crunches (siehe Seite 194) machen ☐

➤ Alternative Aufgabe: _ ☐

MOTIVATION

Tages-Joker: _ Nicht benötigt ☐

Was war gut heute? Was habe ich geschafft? _

_ _

Was will ich noch verbessern? _

_ _

Außergewöhnliche Ereignisse: _

Meine Stimmung heute: ☹   😐   🙂   😃

Frühstück: 2 Scheiben Eiweiß-Brot (zum Rezept siehe Seite 218); darauf: 10 g Halbfett-margarine, 4 Scheiben Lachsschinken (ca. 40 g, ohne Fett), 50 g Putenbrustfilet-Aufschnitt (mager), 1 kleine Tomate, 2 Salat-blätter; dazu: 1 Glas Buttermilch (250 ml)

🕐 5 Minuten   390 Kilokalorien, 38 g Eiweiß, 16 g Kohlenhydrate, 17 g Fett

Snack: Apfel-Möhren-Rosinen-Quark (siehe Seite 252)

🕐 10 Minuten   200 Kilokalorien, 22 g Eiweiß, 25 g Kohlenhydrate, 1 g Fett

Mittagessen: Tofu in Kokossoße (siehe Seite 232)

🕐 25 Minuten   470 Kilokalorien, 29 g Eiweiß, 19 g Kohlenhydrate, 30 g Fett

Abendessen: Hähnchen und Salat vom Grill (siehe Seite 239)

🕐 15 Minuten   280 Kilokalorien, 38 g Eiweiß, 4 g Kohlenhydrate, 12 g Fett

Notfall-Snack (siehe Seite 23 und 28): _ Nicht benötigt ☐

Trinken für den Traumkörper: 🥛🥛🥛🥛🥛🥛🥛🥛🥛🥛🥛🥛🥛🥛

Vier Tagesaufgaben auf dem Weg zur Bestform:

➤ Morgens abwechselnd je fünfmal 30 Sekunden warm und kalt duschen, mit kalt aufhören ☐

➤ In der Mittagspause spazieren gehen (wenigstens 20 Minuten) ☐

➤ Vor dem Schlafengehen: eine Minute schnelle Step-ups (siehe Seite 197) ☐

➤ **Den Handkäse für den morgigen Snack einlegen!** ☐

➤ Alternative Aufgabe: _ ☐

MOTIVATION

Schweiß ist Schwäche, die den Körper verlässt!

Stellen Sie das Equipment bereit

Sie minimieren das Risiko, Ihr Training ausfallen zu lassen, wenn Sie vorab für alles gesorgt haben und nur noch hingehen müssen. Besonders gefährlich ist es, wenn Sie dummerweise Ihre Sportsachen vergessen haben oder sie lange suchen oder zusammentragen müssen. Deshalb: Schon am Tag vor dem Training alles bereitstellen. Wenn Sie von der Arbeit direkt zum Training fahren, ist es hilfreich, am Arbeitsplatz Shirts, Shorts; Handtücher, Duschgel, Wechselschuhe etc. bereitzuhalten. Tipp: Legen Sie sich für die ganze Woche frische Sachen parat und nehmen Sie spätestens am Freitag alles zum Waschen mit nach Hause.

Tages-Joker: _ Nicht benötigt ☐

Was war gut heute? Was habe ich geschafft? _

_ _

Was will ich noch verbessern? _

_ _

Außergewöhnliche Ereignisse: _

Meine Stimmung heute: ☹ 😐 🙂 😃

TAG 33: ☐☐,☐☐.☐☐.☐☐☐☐ Krafttag!

ERNÄHRUNG

Frühstück: Hüttenkäse-Kraft-Müsli mit Früchten (siehe Seite 213)

🕐 15 Minuten — 550 Kilokalorien, 25 g Eiweiß, 55 g Kohlenhydrate, 24 g Fett

Snack: Handkäse mit Musik (siehe Seite 250)

🕐 10 Minuten (plus Marinierzeit: über Nacht, mindestens aber 4 Stunden) — 200 Kilokalorien, 32 g Eiweiß, 2 g Kohlenhydrate, 6 g Fett

Mittagessen: Gebratene Garnelen auf Wildreis (siehe Seite 220)

🕐 20 Minuten — 460 Kilokalorien, 41 g Eiweiß, 43 g Kohlenhydrate, 14 g Fett

Abendessen: Gemüse-Frittata (siehe Seite 242)

🕐 10 Minuten — 380 Kilokalorien, 22 g Eiweiß, 25 g Kohlenhydrate, 22 g Fett

Notfall-Snack (siehe Seite 23 und 28): _ Nicht benötigt ☐

Trinken für den Traumkörper: 🥛🥛🥛🥛🥛🥛🥛🥛🥛🥛🥛🥛🥛🥛

KRAFTTRAINING

Der hochintensive Zauber-Zirkel (Seite 186 bis 190)

🕐 Einsteiger 37 Minuten, Fortgeschrittene und Profis 41 Minuten (alles inklusive Warm-up und Cool-down)

🔧 Stoppuhr/Timer, dazu bei Bedarf ein Rucksack (mit Inhalt) und Bücher oder Wasserflaschen als Zusatzgewichte

Absolviert ☐

Besondere Vorkommnisse: _

LEBENSGESTALTUNG

Vier Tagesaufgaben auf dem Weg zur Bestform:

➤ Über den Tag verteilt 30 Dips (siehe Seite 204) ausführen ☐
➤ Wer mit dem Auto zur Arbeit fährt, lässt den Wagen zwei Kilometer vom Arbeitsplatz entfernt stehen und geht den Rest zu Fuß ☐
➤ Abends inlineskaten, alternativ spazieren gehen (wenigstens 45 Minuten) ☐
➤ Zum Wochenabschluss und zur Regenerationsförderung in die Sauna gehen ☐

➤ Alternative Aufgabe: _ ☐

MOTIVATION

Tages-Joker: _ Nicht benötigt ☐

Was war gut heute? Was habe ich geschafft? _

_ _

Was will ich noch verbessern? _

_ _

Außergewöhnliche Ereignisse: _

_ _

Meine Stimmung heute: ☹ 😐 🙂 😃

TAG 34: ☐☐,☐☐.☐☐.☐☐☐☐ Stress-weg-Tag!

ERNÄHRUNG

Frühstück: Toast mit Ricotta und Granat-apfel (siehe Seite 216)

🕐 15 Minuten 360 Kilokalorien, 19 g Eiweiß, 53 g Kohlenhydrate, 7 g Fett

Snack: Protein-Shake mit Apfel und Erdnussbutter (siehe Seite 254)

🕐 5 Minuten 290 Kilokalorien, 29 g Eiweiß, 24 g Kohlenhydrate, 8 g Fett

Mittagessen: Ofengemüse mit Kräuter-quark (siehe Seite 230)

🕐 60 Minuten 480 Kilokalorien, 35 g Eiweiß, 34 g Kohlenhydrate, 21 g Fett

Abendessen: Steaks vom Blumenkohl mit Knoblauchdip (siehe Seite 248)

🕐 35 Minuten 350 Kilokalorien, 20 g Eiweiß, 23 g Kohlenhydrate, 18 g Fett

Notfall-Snack (siehe Seite 23 und 28): _____ Nicht benötigt ☐

Trinken für den Traumkörper: 🥛🥛🥛🥛🥛🥛🥛🥛🥛🥛🥛🥛🥛🥛

AUSDAUERTRAINING

Das schlank machende Seilspring-Workout (Seite 206)

🕐 Einsteiger und Fortgeschrittene 51 Minuten 30 Sekunden, Profis 49 Minuten 30 Sekunden (alles inklusive Warm-up und Cool-down)

🛠 Stoppuhr/Timer, Springseil

Absolviert ☐

Besondere Vorkommnisse: _____

Ihr Seilsprung-Rekord: _____

LEBENSGESTALTUNG

Vier Tagesaufgaben auf dem Weg zur Bestform:

➤ Auf den nächsten Spielplatz gehen und so viele Klimmzüge (siehe Seite 181) wie mög-lich, aber höchstens 25 (immer zwei nacheinander, dann kurze Pause) ausführen ☐

➤ eine Probestunde in einer Bootcamp- oder Outdoor-Trainingsgruppe nehmen (gibt's fast in jeder Stadt) – bei Gefallen gleich eine Zehnerkarte kaufen ☐

➤ Heute mindestens zwei Liter Wasser trinken ☐

➤ Alle Muskelgruppen des Körpers (siehe Tag 17, Seite 63) nacheinander für jeweils acht Sekunden vollständig anspannen, dazwischen immer 15 Sekunden Pause; zwei Durchgänge ausführen ☐

➤ Alternative Aufgabe: _____ ☐

MOTIVATION

Tages-Joker: _____ Nicht benötigt ☐

Was war gut heute? Was habe ich geschafft? _____

_____

Was will ich noch verbessern? _____

_____

Außergewöhnliche Ereignisse: _____

Meine Stimmung heute: ☹ 😐 🙂 😄

Frühstück: Strammer Max auf Vollkornbrot (siehe Seite 212)

🕐 10 Minuten 350 Kilokalorien, 26 g Eiweiß, 30 g Kohlenhydrate, 13 g Fett

Snack: Quark-Kaviar-Dip mit Rohkost (siehe Seite 253)

🕐 10 Minuten 170 Kilokalorien, 21 g Eiweiß, 13 g Kohlenhydrate, 3 g Fett

Mittagessen: Indischer Gemüsetopf mit Putenfleisch (siehe Seite 226)

🕐 45 Minuten 450 Kilokalorien, 45 g Eiweiß, 47 g Kohlenhydrate, 8 g Fett

Abendessen: Salat-Burritos mit Eiern und Gewürzgurken (siehe Seite 246)

🕐 5 Minuten 260 Kilokalorien, 21 g Eiweiß, 14 g Kohlenhydrate, 12 g Fett

Notfall-Snack (siehe Seite 23 und 28): _ Nicht benötigt ☐

Trinken für den Traumkörper: 🥛🥛🥛🥛🥛🥛🥛🥛🥛🥛🥛🥛🥛🥛

Vier Tagesaufgaben auf dem Weg zur Bestform:

➣ Nach dem Aufstehen 20 Strecksprünge (siehe Seite 183) ☐
➣ Lockeres Kicken mit Freunden im Park ☐
➣ Den ganzen Tag keine Süßigkeiten und keinen Knabberkram ☐
➣ Heute eine Stunde Fensterputzen oder wahlweise Gartenarbeit ☐

➣ Alternative Aufgabe: _ ☐

MOTIVATION

Es gibt zwei grundlegende Motivations-Booster: Druck von außen und Lust von innen.

Kein Grund zu (ver)zweifeln

Sie haben Zweifel am Erfolg? Nehmen Sie sich zehn Minuten und halten Sie die Dinge schriftlich fest, die Ihnen aus Ihrer Sicht im Wege stehen. Dann drehen Sie sie ins Positive. Wenn Sie beispielsweise denken: „Ich habe bislang jedes Mal abgebrochen und versagt", dann formulieren Sie neu: „Ich habe aus meinen Erfahrungen gelernt, jetzt ist es so weit: Diesmal schaffe ich es, die Zeit ist reif!" Außerdem haben Sie jetzt mit diesem Buch einen starken Partner!

Tages-Joker: _ Nicht benötigt ☐

Was war gut heute? Was habe ich geschafft? _

_ _

Was will ich noch verbessern? _

_ _

Außergewöhnliche Ereignisse: _

_ _

Meine Stimmung heute: ☹ 😐 🙂 😃

Fazit Woche 5

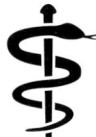

KÖRPER-CHECK

Bauchumfang:
(zur Messung siehe Seite 178): _ _ _ _ _ _ _ _ Zentimeter

+/- _ _ _ _ _ _ _ _ Zentimeter im Vergleich zum ersten Tag

Körpergewicht:

_ _ _ _ _ _ _ _ Kilo

+/- _ _ _ _ _ _ _ _ Kilo im Vergleich zum ersten Tag

Wie viele Minuten waren Sie in der letzten Woche in etwa in Bewegung?

ca. _ _ _ _ _ _ _ _ _ _ Minuten im Alltag | ca. _ _ _ _ _ _ _ _ _ _ Minuten beim Training

LEBENSGESTALTUNG

Vier Wochenaufgaben auf dem Weg zur Bestform

Diese ein bis vier Dinge will ich in der kommenden Woche umsetzen:

➢ - ☐

➢ - ☐

➢ - ☐

➢ - ☐

MOTIVATION

Was habe ich in der letzten Woche geschafft? _

_ _

Was kann ich in der kommenden Woche noch verbessern? _ _ _ _ _ _ _ _ _ _ _ _ _ _ _ _ _

_ _

Besondere Vorkommnisse: _

_ _

Meine Stimmung in dieser Woche: ☹ 😐 🙂 😃

Wochen-Joker für die kommende Woche:

_ Nicht benötigt ☐

ERSTE HILFE IM RESTAURANT, TEIL 5: THAILÄNDISCH ESSEN

Gewichts- statt Gesichtsverlust beim Ausgehen: Mit diesen vier figurschonenden Gerichten überstehen Sie den Besuch im thailändischen Lokal (von den Hauptspeisen selbstverständlich nur eine auswählen!).

- Hähnchen-Satay (Spieße mit Erdnussdip)
- Tofu-Salat
- Grünes Curry mit gegrilltem Huhn oder Schweinefilet
- Gedämpftes Seezungenfilet mit Ingwer und Gemüse

TAG 36: ☐☐,☐☐.☐☐.☐☐☐☐ Power-Tag!

ERNÄHRUNG

Frühstück: Warmes Haferflocken-Beeren-Nuss-Müsli (siehe Seite 216)

🕐 10 Minuten — 500 Kilokalorien, 16 g Eiweiß, 36 g Kohlenhydrate, 31 g Fett

Snack: Rohkost-Snack mit körnigem Frischkäse (siehe Seite 253)

🕐 5 Minuten — 200 Kilokalorien, 21 g Eiweiß, 11 g Kohlenhydrate, 7 g Fett

Mittagessen: Zander an Bratgemüse (siehe Seite 221)

🕐 20 Minuten — 460 Kilokalorien, 42 g Eiweiß, 23 g Kohlenhydrate, 22 g Fett

Abendessen: Steak-Geschnetzeltes im Rucola-Bett (siehe Seite 237)

🕐 25 Minuten — 340 Kilokalorien, 44 g Eiweiß, 8 g Kohlenhydrate, 14 g Fett

Notfall-Snack (siehe Seite 23 und 28): _ Nicht benötigt ☐

Trinken für den Traumkörper: 🥛🥛🥛🥛🥛🥛🥛🥛🥛🥛🥛🥛🥛🥛

KRAFTTRAINING

Der hochintensive Zauber-Zirkel (Seite 186 bis 190)

🕐 Einsteiger 37 Minuten, Fortgeschrittene und Profis 41 Minuten (alles inklusive Warm-up und Cool-down)

🛠 Stoppuhr/Timer, dazu bei Bedarf ein Rucksack (mit Inhalt) und Bücher oder Wasserflaschen als Zusatzgewichte

Absolviert ☐

Besondere Vorkommnisse: _

LEBENSGESTALTUNG

Vier Tagesaufgaben auf dem Weg zur Bestform:

➢ Vier Sätze mit je vier Burpees (siehe Seite 187) über den Tag verteilt ausführen ☐
➢ Beim Training zwischen Zirkel und Cool-down 15 Minuten locker joggen ☐
➢ Auf der Arbeit stündlich einen Wecker stellen – wenn es klingelt, machen Sie Pause: Fünf Minuten abwechselnd auf der Stelle laufen und mit den Armen kreisen ☐
➢ Beim Zähneputzen morgens und abends: jeweils eine Minute auf dem linken und eine Minute auf dem rechten Bein stehen ☐

➢ Alternative Aufgabe: _ ☐

MOTIVATION

Tages-Joker: _ Nicht benötigt ☐

Was war gut heute? Was habe ich geschafft? _

_ _

Was will ich noch verbessern? _

_ _

Außergewöhnliche Ereignisse: _

_ _

Meine Stimmung heute: ☹ 😐 🙂 😄

TAG 37: ☐☐,☐☐.☐☐.☐☐☐☐ Gesundheitstag!

ERNÄHRUNG

Frühstück: 2 Scheiben Eiweiß-Brot (zum Rezept siehe Seite 218), **darauf:** 10 g Halbfett-margarine, 50 g Putenbrustfilet-Aufschnitt (mager), 2 Scheiben Edamer (ca. 35 g insge-samt), 1 kleine Tomate, 2 Salatblätter

🕐 5 Minuten   390 Kilokalorien, 30 g Eiweiß, 6 g Kohlenhydrate, 25 g Fett

Snack: Beerenquark (siehe Seite 252)

🕐 5 Minuten   170 Kilokalorien, 19 g Eiweiß, 16 g Kohlenhydrate, 3 g Fett

Mittagessen: Gratinierter Ziegenkäse auf Feldsalat (siehe Seite 230)

🕐 15 Minuten   460 Kilokalorien, 21 g Eiweiß, 18 g Kohlenhydrate, 34 g Fett

Abendessen: Filet vom Schwein mit geröstetem Gemüse (siehe Seite 238)

🕐 20 Minuten   270 Kilokalorien, 32 g Eiweiß, 7 g Kohlenhydrate, 12 g Fett

Notfall-Snack (siehe Seite 23 und 28): _ Nicht benötigt ☐

Trinken für den Traumkörper: 🥛🥛🥛🥛🥛🥛🥛🥛🥛🥛🥛🥛🥛🥛🥛

POWER-LEBENSMITTEL DER WOCHE 6: BOHNEN

Die nahezu fettfreie Hülsenfrucht liefert wichtiges pflanzliches Eiweiß und hat einen hohen Ballaststoffanteil. Beides sorgt für eine anhaltende Sättigung. Grüne Bohnen haben die beste Kaloriendichte (27 Kilokalorien auf 100 Gramm) bei weniger Eiweiß. Kidneybohnen sowie weiße Bohnen dagegen haben etwas mehr Kalorien (70 Kilokalorien auf 100 Gramm), dafür einen hohen Proteingehalt – eine gute Eiweißquelle für Vegetarier.

LEBENSGESTALTUNG

Vier Tagesaufgaben auf dem Weg zur Bestform:

➤ Direkt nach dem Aufstehen zwei Minuten Seilspringen (siehe Seite 178 und 179) ☐
➤ Den Schrittzähler nutzen und heute wenigstens 12 000 Schritte machen ☐
➤ Heute ohne Ausnahme an die vier Mahlzeiten halten und absolut nichts zwischendurch snacken (auch keine kalorienhaltigen Getränke) ☐
➤ Abends zum Badminton, Squash, Tennis oder zu einer Ihrer Sportarten verabreden ☐
➤ Alternative Aufgabe: _ ☐

MOTIVATION

> Sie sind nicht dazu verdammt, jeden Abend auf dem Sofa zu liegen und Chips zu essen. Ändern Sie Ihre Gewohnheiten, dann ändert sich auch Ihre Figur.

Tages-Joker: _ Nicht benötigt ☐

Was war gut heute? Was habe ich geschafft? _

_ _

Was will ich noch verbessern? _

_ _

Außergewöhnliche Ereignisse: _

Meine Stimmung heute:

TAG 38: ☐☐,☐☐.☐☐.☐☐☐☐ Ausdauertag!

Frühstück: Magerquark mit Honig und Nüssen (siehe Seite 217)

🕐 5 Minuten — 450 Kilokalorien, 39 g Eiweiß, 25 g Kohlenhydrate, 22 g Fett

Snack: Körniger Frischkäse mit Erdnüssen (siehe Seite 249)

🕐 5 Minuten — 240 Kilokalorien, 23 g Eiweiß, 6 g Kohlenhydrate, 14 g Fett

Mittagessen: Chicken-Curry mit Couscous (siehe Seite 227)

🕐 30 Minuten — 440 Kilokalorien, 43 g Eiweiß, 47 g Kohlenhydrate, 8 g Fett

Abendessen: Thailändischer Garnelen-Avocado-Salat (siehe Seite 233)

🕐 15 Minuten — 370 Kilokalorien, 28 g Eiweiß, 10 g Kohlenhydrate, 24 g Fett

Notfall-Snack (siehe Seite 23 und 28): _ Nicht benötigt ☐

Trinken für den Traumkörper: 🥛🥛🥛🥛🥛🥛🥛🥛🥛🥛🥛🥛🥛🥛

Das schlank machende Seilspring-Workout (Seite 206)

🕐 Einsteiger und Fortgeschrittene 51 Minuten 30 Sekunden, Profis 49 Minuten 30 Sekunden (alles inklusive Warm-up und Cool-down)

🛠 Stoppuhr/Timer, Springseil

Absolviert ☐

Besondere Vorkommnisse: _

Ihr Seilsprung-Rekord: _

Vier Tagesaufgaben auf dem Weg zur Bestform:

➤ Vor dem Schlafengehen 20 Ausfallschritt-Wechselsprünge (siehe Seite 188) ausführen ☐
➤ Den ganzen Tag in sehr schnellem Tempo gehen (als hätten Sie verschlafen und wären für einen wichtigen Termin zu spät dran) ☐
➤ Am Arbeitsplatz: dreimal 20 Liegestütze (siehe Seite 182) an der Tischkante ☐
➤ Beim Fernsehen in jeder Werbepause eine Minute auf einem Bein stehen ☐

➤ Alternative Aufgabe: _ ☐

MOTIVATION

Tages-Joker: _ Nicht benötigt ☐

Was war gut heute? Was habe ich geschafft? _

_ _

Was will ich noch verbessern? _

_ _

Außergewöhnliche Ereignisse: _

_ _

Meine Stimmung heute: ☹ 😐 🙂 😃

ERNÄHRUNG

AUSDAUERTRAINING

LEBENSGESTALTUNG

TAG 39: ☐☐,☐☐.☐☐.☐☐☐☐ Regenerationstag!

Frühstück: Apfel-Quarkspeise mit Mandeln und Zimt (siehe Seite 214)

🕐 10 Minuten — 340 Kilokalorien, 29 g Eiweiß, 34 g Kohlenhydrate, 9 g Fett

Snack: Erdbeer-Joghurt-Shake (siehe Seite 254)

🕐 5 Minuten — 200 Kilokalorien, 14 g Eiweiß, 19 g Kohlenhydrate, 7 g Fett

Mittagessen: Gegrilltes Asado-Steak vom Rind (siehe Seite 222)

🕐 20 Minuten — 500 Kilokalorien, 48 g Eiweiß, 9 g Kohlenhydrate, 30 g Fett

Abendessen: Chili-Omelett (siehe Seite 242)

🕐 10 Minuten — 280 Kilokalorien, 18 g Eiweiß, 9 g Kohlenhydrate, 18 g Fett

Notfall-Snack (siehe Seite 23 und 28): _ Nicht benötigt ☐

Trinken für den Traumkörper: 🥛🥛🥛🥛🥛🥛🥛🥛🥛🥛🥛🥛🥛🥛

Vier Tagesaufgaben auf dem Weg zur Bestform:

➤ Vor der Arbeit schwimmen gehen (wenigstens 30 Minuten locker bewegen) ☐

➤ Abends vor dem Schlafengehen zwei Minuten Hampelmann (siehe Seite 179) ☐

➤ Heute jede zweite Treppe rückwärts raufgehen ☐

➤ Entspannende Atemübung am Regenerationstag: Vier Minuten lang für fünf Sekunden einatmen, drei Sekunden die Luft anhalten, dann zehn Sekunden lang ausatmen ☐

➤ Alternative Aufgabe: _ ☐

MOTIVATION

Antriebsschwäche gibt es nicht. Wenn Sie etwas nicht schaffen, ist es Ihnen einfach (noch) nicht wichtig genug.

Halten Sie sich Ihr Ziel vor Augen

Hängen Sie überall in der Wohnung und am Arbeitsplatz Fotos aus schlanken Tagen auf. Alternativ geht auch ein „schlankes Vorbild" wie ein Kumpel oder der Lieblingsschauspieler. Immer wenn Ihr Blick auf eins der Bilder fällt, sagen Sie sich: „Da will ich hin!"

Tages-Joker: _ Nicht benötigt ☐

Was war gut heute? Was habe ich geschafft? _

_ _

Was will ich noch verbessern? _

_ _

Außergewöhnliche Ereignisse: _

_ _

Meine Stimmung heute: ☹ 😐 🙂 😃

TAG 40: ☐☐,☐☐.☐☐.☐☐☐☐ Krafttag!

ERNÄHRUNG

Frühstück: Heidelbeer-Crêpes (siehe Seite 215)

🕐 10 Minuten 440 Kilokalorien, 21 g Eiweiß, 54 g Kohlenhydrate, 14 g Fett

Snack: Texanischer Thunfisch-Bohnen-Salat (siehe Seite 251)

🕐 10 Minuten 210 Kilokalorien, 24 g Eiweiß, 12 g Kohlenhydrate, 7 g Fett

Mittagessen: Geschmorte Dorade in scharfem Tomatensud (siehe Seite 221)

🕐 30 Minuten 480 Kilokalorien, 40 g Eiweiß, 4 g Kohlenhydrate, 34 g Fett

Abendessen: Spargelsalat mit Schinken und Parmesan (siehe Seite 238)

🕐 30 Minuten 290 Kilokalorien, 22 g Eiweiß, 14 g Kohlenhydrate, 16 g Fett

Notfall-Snack (siehe Seite 23 und 28): _ Nicht benötigt ☐

Trinken für den Traumkörper: 🥛🥛🥛🥛🥛🥛🥛🥛🥛🥛🥛🥛🥛🥛

KRAFTTRAINING

Der hochintensive Zauber-Zirkel (Seite 186 bis 190)

🕐 Einsteiger 37 Minuten, Fortgeschrittene und Profis 41 Minuten (alles inklusive Warm-up und Cool-down)

🔧 Stoppuhr/Timer, dazu bei Bedarf ein Rucksack (mit Inhalt) und Bücher oder Wasserflaschen als Zusatzgewichte

Absolviert ☐

Besondere Vorkommnisse: _

LEBENSGESTALTUNG

Vier Tagesaufgaben auf dem Weg zur Bestform:

➤ Bei jeder sich bietenden Gelegenheit (Ast, Stange, stabile Türzarge, Bushaltestelle …) einen Klimmzug (siehe Seite 181) ausführen ☐

➤ Nach dem Training oder abends in ein kühles Bad steigen (etwa zehn Minuten, im Winter darf das Wasser auch heiß sein – beides ist gut für die Regeneration) ☐

➤ Mailfreier Tag: Zu jedem Kollegen im Haus gehen Sie heute persönlich, anstatt eine Mail zu schreiben ☐

➤ Dafür sorgen, dass Sie diese Nacht ausreichend schlafen können – wenigstens acht, besser neun oder sogar zehn Stunden ☐

➤ Alternative Aufgabe: _ ☐

MOTIVATION

Tages-Joker: _ Nicht benötigt ☐

Was war gut heute? Was habe ich geschafft? _

_ _

Was will ich noch verbessern? _

_ _

Außergewöhnliche Ereignisse: _

_ _

Meine Stimmung heute: ☹ 😐 🙂 😄

TAG 41: ☐☐,☐☐.☐☐.☐☐☐☐ Stress-weg-Tag!

ERNÄHRUNG

Frühstück: Bananenmüsli mit Erdnuss-butter (siehe Seite 214)

🕐 5 Minuten — 480 Kilokalorien, 19 g Eiweiß, 66 g Kohlenhydrate, 15 g Fett

Snack: Harzer Käse an Radieschen-Chicorée-Salat (siehe Seite 250)

🕐 10 Minuten (plus Marinierzeit: 10 Minuten) — 220 Kilokalorien, 25 g Eiweiß, 5 g Kohlenhydrate, 11 g Fett

Mittagessen: Hähnchenbrust mit Zitrus-Thymian-Soße (siehe Seite 225)

🕐 20 Minuten — 490 Kilokalorien, 50 g Eiweiß, 21 g Kohlenhydrate, 22 g Fett

Abendessen: Flusskrebsschwanz-Salat mit Walnuss-Honig-Dressing (siehe Seite 234)

🕐 15 Minuten — 330 Kilokalorien, 20 g Eiweiß, 14 g Kohlenhydrate, 22 g Fett

Notfall-Snack (siehe Seite 23 und 28): _ Nicht benötigt ☐

Trinken für den Traumkörper: 🥛🥛🥛🥛🥛🥛🥛🥛🥛🥛🥛🥛🥛🥛🥛

AUSDAUERTRAINING

Das schlank machende Seilspring-Workout (Seite 206)

🕐 Einsteiger und Fortgeschrittene 51 Minuten 30 Sekunden, Profis 49 Minuten 30 Sekunden (alles inklusive Warm-up und Cool-down)

🔧 Stoppuhr/Timer, Springseil

Absolviert ☐

Besondere Vorkommnisse: _

Ihr Seilsprung-Rekord: _

LEBENSGESTALTUNG

Vier Tagesaufgaben auf dem Weg zur Bestform:

➣ Nach dem Aufstehen zwei Minuten Eselstritte (siehe Seite 202) ☐
➣ 45 Minuten mit den Kindern Ball spielen im Park ☐
➣ Heute und für den Rest des Wochenendes langsam essen: Dazu nach jedem Bissen das Besteck ablegen und intensiv kauen ☐
➣ Eine Runde auf dem Mountainbike drehen (wenigstens 70 Minuten) ☐

➣ Alternative Aufgabe: _ ☐

MOTIVATION

Tages-Joker: _ Nicht benötigt ☐

Was war gut heute? Was habe ich geschafft? _

_ _

Was will ich noch verbessern? _

_ _

Außergewöhnliche Ereignisse: _

_ _

Meine Stimmung heute: ☹ 😐 🙂 😃

ERNÄHRUNG

Frühstück: 1 Scheibe Schwarzbrot (ca. 55 g), darauf: 20 g Erdnussbutter, ½ Topf körniger Frischkäse (100 g); dazu: 1 Glas Buttermilch (250 ml)

🕐 5 Minuten — 420 Kilokalorien, 30 g Eiweiß, 36 g Kohlenhydrate, 15 g Fett

Snack: Früchte-Quarkspeise (siehe Seite 252)

🕐 10 Minuten — 280 Kilokalorien, 18 g Eiweiß, 29 g Kohlenhydrate, 9 g Fett

Mittagessen: Vegetarisches Chili mit Linsen (siehe Seite 232)

🕐 50 Minuten — 320 Kilokalorien, 19 g Eiweiß, 44 g Kohlenhydrate, 7 g Fett

Abendessen: Seelachs mit Koriander und Knoblauchbutter (siehe Seite 235)

🕐 20 Minuten — 330 Kilokalorien, 39 g Eiweiß, 0 g Kohlenhydrate, 18 g Fett

Notfall-Snack (siehe Seite 23 und 28): _ Nicht benötigt ☐

Trinken für den Traumkörper: 🥤🥤🥤🥤🥤🥤🥤🥤🥤🥤🥤🥤🥤🥤

LEBENSGESTALTUNG

Vier Tagesaufgaben auf dem Weg zur Bestform:

➤ Für jedes Kilo, dass Sie bislang abgenommen haben: vier Dips (siehe Seite 204) – zur Not über den Tag verteilt ☐

➤ Mit Freunden zu einer Runde Beachvolleyball oder Basketball verabreden ☐

➤ Heute ohne Ausnahme an die vier Mahlzeiten halten und absolut nichts zwischendurch snacken ☐

➤ **Das Hähnchenfleisch für morgen Mittag marinieren!** ☐

➤ Alternative Aufgabe: _ ☐

MOTIVATION

Niemand, der sein Bestes gegeben hat, hat es später zu irgendeiner Zeit bereut.

Stellen Sie sich der Realität

Und folgender Frage: Welche Auswirkungen hat es auf Ihr Leben, wenn Sie nicht trainieren, sich nicht bewegen und weiter nach Lust und Laune ernähren? Überlegen Sie sich dabei, wie Ihr Leben konkret in einer Stunde, einer Woche, einem Monat, einem Jahr und in zehn Jahren aussieht, wenn Sie nichts ändern. Wollen Sie das?

Tages-Joker: _ Nicht benötigt ☐

Was war gut heute? Was habe ich geschafft? _

_ _

Was will ich noch verbessern? _

_ _

Außergewöhnliche Ereignisse: _

_ _

Meine Stimmung heute: ☹ 😐 🙂 😀

Fazit Woche 6

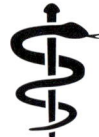

KÖRPER-CHECK

Bauchumfang:
(zur Messung siehe Seite 178): _ _ _ _ _ _ _ _ Zentimeter

+/- _ _ _ _ _ _ _ _ Zentimeter im Vergleich zum ersten Tag

Körpergewicht:

_ _ _ _ _ _ _ _ Kilo

+/- _ _ _ _ _ _ _ _ Kilo im Vergleich zum ersten Tag

LEBENSGESTALTUNG

Wie viele Minuten waren Sie in der letzten Woche in etwa in Bewegung?

ca. _ _ _ _ _ _ _ _ _ _ Minuten im Alltag | ca. _ _ _ _ _ _ _ _ _ _ Minuten beim Training

Vier Wochenaufgaben auf dem Weg zur Bestform

Diese ein bis vier Dinge will ich in der kommenden Woche umsetzen:

➤ - ☐

➤ - ☐

➤ - ☐

➤ - ☐

MOTIVATION

Was habe ich in der letzten Woche geschafft? _

_ _

Was kann ich in der kommenden Woche noch verbessern? _ _ _ _ _ _ _ _ _ _ _ _ _ _ _ _ _ _

_ _

Besondere Vorkommnisse: _

_ _

Meine Stimmung in dieser Woche: ☹ 😐 🙂 😃

Wochen-Joker für die kommende Woche:

_ Nicht benötigt ☐

ERSTE HILFE IM RESTAURANT, TEIL 6: IM FISCHRESTAURANT

Gewichts- statt Gesichtsverlust beim Ausgehen: Mit diesen vier figurschonenden Gerichten überstehen Sie den Besuch im Fischrestaurant (von den Hauptspeisen selbstverständlich nur eine auswählen!).

- Miesmuscheln im Weißweinsud
- Austern
- Fisch vom Grill mit Gemüse und Reis
- Gegrillte Riesengarnelen

TAG 43: ☐☐,☐☐.☐☐.☐☐☐☐ Power-Tag!

ERNÄHRUNG

Frühstück: Hüttenkäse-Kraft-Müsli mit Früchten (siehe Seite 213)

🕐 15 Minuten — 550 Kilokalorien, 25 g Eiweiß, 55 g Kohlenhydrate, 24 g Fett

Snack: Chili-Thunfisch-Salat (siehe Seite 251)

🕐 10 Minuten — 270 Kilokalorien, 41 g Eiweiß, 10 g Kohlenhydrate, 8 g Fett

Mittagessen: Scharfer Hähnchen-Burger mit Ananas (siehe Seite 225)

🕐 10 Minuten — (plus Marinierzeit: 12 Stunden) 440 Kilokalorien, 48 g Eiweiß, 37 g Kohlenhydrate, 11 g Fett

Abendessen: Feldsalat mit Feta und Honig-Senf-Dressing (siehe Seite 245)

🕐 15 Minuten — 360 Kilokalorien, 16 g Eiweiß, 8 g Kohlenhydrate, 29 g Fett

Notfall-Snack (siehe Seite 23 und 28): _ Nicht benötigt ☐

Trinken für den Traumkörper: 🥛🥛🥛🥛🥛🥛🥛🥛🥛🥛🥛🥛🥛🥛🥛🥛

KRAFTTRAINING

Der hochintensive Zauber-Zirkel (Seite 186 bis 190)

🕐 Einsteiger 37 Minuten, Fortgeschrittene und Profis 41 Minuten (alles inklusive Warm-up und Cool-down)

🔧 Stoppuhr/Timer, dazu bei Bedarf ein Rucksack (mit Inhalt) und Bücher oder Wasserflaschen als Zusatzgewichte

Absolviert ☐

Besondere Vorkommnisse: _

LEBENSGESTALTUNG

Vier Tagesaufgaben auf dem Weg zur Bestform:

➤ Vor dem Schlafengehen 50 Sprünge mit dem Springseil (siehe Seite 178 und 179) ☐
➤ Wer am Arbeitsplatz eine Dusche hat, joggt zum Job – bei Bedarf die Distanz mit dem Auto justieren (Ziel: wenigstens vier Kilometer – jeweils hin und zurück) ☐
➤ Beim Einkaufen auf den Einkaufswagen verzichten und alles tragen ☐
➤ Beim Training zum Abschluss, aber vor dem Cool-down, noch 20 Minuten lang locker joggen ☐

➤ Alternative Aufgabe: _ ☐

MOTIVATION

Tages-Joker: _ Nicht benötigt ☐

Was war gut heute? Was habe ich geschafft? _

_ _

Was will ich noch verbessern? _

_ _

Außergewöhnliche Ereignisse: _

_ _

Meine Stimmung heute: 🙁 😐 🙂 😃

TAG 44: ☐☐,☐☐.☐☐.☐☐☐☐ Gesundheitstag!

Frühstück: Knäckebrot mit Avocado und Gurkendip (siehe Seite 213)

🕐 5 Minuten — 380 Kilokalorien, 18 g Eiweiß, 36 g Kohlenhydrate, 17 g Fett

Snack: Magerquark mit Krabben, Radieschen und Gurke (siehe Seite 252)

🕐 10 Minuten — 190 Kilokalorien, 27 g Eiweiß, 6 g Kohlenhydrate, 6 g Fett

Mittagessen: Hähnchenbrust aus dem Ofen mit Pilzen (siehe Seite 228)

🕐 30 Minuten — 380 Kilokalorien, 41 g Eiweiß, 37 g Kohlenhydrate, 7 g Fett

Abendessen: Zucchini-Suppe mit Dill (siehe Seite 248)

🕐 10 Minuten — 310 Kilokalorien, 18 g Eiweiß, 20 g Kohlenhydrate, 17 g Fett

Notfall-Snack (siehe Seite 23 und 28): _ Nicht benötigt ☐

Trinken für den Traumkörper: 🥛🥛🥛🥛🥛🥛🥛🥛🥛🥛🥛🥛🥛🥛

POWER-LEBENSMITTEL DER WOCHE 7: GARNELEN

Mit rund 70 Kilokalorien pro 100 Gramm haben Garnelen viel weniger Kalorien als die meisten Fische. Das feste Fleisch ist sehr aromatisch und das reichliche Eiweiß ist zudem relativ leicht verdaulich.

LEBENSGESTALTUNG

Vier Tagesaufgaben auf dem Weg zur Bestform:

➤ Direkt nach dem Aufstehen 40 Crunches (siehe Seite 194) ☐
➤ Die längste Treppe, die Ihnen heute begegnet, viermal rauf- und runterjoggen ☐
➤ Während jedes Telefonats gehen Sie heute wiederholt ganz langsam in die Knie und kommen ebenso langsam wieder hoch ☐
➤ Im Supermarkt drei kohlenhydrat- und fettarme Joghurtsorten mit Geschmack aussuchen (unter 10 Gramm Kohlenhydrate pro 100 Gramm und mit 1,5 Prozent Fett) ☐
➤ Alternative Aufgabe: _ ☐

MOTIVATION

Lamentieren verbrennt keine Kalorien.

Tages-Joker: _ Nicht benötigt ☐

Was war gut heute? Was habe ich geschafft? _

_ _

Was will ich noch verbessern? _

_ _

Außergewöhnliche Ereignisse: _

_ _

Meine Stimmung heute: ☹ 😐 🙂 😃

TAG 45: ☐☐,☐☐.☐☐.☐☐☐☐ Ausdauertag!

Frühstück: Roastbeef-Sandwich
(siehe Seite 212)

🕐 10 Minuten · 420 Kilokalorien, 41 g Eiweiß, 44 g Kohlenhydrate, 8 g Fett

Snack: Kiwi-Protein-Cocktail
(siehe Seite 254)

🕐 5 Minuten · 230 Kilokalorien, 27 g Eiweiß, 17 g Kohlenhydrate, 4 g Fett

Mittagessen: Koteletts vom Lamm in Joghurt-Zitronen-Soße (siehe Seite 224)

🕐 15 Minuten · 460 Kilokalorien, 36 g Eiweiß, 8 g Kohlenhydrate, 31 g Fett

Abendessen: Matjesbrot mit Tomaten-Quark-Creme (siehe Seite 234)

🕐 5 Minuten · 370 Kilokalorien, 23 g Eiweiß, 27 g Kohlenhydrate, 19 g Fett

Notfall-Snack (siehe Seite 23 und 28): _ _ _ _ _ _ _ _ _ _ _ _ _ _ _ _ _ _ _ Nicht benötigt ☐

Trinken für den Traumkörper: 🥛🥛🥛🥛🥛🥛🥛🥛🥛🥛🥛🥛🥛🥛

ERNÄHRUNG

AUSDAUERTRAINING

Das schlank machende Seilspring-Workout (Seite 206)

🕐 Einsteiger und Fortgeschrittene 51 Minuten 30 Sekunden, Profis 49 Minuten 30 Sekunden (alles inklusive Warm-up und Cool-down)

🔧 Stoppuhr/Timer, Springseil

Absolviert ☐

Besondere Vorkommnisse: _

Ihr Seilsprung-Rekord: _

LEBENSGESTALTUNG

Vier Tagesaufgaben auf dem Weg zur Bestform:

➤ Über den Tag verteilt 40-mal vorgebeugtes Seitheben (siehe Seite 190) ☐

➤ Alle Muskelgruppen des Körpers (siehe Tag 17, Seite 63) nacheinander für jeweils vier Sekunden vollständig anspannen, dazwischen immer nur vier Sekunden Pause; vier Durchgänge absolvieren ☐

➤ Heute auf jegliche Limonade verzichten ☐

➤ Geschirr und Besteck heute mit der Hand abwaschen und abtrocknen ☐

➤ Alternative Aufgabe: _ ☐

MOTIVATION

Tages-Joker: _ Nicht benötigt ☐

Was war gut heute? Was habe ich geschafft? _

_ _

Was will ich noch verbessern? _

_ _

Außergewöhnliche Ereignisse: _

_ _

Meine Stimmung heute: ☹ 😐 🙂 😀

TAG 46: ☐☐,☐☐.☐☐.☐☐☐☐ Regenerationstag!

Frühstück: Quark-Tomaten-Brot
(siehe Seite 217)

🕐 5 Minuten   350 Kilokalorien, 33 g Eiweiß, 37 g Kohlenhydrate, 6 g Fett

Snack: Süßer körniger Frischkäse
(siehe Seite 249)

🕐 5 Minuten   170 Kilokalorien, 13 g Eiweiß, 19 g Kohlenhydrate, 5 g Fett

Mittagessen: Gefüllter Zucchino
(siehe Seite 223)

🕐 45 Minuten   410 Kilokalorien, 25 g Eiweiß, 10 g Kohlenhydrate, 28 g Fett

Abendessen: Filet vom Schwein mit geröstetem Gemüse (siehe Seite 238)

🕐 20 Minuten   270 Kilokalorien, 32 g Eiweiß, 7 g Kohlenhydrate, 12 g Fett

Notfall-Snack (siehe Seite 23 und 28): _ _ _ _ _ _ _ _ _ _ _ _ _ _ _ _ _ _ _ Nicht benötigt ☐

Trinken für den Traumkörper: 🥛🥛🥛🥛🥛🥛🥛🥛🥛🥛🥛🥛🥛🥛

Vier Tagesaufgaben auf dem Weg zur Bestform:

➤ Mit dem Rad zur Arbeit fahren ☐

➤ Zwei Minuten Beinkreisen (siehe Seite 185) vor dem Schlafengehen ☐

➤ Abends inlineskaten, alternativ spazieren gehen (wenigstens 50 Minuten) ☐

➤ Beim Fernsehen in jeder Werbepause: eine Minute Hüftheben (siehe Seite 184) ☐

➤ Alternative Aufgabe: _ ☐

MOTIVATION

Denken Sie daran, wie weit Sie es schon gebracht haben – nicht daran, wie weit der Weg möglicherweise noch ist.

Gönnen Sie sich ein tolles Abendprogramm

Wofür würden Sie sich abends gern einmal Zeit nehmen? Halten Sie wenigstens vier Dinge fest, auf die Sie richtig Lust haben (ein Buch lesen, Musik hören, mit Freunden kickern, ins Kino gehen, zur Not auch fernsehen). Gönnen Sie sich davon jede Woche wenigstens zwei an verschiedenen Abenden. Abgesehen von den Dingen (wie einem Kinofilm), deren Zeit vorgegeben ist, nehmen Sie sich für Ihre Aktivitäten wenigstens eine Stunde Zeit. Erweitern Sie ruhig die Liste dieser Unternehmungen: Wichtig ist, dass Sie für sich immer wieder eine Motivation schaffen und sich auf bestimmte Abende richtig freuen können.

Tages-Joker: _ Nicht benötigt ☐

Was war gut heute? Was habe ich geschafft? _ _ _ _ _ _ _ _ _ _ _ _ _ _ _ _ _ _

_ _

Was will ich noch verbessern? _

_ _

Außergewöhnliche Ereignisse: _

_ _

Meine Stimmung heute: ☹ 😐 🙂 😃

TAG 47: ☐☐,☐☐.☐☐.☐☐☐☐ Krafttag!

ERNÄHRUNG

Frühstück: Warmes Haferflocken-Beeren-Nuss-Müsli (siehe Seite 216)

🕐 10 Minuten — 500 Kilokalorien, 16 g Eiweiß, 36 g Kohlenhydrate, 31 g Fett

Snack: Chili-Thunfisch-Salat (siehe Seite 251)

🕐 10 Minuten — 270 Kilokalorien, 41 g Eiweiß, 10 g Kohlenhydrate, 8 g Fett

Mittagessen: Gebratene Garnelen auf Wildreis (siehe Seite 220)

🕐 20 Minuten — 460 Kilokalorien, 41 g Eiweiß, 43 g Kohlenhydrate, 14 g Fett

Abendessen: Hähnchen und Salat vom Grill (siehe Seite 239)

🕐 15 Minuten — 280 Kilokalorien, 38 g Eiweiß, 4 g Kohlenhydrate, 12 g Fett

Notfall-Snack (siehe Seite 23 und 28): _ _ _ _ _ _ _ _ _ _ _ _ _ _ _ _ _ _ Nicht benötigt ☐

Trinken für den Traumkörper: 🥤🥤🥤🥤🥤🥤🥤🥤🥤🥤🥤🥤🥤🥤

KRAFTTRAINING

Der hochintensive Zauber-Zirkel (Seite 186 bis 190)

🕐 Einsteiger 37 Minuten, Fortgeschrittene und Profis 41 Minuten (alles inklusive Warm-up und Cool-down)

🛠 Stoppuhr/Timer, dazu bei Bedarf ein Rucksack (mit Inhalt) und Bücher oder Wasserflaschen als Zusatzgewichte

Absolviert ☐

Besondere Vorkommnisse: _

LEBENSGESTALTUNG

Vier Tagesaufgaben auf dem Weg zur Bestform:

➤ Vier Sätze à eine Minute Schattenboxen (siehe Seite 179) über den Tag verteilt ☐
➤ Ausnahmsweise den Fahrstuhl nehmen – und während der Fahrt so viele blitzschnelle Kniebeugen wie möglich machen ☐
➤ In der Mittagspause spazieren gehen (wenigstens 20 Minuten) ☐
➤ Den ganzen Tag keine Süßigkeiten und keinen Knabberkram ☐
➤ Alternative Aufgabe: _ ☐

MOTIVATION

Tages-Joker: _ Nicht benötigt ☐

Was war gut heute? Was habe ich geschafft? _ _ _ _ _ _ _ _ _ _ _ _ _ _ _

_ _

Was will ich noch verbessern? _ _ _ _ _ _ _ _ _ _ _ _ _ _ _ _ _ _ _

_ _

Außergewöhnliche Ereignisse: _ _ _ _ _ _ _ _ _ _ _ _ _ _ _ _ _ _ _

_ _

Meine Stimmung heute: ☹ 😐 🙂 😀

TAG 48: ☐☐,☐☐.☐☐.☐☐☐☐ Stress-weg-Tag!

ERNÄHRUNG

Frühstück: 2 Scheiben Schwarzbrot (je ca. 55 g), darauf: 20 g Halbfettmargarine, 2 Scheiben gekochter Schinken (mager, ca. 50 g), 1 Rolle Harzer Käse (50 g), 2 kleine Tomaten, 4 Salatblätter

🕑 5 Minuten — 450 Kilokalorien, 31 g Eiweiß, 46 g Kohlenhydrate, 12 g Fett

Snack: Thunfischcreme mit Kapern und Fenchel (siehe Seite 251)

🕑 10 Minuten — 270 Kilokalorien, 48 g Eiweiß, 10 g Kohlenhydrate, 3 g Fett

Mittagessen: Ofengemüse mit Kräuterquark (siehe Seite 230)

🕑 60 Minuten — 480 Kilokalorien, 35 g Eiweiß, 34 g Kohlenhydrate, 21 g Fett

Abendessen: Feldsalat-Suppe mit knusprigen Schinkenstreifen (siehe Seite 236)

🕑 25 Minuten — 330 Kilokalorien, 28 g Eiweiß, 10 g Kohlenhydrate, 19 g Fett

Notfall-Snack (siehe Seite 23 und 28): _ Nicht benötigt ☐

Trinken für den Traumkörper: 🥛🥛🥛🥛🥛🥛🥛🥛🥛🥛🥛🥛🥛🥛

AUSDAUERTRAINING

Das schlank machende Seilspring-Workout (Seite 206)

🕑 Einsteiger und Fortgeschrittene 51 Minuten 30 Sekunden, Profis 49 Minuten 30 Sekunden (alles inklusive Warm-up und Cool-down)

🔧 Stoppuhr/Timer, Springseil — Absolviert ☐

Besondere Vorkommnisse: _

Ihr Seilsprung-Rekord: _

LEBENSGESTALTUNG

Vier Tagesaufgaben auf dem Weg zur Bestform:

➤ Nach dem Aufstehen: viermal 30 Sekunden schnelle Step-ups (siehe Seite 197), dazwischen je 30 Sekunden Pause ☐
➤ Lockeres Kicken mit Freunden im Park ☐
➤ Heute mindestens zwei Liter Wasser trinken ☐
➤ Heute eine Stunde Fensterputzen oder wahlweise 90 Minuten Gartenarbeit ☐

➤ Alternative Aufgabe: _ ☐

MOTIVATION

Tages-Joker: _ Nicht benötigt ☐

Was war gut heute? Was habe ich geschafft? _

_ _

Was will ich noch verbessern? _

_ _

Außergewöhnliche Ereignisse: _

_ _

Meine Stimmung heute: ☹ 😐 🙂 😃

TAG 49: ☐☐,☐☐.☐☐.☐☐☐☐ Analyse-Tag!

Frühstück: Toast mit Ricotta und Granatapfel (siehe Seite 216)

🕐 15 Minuten   360 Kilokalorien, 19 g Eiweiß,
                53 g Kohlenhydrate, 7 g Fett

Snack: Harzer Käse mit Schinkenmantel
(siehe Seite 250)

🕐 10 Minuten   280 Kilokalorien, 41 g Eiweiß,
                12 g Kohlenhydrate, 7 g Fett

Mittagessen: Ratatouille
(siehe Seite 231)

🕐 30 Minuten   310 Kilokalorien, 17 g Eiweiß,
                29 g Kohlenhydrate, 13 g Fett

Abendessen: Steak-Geschnetzeltes im
Rucola-Bett (siehe Seite 237)

🕐 25 Minuten   340 Kilokalorien, 44 g Eiweiß,
                8 g Kohlenhydrate, 14 g Fett

Notfall-Snack (siehe Seite 23 und 28): _____ Nicht benötigt ☐

Trinken für den Traumkörper: 🥛🥛🥛🥛🥛🥛🥛🥛🥛🥛🥛🥛🥛🥛

Vier Tagesaufgaben auf dem Weg zur Bestform:

➤ Auf den nächsten Spielplatz gehen und vier Sätze mit so vielen Klimmzügen
  (siehe Seite 181) wie möglich ausführen, dazwischen je zwei Minuten Pause   ☐

➤ Mit einem Freund zum Badminton, Squash, Tennis oder zu einer Ihrer Sportarten
  verabreden   ☐

➤ Heute ganz auf Zucker verzichten (Ausnahme: der Honig beim Frühstück)   ☐

➤ Mit Freundin oder Kumpel ein Ruderboot mieten (für wenigstens 60 Minuten) und
  zwei Drittel der Zeit überwiegend rudernd in Bewegung bleiben   ☐

➤ Alternative Aufgabe: _____   ☐

MOTIVATION

> Der Einzige, der Sie schlagen kann, ist: Sie selbst.

Kanalisieren Sie Ihren Knabberkonsum

Halten Sie den ganzen Tag (am besten eine ganze Woche lang) fest, in welchen Situationen Sie
anfangen, nebenbei zu knabbern oder Heißhunger auf Süßigkeiten etc. zu bekommen. Ist es
Langeweile? Stress? Vielleicht passiert es immer bei der gleichen Tätigkeit (zum Beispiel beim
Autofahren)? Überlegen Sie, ob es nicht noch andere Wege gibt, wie Sie sich gut fühlen können, als zu essen.

Tages-Joker: _____ Nicht benötigt ☐

Was war gut heute? Was habe ich geschafft? _____

_____

Was will ich noch verbessern? _____

_____

Außergewöhnliche Ereignisse: _____

_____

Meine Stimmung heute: ☹   😐   🙂   😀

Fazit Woche 7

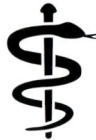

KÖRPER-CHECK

Bauchumfang:
(zur Messung siehe Seite 178): _ _ _ _ _ _ _ _ Zentimeter

+/- _ _ _ _ _ _ _ _ Zentimeter im Vergleich zum ersten Tag

Körpergewicht:

_ _ _ _ _ _ _ _ Kilo

+/- _ _ _ _ _ _ _ _ Kilo im Vergleich zum ersten Tag

LEBENSGESTALTUNG

Wie viele Minuten waren Sie in der letzten Woche in etwa in Bewegung?

ca. _ _ _ _ _ _ _ _ _ _ Minuten im Alltag | ca. _ _ _ _ _ _ _ _ _ _ Minuten beim Training

Vier Wochenaufgaben auf dem Weg zur Bestform

Diese ein bis vier Dinge will ich in der kommenden Woche umsetzen:

➤ - ☐

➤ - ☐

➤ - ☐

➤ - ☐

MOTIVATION

Was habe ich in der letzten Woche geschafft? _

_ _

Was kann ich in der kommenden Woche noch verbessern? _ _ _ _ _ _ _ _ _ _ _ _ _ _ _ _

_ _

Besondere Vorkommnisse: _

_ _

Meine Stimmung in dieser Woche: ☹ 😐 🙂 😃

Wochen-Joker für die kommende Woche:

_ Nicht benötigt ☐

ERSTE HILFE IM RESTAURANT, TEIL 7: DIE DEUTSCHE KÜCHE

Gewichts- statt Gesichtsverlust beim Ausgehen: Mit diesen vier figurschonenden Gerichten überstehen Sie den Besuch im Restaurant mit deutscher Küche (von den Hauptspeisen selbstverständlich nur eine auswählen!).

- Filetsteak vom Rind
- Gegrillte Pute
- Champignon-Omelett
- Rotbarschfilet mit Salzkartoffeln

TAG 50: ☐☐,☐☐.☐☐.☐☐☐☐ Power-Tag!

Frühstück: Magerquark mit Honig und Nüssen (siehe Seite 217)

🕐 5 Minuten   450 Kilokalorien, 39 g Eiweiß, 25 g Kohlenhydrate, 22 g Fett

Snack: Chili-Thunfisch-Salat (siehe Seite 251)

🕐 10 Minuten   270 Kilokalorien, 41 g Eiweiß, 10 g Kohlenhydrate, 8 g Fett

Mittagessen: Rindfleisch-Spinat-Tomaten-Toast (siehe Seite 224)

🕐 20 Minuten   410 Kilokalorien, 37 g Eiweiß, 36 g Kohlenhydrate, 13 g Fett

Abendessen: Salat mit gerösteten Pinienkernen (siehe Seite 246)

🕐 5 Minuten   380 Kilokalorien, 18 g Eiweiß, 20 g Kohlenhydrate, 24 g Fett

Notfall-Snack (siehe Seite 23 und 28): _____ Nicht benötigt ☐

Trinken für den Traumkörper: 🥛🥛🥛🥛🥛🥛🥛🥛🥛🥛🥛🥛🥛🥛

ERNÄHRUNG

Der hochintensive Zauber-Zirkel (Seite 186 bis 190)

🕐 Einsteiger 37 Minuten, Fortgeschrittene und Profis 41 Minuten (alles inklusive Warm-up und Cool-down)

🛠 Stoppuhr/Timer, dazu bei Bedarf ein Rucksack (mit Inhalt) und Bücher oder Wasserflaschen als Zusatzgewichte

Absolviert ☐

Besondere Vorkommnisse: _____

KRAFTTRAINING

Vier Tagesaufgaben auf dem Weg zur Bestform:

➤ Tag 50 begrüßen Sie gleich morgens mit 25-mal Rumpfstrecken (siehe Seite 203)   ☐

➤ Danach morgens gleich abwechselnd fünfmal 30 Sekunden warm und kalt duschen, mit kalt aufhören   ☐

➤ Auf der Arbeit stündlich einen Wecker stellen – wenn es klingelt, machen Sie Pause: Drei Minuten gehen, zwei Minuten locker einen Hampelmann (siehe Seite 179) ausführen   ☐

➤ Nach dem Zirkeltraining und vor dem Cool-down zweimal zwei Minuten Beinkreisen (siehe Seite 185) durchführen   ☐

➤ Alternative Aufgabe: _____ ☐

MOTIVATION

Tages-Joker: _____ Nicht benötigt ☐

Was war gut heute? Was habe ich geschafft? _____

_____

Was will ich noch verbessern? _____

_____

Außergewöhnliche Ereignisse: _____

_____

Meine Stimmung heute: ☹   😐   🙂   😄

LEBENSGESTALTUNG

TAG 51: ☐☐,☐☐.☐☐.☐☐☐☐ Gesundheitstag!

Frühstück: Apfel-Quarkspeise mit Mandeln und Zimt (siehe Seite 214)

🕐 10 Minuten — 340 Kilokalorien, 29 g Eiweiß, 34 g Kohlenhydrate, 9 g Fett

Snack: Quark-Kaviar-Dip mit Rohkost (siehe Seite 253)

🕐 10 Minuten — 170 Kilokalorien, 21 g Eiweiß, 13 g Kohlenhydrate, 3 g Fett

Mittagessen: Lachs mit grünem Spargel und Honig-Senf-Butter (siehe Seite 219)

🕐 20 Minuten — 440 Kilokalorien, 30 g Eiweiß, 13 g Kohlenhydrate, 30 g Fett

Abendessen: Toast mit Harzer, Ei und Rucola (siehe Seite 247)

🕐 5 Minuten — 220 Kilokalorien, 24 g Eiweiß, 16 g Kohlenhydrate, 6 g Fett

Notfall-Snack (siehe Seite 23 und 28): _____ Nicht benötigt ☐

Trinken für den Traumkörper: 🥛🥛🥛🥛🥛🥛🥛🥛🥛🥛🥛🥛🥛🥛

POWER-LEBENSMITTEL DER WOCHE 8: AVOCADO

Die grünen Früchte des Avocado-Baums bestehen zwar zu 15 Prozent aus Fett – aber was für welches: Der Großteil sind einfach ungesättigte Fettsäuren, die unter anderem einen positiven Einfluss auf den Insulinspiegel haben und die Konzentration des schädlichen LDL-Cholesterins verringern. Ganz nebenbei versorgen Avocados Sie mit reichlich Mineralstoffen und unter anderen mit den Vitaminen B, E und K.

Vier Tagesaufgaben auf dem Weg zur Bestform:

➤ Über den Tag verteilt viermal 90 Sekunden Hampelmann (siehe Seite 179) ☐
➤ Den Schrittzähler nutzen und heute wenigstens 12 500 Schritte machen ☐
➤ Abends zum Badminton, Squash, Tennis oder zu einer Ihrer Sportarten verabreden ☐
➤ **Den Grünkohl für morgen Abend einlegen!** ☐

➤ Alternative Aufgabe: _____ ☐

MOTIVATION

Sie können sich morgen „schlecht" fühlen, weil Sie Ihren Körper spüren – oder Ihr schlechtes Gewissen.

Tages-Joker: _____ Nicht benötigt ☐

Was war gut heute? Was habe ich geschafft? _____

_____

Was kann ich noch verbessern? _____

_____

Außergewöhnliche Ereignisse: _____

Meine Stimmung heute: ☹ 😐 🙂 😄

TAG 52: ☐☐,☐☐.☐☐.☐☐☐☐ Ausdauertag!

ERNÄHRUNG

Frühstück: 2 Scheiben Eiweiß-Brot (zum Rezept siehe Seite 218), darauf: 20 g Erdnussbutter, 1 Topf körniger Frischkäse (200 g)

🕐 5 Minuten — 460 Kilokalorien, 42 g Eiweiß, 10 g Kohlenhydrate, 27 g Fett

Snack: Früchte-Quarkspeise (siehe Seite 252)

🕐 10 Minuten — 280 Kilokalorien, 18 g Eiweiß, 29 g Kohlenhydrate, 9 g Fett

Mittagessen: Chicken-Curry mit Couscous (siehe Seite 227)

🕐 30 Minuten — 440 Kilokalorien, 43 g Eiweiß, 47 g Kohlenhydrate, 8 g Fett

Abendessen: Marinierter Grünkohl-Salat mit Granatapfel, Pinienkernen und Parmesan (siehe Seite 244)

🕐 10 Minuten (plus Marinierzeit: den Grünkohl über Nacht ziehen lassen)
340 Kilokalorien, 18 g Eiweiß, 18 g Kohlenhydrate, 22 g Fett

Notfall-Snack (siehe Seite 23 und 28): _ Nicht benötigt ☐

Trinken für den Traumkörper: 🥛🥛🥛🥛🥛🥛🥛🥛🥛🥛🥛🥛🥛🥛

AUSDAUERTRAINING

Das schlank machende Seilspring-Workout (Seite 206)

🕐 Einsteiger und Fortgeschrittene 51 Minuten 30 Sekunden, Profis 49 Minuten 30 Sekunden (alles inklusive Warm-up und Cool-down)

🔧 Stoppuhr/Timer, Springseil   Absolviert ☐

Besondere Vorkommnisse: _

Ihr Seilsprung-Rekord: _

LEBENSGESTALTUNG

Vier Tagesaufgaben auf dem Weg zur Bestform:

➤ Vor dem Schlafengehen 25 Dips (siehe Seite 204) auf der Bettkante ☐

➤ Mit dem Auto unterwegs zur Arbeit? Den Wagen drei Kilometer vom Arbeitsplatz entfernt parken, den Rest zu Fuß gehen ☐

➤ Heute ohne Ausnahme an die vier Mahlzeiten halten und absolut nichts zwischendurch snacken ☐

➤ Beim Zähneputzen morgens und abends: Jeweils 90 Sekunden auf dem linken und 90 Sekunden auf dem rechten Bein stehen ☐

➤ Alternative Aufgabe: _ ☐

MOTIVATION

Tages-Joker: _ Nicht benötigt ☐

Was war gut heute? Was habe ich geschafft? _

Was kann ich noch verbessern? _

Außergewöhnliche Ereignisse: _

Meine Stimmung heute: ☹ 😐 🙂 😀

TAG 53: ☐☐,☐☐.☐☐.☐☐☐☐ Regenerationstag!

ERNÄHRUNG

Frühstück: Strammer Max auf Vollkornbrot (siehe Seite 212)

🕐 10 Minuten — 350 Kilokalorien, 26 g Eiweiß, 30 g Kohlenhydrate, 13 g Fett

Snack: Beerenquark (siehe Seite 252)

🕐 5 Minuten — 170 Kilokalorien, 19 g Eiweiß, 16 g Kohlenhydrate, 3 g Fett

Mittagessen: Tofu in Kokossoße (siehe Seite 232)

🕐 25 Minuten — 470 Kilokalorien, 29 g Eiweiß, 19 g Kohlenhydrate, 30 g Fett

Abendessen: Salat-Burritos mit Eiern und Gewürzgurken (siehe Seite 246)

🕐 5 Minuten — 260 Kilokalorien, 21 g Eiweiß, 14 g Kohlenhydrate, 12 g Fett

Notfall-Snack (siehe Seite 23 und 28): _ Nicht benötigt ☐

Trinken für den Traumkörper: 🥛🥛🥛🥛🥛🥛🥛🥛🥛🥛🥛🥛🥛🥛

LEBENSGESTALTUNG

Vier Tagesaufgaben auf dem Weg zur Bestform:

➤ Über den Tag verteilt: 30 Sekunden Seilspringen (siehe Seite 178 und 179) für jedes Kilo, das Sie bis letzten Sonntag abgenommen haben ☐

➤ Mailfreier Tag: Zu jedem Kollegen im Haus gehen Sie heute persönlich, anstatt eine Mail zu schreiben ☐

➤ Alle Muskelgruppen des Körpers (siehe Tag 17, Seite 63) nacheinander für jeweils acht Sekunden vollständig anspannen, dazwischen immer zehn Sekunden Pause; zwei Durchgänge absolvieren ☐

➤ Entspannende Atemübung am Regenerationstag: Vier Minuten lang für fünf Sekunden einatmen, drei Sekunden die Luft anhalten, dann zehn Sekunden lang ausatmen ☐

➤ Alternative Aufgabe: _ ☐

MOTIVATION

> Großartige Errungenschaften entstehen nicht in der Komfortzone.

Was ist Ihnen wirklich wichtig?

Schon als Kind werden Sie sicher für Sportler oder Musiker geschwärmt haben oder aber Sie haben mit Ehrfurcht auf andere geschaut. Halten Sie alle Vorbilder fest, die Sie von Kind auf jemals gehabt haben. Vier sollten es wenigstens sein, wahrscheinlich werden es deutlich mehr. Lassen Sie dann diese Liste auf sich wirken. Was haben Sie an diesen Menschen geschätzt – oder schätzen es heute noch? Was macht sie zu Vorbildern? Und was haben Ihre Vorbilder (oder einige davon) eventuell gemeinsam? So finden Sie unter anderem heraus, was Ihnen wichtig ist.

Tages-Joker: _ Nicht benötigt ☐

Was war gut heute? Was habe ich geschafft? _

_ _

Was kann ich noch verbessern? _

_ _

Außergewöhnliche Ereignisse: _

Meine Stimmung heute: ☹   😐   🙂   😃

TAG 54: ☐☐ , ☐☐ . ☐☐ . ☐☐☐☐ Krafttag!

ERNÄHRUNG

Frühstück: Bananenmüsli mit Erdnussbutter (siehe Seite 214)

🕐 5 Minuten   480 Kilokalorien, 19 g Eiweiß, 66 g Kohlenhydrate, 15 g Fett

Snack: Körniger Frischkäse mit Avocado (siehe Seite 249)

🕐 10 Minuten   270 Kilokalorien, 14 g Eiweiß, 14 g Kohlenhydrate, 20 g Fett

Mittagessen: Zander an Bratgemüse (siehe Seite 221)

🕐 20 Minuten   460 Kilokalorien, 42 g Eiweiß, 23 g Kohlenhydrate, 22 g Fett

Abendessen: Putengeschnetzeltes mit Ananas und Ingwer (siehe Seite 240)

🕐 15 Minuten   (plus Marinierzeit: 60 Minuten) 300 Kilokalorien, 40 g Eiweiß, 16 g Kohlenhydrate, 8 g Fett

Notfall-Snack (siehe Seite 23 und 28): _ Nicht benötigt ☐

Trinken für den Traumkörper: 🥛🥛🥛🥛🥛🥛🥛🥛🥛🥛🥛🥛🥛🥛

KRAFTTRAINING

Der hochintensive Zauber-Zirkel (Seite 186 bis 190)

🕐 Einsteiger 37 Minuten, Fortgeschrittene und Profis 41 Minuten (alles inklusive Warm-up und Cool-down)

🛠 Stoppuhr/Timer, dazu bei Bedarf ein Rucksack (mit Inhalt) und Bücher oder Wasserflaschen als Zusatzgewichte

Absolviert ☐

Besondere Vorkommnisse: _

LEBENSGESTALTUNG

Vier Tagesaufgaben auf dem Weg zur Bestform:

➤ Direkt nach dem Aufwachen 20-mal Hüftheben (siehe Seite 184)   ☐
➤ Heute jede Treppe rückwärts raufgehen   ☐
➤ Beim Fernsehen in jeder Werbepause: eine Minute auf der Stelle laufen   ☐
➤ in der kommenden Nacht ausreichend schlafen – wenigstens acht, besser neun oder zehn Stunden   ☐
➤ Alternative Aufgabe: _   ☐

MOTIVATION

Tages-Joker: _ Nicht benötigt ☐

Was war gut heute? Was habe ich geschafft? _

_ _

Was will ich noch verbessern? _

_ _

Außergewöhnliche Ereignisse: _

_ _

Meine Stimmung heute: ☹   😐   🙂   😃

TAG 55: ☐☐,☐☐.☐☐.☐☐☐☐ Stress-weg-Tag!

Frühstück: Knäckebrot mit Avocado und Gurkendip (siehe Seite 213)

🕐 5 Minuten | 380 Kilokalorien, 18 g Eiweiß, 36 g Kohlenhydrate, 17 g Fett

Snack: Möhren mit Tomaten-Feta-Dip (siehe Seite 253)

🕐 10 Minuten | 250 Kilokalorien, 11 g Eiweiß, 19 g Kohlenhydrate, 14 g Fett

Mittagessen: Gegrilltes Asado-Steak vom Rind (siehe Seite 222)

🕐 20 Minuten | 500 Kilokalorien, 48 g Eiweiß, 9 g Kohlenhydrate, 30 g Fett

Abendessen: Gebackener Kürbis mit Kräuterquark (siehe Seite 243)

🕐 50 Minuten | 340 Kilokalorien, 31 g Eiweiß, 25 g Kohlenhydrate, 11 g Fett

Notfall-Snack (siehe Seite 23 und 28): _ Nicht benötigt ☐

Trinken für den Traumkörper: 🥛🥛🥛🥛🥛🥛🥛🥛🥛🥛🥛🥛🥛🥛

ERNÄHRUNG

Das schlank machende Seilspring-Workout (Seite 206)

🕐 Einsteiger und Fortgeschrittene 51 Minuten 30 Sekunden, Profis 49 Minuten 30 Sekunden (alles inklusive Warm-up und Cool-down)

🔧 Stoppuhr/Timer, Springseil

Absolviert ☐

Besondere Vorkommnisse: _

Ihr Seilsprung-Rekord: _

AUSDAUERTRAINING

Vier Tagesaufgaben auf dem Weg zur Bestform:

➤ Über den Tag verteilt viermal eine Minute seitlicher Unterarmstüz mit Rumpfrotationen (je 30 Sekunden pro Seite, siehe Seite 198) ☐
➤ Beim Getränkekauf die Kisten tragen ☐
➤ Das Auto mit der Hand waschen ☐
➤ **Den Handkäse und die Sojabohnen für morgen einlegen!** ☐

➤ Alternative Aufgabe: _ ☐

MOTIVATION

Tages-Joker: _ Nicht benötigt ☐

Was war gut heute? Was habe ich geschafft? _

_ _

Was kann ich noch verbessern? _

_ _

Außergewöhnliche Ereignisse: _

_ _

Meine Stimmung heute: ☹ 😐 🙂 😀

LEBENSGESTALTUNG

ERNÄHRUNG

Frühstück: Rührei mit Räucherlachs
(siehe Seite 211)

🕐 10 Minuten   360 Kilokalorien, 26 g Eiweiß,
17 g Kohlenhydrate, 21 g Fett

Snack: Handkäse mit Musik
(siehe Seite 250)

🕐 10 Minuten (plus Marinierzeit: über Nacht,
mindestens aber 4 Stunden)
200 Kilokalorien, 32 g Eiweiß,
2 g Kohlenhydrate, 6 g Fett

Mittagessen: Vegetarisches Chili mit
Linsen (siehe Seite 232)

🕐 50 Minuten   320 Kilokalorien, 19 g Eiweiß,
44 g Kohlenhydrate, 7 g Fett

Abendessen: Asiatischer Putenbrustsalat
(siehe Seite 239)

🕐 50 Minuten (plus Einweichzeit für die Sojabohnen: 6–8 Stunden)
290 Kilokalorien, 39 g Eiweiß,
11 g Kohlenhydrate, 10 g Fett

Notfall-Snack (siehe Seite 23 und 28): _ Nicht benötigt ☐

Trinken für den Traumkörper: 🥛🥛🥛🥛🥛🥛🥛🥛🥛🥛🥛🥛🥛🥛

LEBENSGESTALTUNG

Vier Tagesaufgaben auf dem Weg zur Bestform:

➤ Glückwunsch: Bergfest! Zur Feier 50 Liegestütze (siehe Seite 182) über den Tag verteilt ☐
➤ Mit Freunden zu einer Runde Beachvolleyball oder Basketball verabreden ☐
➤ Das Auto mit der Hand polieren ☐
➤ Heute ohne Ausnahme an die vier Mahlzeiten halten und absolut nichts
zwischendurch snacken (auch keine kalorienhaltigen Getränke) ☐

➤ Alternative Aufgabe: _ ☐

MOTIVATION

> Wenn Sie Ihren eigenen Weg gehen, kann Sie niemand überholen.

Loben Sie sich für Ihre Erfolge

Halten Sie vier positive Veränderungen fest, die Sie bis zum heutigen Tag im Rahmen der 4x4-
Fett-weg-Formel erreicht haben. Das können auch Kleinigkeiten sein. Zu Motivationszwecken
können Sie sich diese Dinge auch auf eine große Pappe schreiben und an die Wand hängen
mit der Überschrift: „Das habe ich alles schon geschafft!" Führen Sie die Liste ruhig im laufen-
den Abnehmprozess fort.

Tages-Joker: _ Nicht benötigt ☐

Was war gut heute? Was habe ich geschafft? _

_ _

Was kann ich noch verbessern? _

_ _

Außergewöhnliche Ereignisse: _

_ _

Meine Stimmung heute: ☹   😐   🙂   😃

Fazit Woche 8

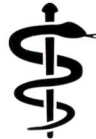

KÖRPER-CHECK

Bauchumfang:
(zur Messung siehe Seite 178): _ _ _ _ _ _ _ _ Zentimeter

Körpergewicht:
+/- _ _ _ _ _ _ _ _ Zentimeter im Vergleich zum ersten Tag

_ _ _ _ _ _ _ _ Kilo

+/- _ _ _ _ _ _ _ _ Kilo im Vergleich zum ersten Tag

LEBENSGESTALTUNG

Wie viele Minuten waren Sie in der letzten Woche in etwa in Bewegung?

ca. _ _ _ _ _ _ _ _ _ _ Minuten im Alltag | ca. _ _ _ _ _ _ _ _ _ _ Minuten beim Training

Vier Wochenaufgaben auf dem Weg zur Bestform

Diese ein bis vier Dinge will ich in der kommenden Woche umsetzen:

➤ - ☐

➤ - ☐

➤ - ☐

➤ - ☐

MOTIVATION

Was habe ich in der letzten Woche geschafft? _

_ _

Was kann ich in der kommenden Woche noch verbessern? _ _ _ _ _ _ _ _ _ _ _ _ _ _ _ _ _ _

_ _

Besondere Vorkommnisse: _

_ _

Meine Stimmung in dieser Woche: ☹ 😐 🙂 😃

Wochen-Joker für die kommende Woche:

_ Nicht benötigt ☐

ERSTE HILFE IM RESTAURANT, TEIL 8: BEIM ITALIENER

Gewichts- statt Gesichtsverlust beim Ausgehen: Mit diesen vier figurschonenden Gerichten überstehen Sie den Besuch beim Italiener (von den Hauptspeisen selbstverständlich nur eine auswählen!).

- Tomate und Mozzarella
- Bauernsalat (mit Essig und Öl)
- Bistecca alla fiorentina (Steak vom Rind) mit Salat
- Gamberoni alla griglia (gegrillte Gambas)

TAG 57: ☐☐,☐☐.☐☐.☐☐☐☐ Power-Tag!

ERNÄHRUNG

Frühstück: Heidelbeer-Crêpes (siehe Seite 215)

🕐 10 Minuten 440 Kilokalorien, 21 g Eiweiß, 54 g Kohlenhydrate, 14 g Fett

Snack: Apfel-Möhren-Rosinen-Quark (siehe Seite 252)

🕐 10 Minuten 200 Kilokalorien, 22 g Eiweiß, 25 g Kohlenhydrate, 1 g Fett

Mittagessen: Hähnchenbrust mit Zitrus-Thymian-Soße (siehe Seite 225)

🕐 20 Minuten 490 Kilokalorien, 50 g Eiweiß, 21 g Kohlenhydrate, 22 g Fett

Abendessen: Seelachs mit Koriander und Knoblauchbutter (siehe Seite 235)

🕐 20 Minuten 330 Kilokalorien, 39 g Eiweiß, 0 g Kohlenhydrate, 18 g Fett

Notfall-Snack (siehe Seite 23 und 28): _ Nicht benötigt ☐

Trinken für den Traumkörper: 🥛🥛🥛🥛🥛🥛🥛🥛🥛🥛🥛🥛🥛🥛

KRAFTTRAINING

Das muskelpushende Superfit-Supersatz-Set (Seite 191 bis 199)

🕐 47 Minuten 30 Sekunden (inklusive Warm-up und Cool-down)

🔧 Stoppuhr/Timer, eine kleine Erhöhung, ein Ball oder ein Handtuch, ein kleines Buch, bei Bedarf ein Rucksack (mit Inhalt) und zwei gefüllte Wasserflaschen als Zusatzgewichte

Absolviert ☐

Besondere Vorkommnisse: _

LEBENSGESTALTUNG

Vier Tagesaufgaben auf dem Weg zur Bestform:

➤ Vor dem Aufstehen 20 Sumo-Kniebeugen (siehe Seite 201) ☐
➤ Den ganzen Tag traben statt gehen ☐
➤ Heute jeden Bissen 15-mal kauen – und versuchen, auf diese Weise die ganze Woche über langsam zu essen ☐
➤ Nach acht Wochen sind Sie fit genug: Melden Sie sich zu einem Lauf (bis 10 Kilometer) oder zu einer Radtourenfahrt (RTF) an ☐
➤ Alternative Aufgabe: _ ☐

MOTIVATION

Tages-Joker: _ Nicht benötigt ☐

Was war gut heute? Was habe ich geschafft? _

_ _

Was will ich noch verbessern? _

_ _

Außergewöhnliche Ereignisse: _

_ _

Meine Stimmung heute: ☹️ 😐 🙂 😀

TAG 58: ☐☐,☐☐.☐☐.☐☐☐☐ Gesundheitstag!

Frühstück: 2 Scheiben Eiweiß-Brot (zum Rezept siehe Seite 218), **darauf: 20 g Erdnussbutter, 4 Scheiben roher Schinken (mager, ca. 50 g), 1 kleine Tomate, 2 Salatblätter; dazu: 1 Glas Buttermilch (250 ml)**

🕐 5 Minuten   450 Kilokalorien, 37 g Eiweiß, 20 g Kohlenhydrate, 22 g Fett

Snack: Rohkost-Snack mit körnigem Frischkäse (siehe Seite 253)

🕐 5 Minuten   200 Kilokalorien, 21 g Eiweiß, 11 g Kohlenhydrate, 7 g Fett

Mittagessen: Bauernsalat mit Feta und Melone (siehe Seite 229)

🕐 20 Minuten   400 Kilokalorien, 21 g Eiweiß, 31 g Kohlenhydrate, 19 g Fett

Abendessen: Wirsingpfanne mit Hähnchenbrust (siehe Seite 240)

🕐 25 Minuten   350 Kilokalorien, 59 g Eiweiß, 11 g Kohlenhydrate, 8 g Fett

Notfall-Snack (siehe Seite 23 und 28): _ Nicht benötigt ☐

Trinken für den Traumkörper: 🥛🥛🥛🥛🥛🥛🥛🥛🥛🥛🥛🥛🥛🥛🥛🥛

POWER-LEBENSMITTEL DER WOCHE 9: PILZE

Dank eines hohen Wassergehalts haben Pilze kaum Kalorien, liefern dafür aber durchaus Eiweiß: zwischen zwei und fünf Prozent. Auch der GI-Wert (siehe Seite 25) kann sich sehen lassen und liegt im Fall der Champignons bei 15 – andere Pilze sind ähnlich gut. Sie alle enthalten zusätzlich viele wichtige Vitamine und Mineralstoffe.

Vier Tagesaufgaben auf dem Weg zur Bestform:

➤ Vor der Arbeit schwimmen gehen (wenigstens 30 Minuten locker bewegen) ☐
➤ 40 Crunches (siehe Seite 194) vor dem Schlafengehen ☐
➤ Auf der Arbeit stündlich einen Wecker stellen – wenn es klingelt, machen Sie Pause: fünf Minuten leichtes Stretching von Beinen, Armen und Brust ☐
➤ Eine wöchentliche „grüne Kiste" mit Gemüse von Umland-Bauern (viel Gemüse, wenig Kartoffeln und wenig Obst) abonnieren ☐
➤ Alternative Aufgabe: _ ☐

MOTIVATION

Wenn Sie die Absicht haben, sich zu erneuern, tun Sie es jeden Tag!

Tages-Joker: _ Nicht benötigt ☐

Was war gut heute? Was habe ich geschafft? _

_ _

Was kann ich noch verbessern? _

Außergewöhnliche Ereignisse: _

Meine Stimmung heute: ☹   😐   🙂   😃

TAG 59: ☐☐,☐☐☐.☐☐☐.☐☐☐☐ Ausdauertag!

ERNÄHRUNG

Frühstück: Hüttenkäse-Kraft-Müsli mit Früchten (siehe Seite 213)

🕐 15 Minuten — 550 Kilokalorien, 25 g Eiweiß, 55 g Kohlenhydrate, 24 g Fett

Snack: Magerquark mit Krabben, Radieschen und Gurke (siehe Seite 252)

🕐 10 Minuten — 190 Kilokalorien, 27 g Eiweiß, 6 g Kohlenhydrate, 6 g Fett

Mittagessen: Hähnchenbrust aus dem Ofen mit Pilzen (siehe Seite 228)

🕐 30 Minuten — 380 Kilokalorien, 41 g Eiweiß, 37 g Kohlenhydrate, 7 g Fett

Abendessen: Steaks vom Blumenkohl mit Knoblauchdip (siehe Seite 248)

🕐 35 Minuten — 350 Kilokalorien, 20 g Eiweiß, 23 g Kohlenhydrate, 18 g Fett

Notfall-Snack (siehe Seite 23 und 28): _____ Nicht benötigt ☐

Trinken für den Traumkörper: 🥛🥛🥛🥛🥛🥛🥛🥛🥛🥛🥛🥛🥛🥛

AUSDAUERTRAINING

Die speck sprengenden Sprint-Intervalle (Seite 207)

🕐 51 Minuten 4 Sekunden (inklusive Warm-up und Cool-down)

🛠 Stoppuhr/Timer, Steigungen oder Treppen für die Intensivierung, für Schwimmer bei Bedarf Intensivierungsmittel wie Paddles

Absolviert ☐

Besondere Vorkommnisse: _____

LEBENSGESTALTUNG

Vier Tagesaufgaben auf dem Weg zur Bestform:

➤ Direkt nach dem Aufstehen 25 Liegestütze (siehe Seite 182) ☐
➤ Heute wenigstens vier Treppenabsätze auf allen vieren rückwärts raufgehen ☐
➤ Den ganzen Tag keine Süßigkeiten und keinen Knabberkram ☐
➤ Die neue Ausdauer-Sprint-Einheit heute war sicher hart – gehen Sie zur Unterstützung der Regeneration in die Sauna ☐

➤ Alternative Aufgabe: _____ ☐

MOTIVATION

Tages-Joker: _____ Nicht benötigt ☐

Was war gut heute? Was habe ich geschafft? _____

_____

Was kann ich noch verbessern? _____

_____

Außergewöhnliche Ereignisse: _____

_____

Meine Stimmung heute: ☹ 😐 🙂 😃

TAG 60: ☐☐,☐☐.☐☐.☐☐☐☐ Regenerationstag!

Frühstück: Quark-Tomaten-Brot
(siehe Seite 217)

🕐 5 Minuten 350 Kilokalorien, 33 g Eiweiß, 37 g Kohlenhydrate, 6 g Fett

Snack: Texanischer Thunfisch-Bohnen-Salat (siehe Seite 251)

🕐 10 Minuten 210 Kilokalorien, 24 g Eiweiß, 12 g Kohlenhydrate, 7 g Fett

Mittagessen: Exotisches Auberginen-Bauernfrühstück mit Koriander
(siehe Seite 229)

🕐 15 Minuten 410 Kilokalorien, 20 g Eiweiß, 33 g Kohlenhydrate, 22 g Fett

Abendessen: Spargelsalat mit Schinken und Parmesan (siehe Seite 238)

🕐 30 Minuten 290 Kilokalorien, 22 g Eiweiß, 14 g Kohlenhydrate, 16 g Fett

Notfall-Snack (siehe Seite 23 und 28): _ Nicht benötigt ☐

Trinken für den Traumkörper: 🥛🥛🥛🥛🥛🥛🥛🥛🥛🥛🥛🥛🥛🥛

Vier Tagesaufgaben auf dem Weg zur Bestform:

➤ Viermal eine Minute Vierfüßlergang (siehe Seite 179) über den Tag verteilt ☐

➤ Heute auf dem Weg zur Arbeit alle zehn Sekunden den Bauch für fünf Sekunden so fest es geht anspannen ☐

➤ In der Mittagspause spazieren gehen (wenigstens 20 Minuten) ☐

➤ Auf ein Bein stellen (Fortgeschrittene: die Augen dabei schließen) und 30 Sekunden lang die Balance halten, mit dem anderen Bein wiederholen ☐

➤ Alternative Aufgabe: _ ☐

MOTIVATION

Es gibt sieben Tage die Woche – keiner davon heißt „eines Tages …".

Planen Sie jeden Tag

Eine gute Strategie, Stress zu vermeiden und sich selbstbestimmt zu fühlen, ist vorausschauendes Planen. Ein Ansatz: Machen Sie sich abends Gedanken über den kommenden Tag. Was stehen für Aufgaben an, was wird Sie fordern, was wird Sie stressen? Können Sie etwas dagegen tun? Wenn ja, was? Haben Sie für alles, was ansteht, ausreichend Zeit? Wenn Sie so aktiv die nahe Zukunft planen, laufen Sie deutlich weniger Gefahr, in Stresssituationen zu geraten – und beispielsweise Knabberattacken oder Trainingsunlust zu erleiden.

Tages-Joker: _ Nicht benötigt ☐

Was war gut heute? Was habe ich geschafft? _

_ _

Was kann ich noch verbessern? _

_ _

Außergewöhnliche Ereignisse: _

_ _

Meine Stimmung heute: ☹ 😐 🙂 😀

TAG 61: ☐☐,☐☐.☐☐.☐☐☐☐ Krafttag!

Frühstück: Magerquark mit Honig und Nüssen (siehe Seite 217)

🕐 5 Minuten — 450 Kilokalorien, 39 g Eiweiß, 25 g Kohlenhydrate, 22 g Fett

Snack: Erdbeer-Joghurt-Shake (siehe Seite 254)

🕐 5 Minuten — 200 Kilokalorien, 14 g Eiweiß, 19 g Kohlenhydrate, 7 g Fett

Mittagessen: Gebratene Garnelen auf Wildreis (siehe Seite 220)

🕐 20 Minuten — 460 Kilokalorien, 41 g Eiweiß, 43 g Kohlenhydrate, 14 g Fett

Abendessen: Feldsalat-Suppe mit knusprigen Schinkenstreifen (siehe Seite 236)

🕐 25 Minuten — 330 Kilokalorien, 28 g Eiweiß, 10 g Kohlenhydrate, 19 g Fett

Notfall-Snack (siehe Seite 23 und 28): _ Nicht benötigt ☐

Trinken für den Traumkörper: 🥛🥛🥛🥛🥛🥛🥛🥛🥛🥛🥛🥛🥛🥛🥛🥛

ERNÄHRUNG

Das muskelpushende Superfit-Supersatz-Set (Seite 191 bis 199)

🕐 47 Minuten 30 Sekunden (inklusive Warm-up und Cool-down)

🔧 Stoppuhr/Timer, eine kleine Erhöhung, ein Ball oder ein Handtuch, ein kleines Buch, bei Bedarf ein Rucksack (mit Inhalt) und zwei gefüllte Wasserflaschen als Zusatzgewichte

Absolviert ☐

KRAFTTRAINING

Besondere Vorkommnisse: _

LEBENSGESTALTUNG

Vier Tagesaufgaben auf dem Weg zur Bestform:

➢ Für jedes Kilo, das Sie bis letzten Sonntag abgenommen haben, 30 Sekunden Seilspringen (siehe Seite 178 und 179) – zur Not über den Tag verteilt ☐

➢ Wenn Sie es nicht schon tun: Heute keine Fruchtsäfte trinken ☐

➢ Bei jedem Telefonat heute führen Sie während des Gesprächs wechselseitige Ausfallschritte (siehe Seite 188) aus ☐

➢ Abends inlineskaten, alternativ spazieren gehen (wenigstens 50 Minuten) ☐

➢ Alternative Aufgabe: _ ☐

MOTIVATION

Tages-Joker: _ Nicht benötigt ☐

Was war gut heute? Was habe ich geschafft? _

_ _

Was will ich noch verbessern? _

_ _

Außergewöhnliche Ereignisse: _

_ _

Meine Stimmung heute: 🙁 😐 🙂 😃

TAG 62: ☐☐,☐☐.☐☐.☐☐☐☐ Stress-weg-Tag!

ERNÄHRUNG

Frühstück: Warmes Haferflocken-Beeren-Nuss-Müsli (siehe Seite 216)

🕐 10 Minuten | 500 Kilokalorien, 16 g Eiweiß, 36 g Kohlenhydrate, 31 g Fett

Snack: Frischkäse-Schnittlauch-Dip (siehe Seite 249)

🕐 5 Minuten | 230 Kilokalorien, 27 g Eiweiß, 9 g Kohlenhydrate, 9 g Fett

Mittagessen: Indischer Gemüsetopf mit Putenfleisch (siehe Seite 226)

🕐 45 Minuten | 450 Kilokalorien, 45 g Eiweiß, 47 g Kohlenhydrate, 8 g Fett

Abendessen: Thailändischer Garnelen-Avocado-Salat (siehe Seite 233)

🕐 15 Minuten | 370 Kilokalorien, 28 g Eiweiß, 10 g Kohlenhydrate, 24 g Fett

Notfall-Snack (siehe Seite 23 und 28): _ Nicht benötigt ☐

Trinken für den Traumkörper: 🥛🥛🥛🥛🥛🥛🥛🥛🥛🥛🥛🥛🥛🥛

AUSDAUERTRAINING

Die specksprengenden Sprint-Intervalle (Seite 207)

🕐 51 Minuten 4 Sekunden (inklusive Warm-up und Cool-down)

🛠 Stoppuhr/Timer, Steigungen oder Treppen für die Intensivierung, für Schwimmer bei Bedarf Intensivierungsmittel wie Paddles

Absolviert ☐

Besondere Vorkommnisse: _

LEBENSGESTALTUNG

Vier Tagesaufgaben auf dem Weg zur Bestform:

➤ Vor dem Zubettgehen: viermal zehn Wiederholungen Hüftheben (siehe Seite 184), dazwischen je 20 Sekunden Pause ☐

➤ Haben Sie vor sechs Wochen den Schnupperkurs Klettern oder Bouldern gemacht? Dann gehen Sie heute wieder hin – oder holen den Kurs nach ☐

➤ Heute mindestens zwei Liter Wasser trinken ☐

➤ Beim Fernsehen in jeder Werbepause: zehnmal Delfin-Schwimmen (siehe Seite 199) ☐

➤ Alternative Aufgabe: _ ☐

MOTIVATION

Tages-Joker: _ Nicht benötigt ☐

Was war gut heute? Was habe ich geschafft? _

_ _

Was kann ich noch verbessern? _

_ _

Außergewöhnliche Ereignisse: _

_ _

Meine Stimmung heute: 🙁 😐 🙂 😃

TAG 63: ☐☐,☐☐.☐☐.☐☐☐☐ Analyse-Tag!

Frühstück: Toast mit Ricotta und Granatapfel (siehe Seite 216)

🕐 15 Minuten — 360 Kilokalorien, 19 g Eiweiß, 53 g Kohlenhydrate, 7 g Fett

Snack: Süßer körniger Frischkäse (siehe Seite 249)

🕐 5 Minuten — 170 Kilokalorien, 13 g Eiweiß, 19 g Kohlenhydrate, 5 g Fett

Mittagessen: Gegrillter Thunfisch am Spieß (siehe Seite 220)

🕐 35 Minuten — 520 Kilokalorien, 31 g Eiweiß, 3 g Kohlenhydrate, 43 g Fett

Abendessen: Hähnchen und Salat vom Grill (siehe Seite 239)

🕐 15 Minuten — 280 Kilokalorien, 38 g Eiweiß, 4 g Kohlenhydrate, 12 g Fett

Notfall-Snack (siehe Seite 23 und 28): _ Nicht benötigt ☐

Trinken für den Traumkörper: ▽▽▽▽▽▽▽▽▽▽▽▽▽▽▽▽

Vier Tagesaufgaben auf dem Weg zur Bestform:

➤ Über den Tag verteilt viermal vier Minuten laufen ☐
➤ Eine Radtour mit der Familie machen (wenigstens 90 Minuten) ☐
➤ Heute Kaffee ohne Milch und ohne Zucker trinken ☐
➤ Alle Muskelgruppen des Körpers (siehe Tag 17, Seite 63) nacheinander für jeweils vier Sekunden vollständig anspannen, dazwischen immer zehn Sekunden Pause; sechs Durchgänge absolvieren ☐

➤ Alternative Aufgabe: _ ☐

MOTIVATION

Sie haben eine brandneue Woche vor sich, in der Sie sich mehr bewegen, gesünder essen und zusätzlichen Stolz gewinnen können!

Nutzen Sie die Gunst der Stunde

Versuchen Sie, heute vollkommen im Hier und Jetzt zu sein und sich ohne Abstriche auf alles zu konzentrieren, was Sie gerade machen. Das wird Sie pushen – und Sie werden weniger ans Essen denken.

Tages-Joker: _ Nicht benötigt ☐

Was war gut heute? Was habe ich geschafft? _

_ _

Was kann ich noch verbessern? _

_ _

Außergewöhnliche Ereignisse: _

_ _

Meine Stimmung heute: ☹ 😐 🙂 😃

Fazit Woche 9

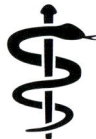

KÖRPER-CHECK

Bauchumfang:
(zur Messung siehe Seite 178): _ _ _ _ _ _ _ _ Zentimeter

+/- _ _ _ _ _ _ _ _ Zentimeter im Vergleich zum ersten Tag

Körpergewicht:

_ _ _ _ _ _ _ _ Kilo

+/- _ _ _ _ _ _ _ _ Kilo im Vergleich zum ersten Tag

Wie viele Minuten waren Sie in der letzten Woche in etwa in Bewegung?

ca. _ _ _ _ _ _ _ _ _ _ Minuten im Alltag | ca. _ _ _ _ _ _ _ _ _ _ Minuten beim Training

Vier Wochenaufgaben auf dem Weg zur Bestform

Diese ein bis vier Dinge will ich in der kommenden Woche umsetzen:

➤ - □

➤ - □

➤ - □

➤ - □

LEBENSGESTALTUNG

MOTIVATION

Was habe ich in der letzten Woche geschafft? _

_ _

Was kann ich in der kommenden Woche noch verbessern? _ _ _ _ _ _ _ _ _ _ _ _ _ _ _ _ _ _ _

_ _

Besondere Vorkommnisse: _

_ _

Meine Stimmung in dieser Woche: ☹ 😐 🙂 😄

Wochen-Joker für die kommende Woche:

_ Nicht benötigt □

ERSTE HILFE IM RESTAURANT, TEIL 9: IM STEAKHOUSE

Gewichts- statt Gesichtsverlust beim Ausgehen: Mit diesen vier figurschonenden Gerichten überstehen Sie den Besuch im Steakhouse (von den Hauptspeisen selbstverständlich nur eine auswählen!).

- Grüner Salat mit gegrillten Hähnchenbrust-Streifen
- Rinderfilet mit gedämpftem Gemüse
- Schweinefilet vom Grill mit gegrilltem grünem Spargel
- Steak und Riesengarnele mit Baked Potato

TAG 64: ☐☐,☐☐.☐☐.☐☐☐☐ Power-Tag!

ERNÄHRUNG

Frühstück: Roastbeef-Sandwich
(siehe Seite 212)

🕐 10 Minuten — 420 Kilokalorien, 41 g Eiweiß, 44 g Kohlenhydrate, 8 g Fett

Snack: Gurke-Brokkoli-Shake
(siehe Seite 254)

🕐 5 Minuten — 180 Kilokalorien, 14 g Eiweiß, 25 g Kohlenhydrate, 2 g Fett

Mittagessen: Koteletts vom Lamm in Joghurt-Zitronen-Soße (siehe Seite 224)

🕐 15 Minuten — 460 Kilokalorien, 36 g Eiweiß, 8 g Kohlenhydrate, 31 g Fett

Abendessen: Matjesbrot mit Tomaten-Quark-Creme (siehe Seite 234)

🕐 5 Minuten — 370 Kilokalorien, 23 g Eiweiß, 27 g Kohlenhydrate, 19 g Fett

Notfall-Snack (siehe Seite 23 und 28): _ Nicht benötigt ☐

Trinken für den Traumkörper: 🥛🥛🥛🥛🥛🥛🥛🥛🥛🥛🥛🥛🥛🥛🥛

KRAFTTRAINING

Das muskelpushende Superfit-Supersatz-Set (Seite 191 bis 199)

🕐 47 Minuten 30 Sekunden (inklusive Warm-up und Cool-down)

🔧 Stoppuhr/Timer, eine kleine Erhöhung, ein Ball oder ein Handtuch, ein kleines Buch, bei Bedarf ein Rucksack (mit Inhalt) und zwei gefüllte Wasserflaschen als Zusatzgewichte

Absolviert ☐

Besondere Vorkommnisse: _

LEBENSGESTALTUNG

Vier Tagesaufgaben auf dem Weg zur Bestform:

➤ Nach dem Aufstehen viermal 30 Sekunden je Seite einen seitlichen Unterarmstütz (siehe Seite 198) ausführen ☐

➤ Mit dem Rad zur Arbeit fahren ☐

➤ Heute ohne Ausnahme an die vier Mahlzeiten halten und absolut nichts zwischendurch snacken ☐

➤ Geschirr und Besteck heute mit der Hand abwaschen und abtrocknen ☐

➤ Alternative Aufgabe: _ ☐

MOTIVATION

Tages-Joker: _ Nicht benötigt ☐

Was war gut heute? Was habe ich geschafft? _

_ _

Was will ich noch verbessern? _

_ _

Außergewöhnliche Ereignisse: _

_ _

Meine Stimmung heute: ☹ 😐 🙂 😃

TAG 65: ⬜⬜,⬜⬜.⬜⬜.⬜⬜⬜⬜ Gesundheitstag!

ERNÄHRUNG

Frühstück: 2 Scheiben Eiweiß-Brot (zum Rezept siehe Seite 218), darauf: 10 g Halbfettmargarine, 4 Scheiben Lachsschinken (ca. 40 g, ohne Fett), 50 g Putenbrustfilet-Aufschnitt (mager), 1 kleine Tomate, 2 Salatblätter; dazu: 1 Glas Buttermilch (250 ml)

🕐 5 Minuten — 390 Kilokalorien, 38 g Eiweiß, 16 g Kohlenhydrate, 17 g Fett

Snack: Harzer Käse mit Schinkenmantel (siehe Seite 250)

🕐 10 Minuten — 280 Kilokalorien, 41 g Eiweiß, 12 g Kohlenhydrate, 7 g Fett

Mittagessen: Ratatouille (siehe Seite 231)

🕐 30 Minuten — 310 Kilokalorien, 17 g Eiweiß, 29 g Kohlenhydrate, 13 g Fett

Abendessen: Zucchini-Suppe mit Dill (siehe Seite 248)

🕐 10 Minuten — 310 Kilokalorien, 18 g Eiweiß, 20 g Kohlenhydrate, 17 g Fett

Notfall-Snack (siehe Seite 23 und 28): _ Nicht benötigt ⬜

Trinken für den Traumkörper: 🥤🥤🥤🥤🥤🥤🥤🥤🥤🥤🥤🥤🥤🥤

POWER-LEBENSMITTEL DER WOCHE 10: WIRSING

Für einen Kohl hat Wirsing in der Regel einen erstaunlich dezenten Geschmack – passend für alle, die ein Problem mit Grünkohl & Co. haben. Dabei gilt: Herbst- und Wintersorten des Wirsings haben ein stärker ausgeprägtes Aroma als der mildere Früh- und Sommerwirsing. Und was kann der Kohlkopf nun? Wirsing steckt voller Vitamin C, liefert zudem unter anderem Vitamin B_6, Vitamin E sowie Folsäure, Kalium, Kalzium und Eisen. Mit unter 30 Kilokalorien auf 100 Gramm können Sie sich bei Bedarf an Wirsing besinnungslos essen, ohne dick zu werden.

LEBENSGESTALTUNG

Vier Tagesaufgaben auf dem Weg zur Bestform:

➤ Über den Tag verteilt viermal zwei Minuten Hampelmann (siehe Seite 179) ⬜
➤ Die längste Treppe, die Ihnen heute begegnet, sechsmal rauf- und runterjoggen ⬜
➤ Beim Zähneputzen morgens und abends: jeweils zwei Minuten auf dem linken und zwei Minuten auf dem rechten Bein stehen ⬜
➤ **Das Hähnchenfleisch für morgen Mittag marinieren!** ⬜
➤ Alternative Aufgabe: _ ⬜

MOTIVATION

Es ist viel besser, wenn Sie der Erfolg erschöpft, als wenn Sie ausgeruht sind vom Versagen.

Tages-Joker: _ Nicht benötigt ⬜

Was war gut heute? Was habe ich geschafft? _

Was kann ich noch verbessern? _

Außergewöhnliche Ereignisse: _

Meine Stimmung heute: ☹️ 😐 🙂 😃

TAG 66: ☐☐,☐☐.☐☐.☐☐☐☐ Ausdauertag!

ERNÄHRUNG

Frühstück: Rührei mit Räucherlachs
(siehe Seite 211)

🕐 10 Minuten — 360 Kilokalorien, 26 g Eiweiß, 17 g Kohlenhydrate, 21 g Fett

Snack: Früchte-Quarkspeise
(siehe Seite 252)

🕐 10 Minuten — 280 Kilokalorien, 18 g Eiweiß, 29 g Kohlenhydrate, 9 g Fett

Mittagessen: Scharfer Hähnchen-Burger mit Ananas (siehe Seite 225)

🕐 10 Minuten (plus Marinierzeit: 12 Stunden) — 440 Kilokalorien, 48 g Eiweiß, 37 g Kohlenhydrate, 11 g Fett

Abendessen: Gebackener Kürbis mit Kräuterquark (siehe Seite 243)

🕐 50 Minuten — 340 Kilokalorien, 31 g Eiweiß, 25 g Kohlenhydrate, 11 g Fett

Notfall-Snack (siehe Seite 23 und 28): _ Nicht benötigt ☐

Trinken für den Traumkörper: 🥛🥛🥛🥛🥛🥛🥛🥛🥛🥛🥛🥛🥛🥛🥛🥛

AUSDAUERTRAINING

Die specksprengenden Sprint-Intervalle (Seite 207)

🕐 51 Minuten 4 Sekunden (inklusive Warm-up und Cool-down)

🔧 Stoppuhr/Timer, Steigungen oder Treppen für die Intensivierung, für Schwimmer bei Bedarf Intensivierungsmittel wie Paddles

Absolviert ☐

Besondere Vorkommnisse: _

LEBENSGESTALTUNG

Vier Tagesaufgaben auf dem Weg zur Bestform:

➤ Direkt nach dem Aufwachen 25 Wiederholungen Hüftheben (siehe Seite 184) ☐

➤ Beim Training nach dem Warm-up und vor den Sprintintervallen zweimal zwei Minuten Crunches mit Knieanziehen (siehe Seite 194) einschieben ☐

➤ Heute ganz auf Zucker verzichten ☐

➤ Am Arbeitsplatz: dreimal 20 Dips (siehe Seite 204) an der Tischkante ☐

➤ Alternative Aufgabe: _ ☐

MOTIVATION

Tages-Joker: _ Nicht benötigt ☐

Was war gut heute? Was habe ich geschafft? _

_ _

Was kann ich noch verbessern? _

_ _

Außergewöhnliche Ereignisse: _

_ _

Meine Stimmung heute: ☹ 😐 🙂 😃

TAG 67: ☐☐,☐☐.☐☐.☐☐☐☐ Regenerationstag!

ERNÄHRUNG

Frühstück: Apfel-Quarkspeise mit Mandeln und Zimt (siehe Seite 214)

🕐 10 Minuten — 340 Kilokalorien, 29 g Eiweiß, 34 g Kohlenhydrate, 9 g Fett

Snack: Harzer Käse an Radieschen-Chicorée-Salat (siehe Seite 250)

🕐 10 Minuten (plus Marinierzeit: 10 Minuten) — 220 Kilokalorien, 25 g Eiweiß, 5 g Kohlenhydrate, 11 g Fett

Mittagessen: Rindfleisch-Spinat-Tomaten-Toast (siehe Seite 224)

🕐 20 Minuten — 410 Kilokalorien, 37 g Eiweiß, 36 g Kohlenhydrate, 13 g Fett

Abendessen: Tortilla-Wrap mit Pute (siehe Seite 241)

🕐 10 Minuten — 240 Kilokalorien, 18 g Eiweiß, 24 g Kohlenhydrate, 7 g Fett

Notfall-Snack (siehe Seite 23 und 28): _ Nicht benötigt ☐

Trinken für den Traumkörper: 🥛🥛🥛🥛🥛🥛🥛🥛🥛🥛🥛🥛🥛🥛

LEBENSGESTALTUNG

Vier Tagesaufgaben auf dem Weg zur Bestform:

➤ Viermal 20 Kniebeugen (siehe Seite 201) über den Tag verteilt ☐

➤ Morgens je fünfmal 30 Sekunden abwechselnd warm und kalt duschen (mit kalt aufhören) ☐

➤ Mailfreier Tag: Zu jedem Kollegen im Haus gehen Sie heute persönlich, anstatt eine Mail zu schreiben ☐

➤ Auf ein Bein stellen, die Augen schließen und 40 Sekunden lang die Balance halten, mit dem anderen Bein wiederholen ☐

➤ Alternative Aufgabe: _ ☐

MOTIVATION

> Erfolg ist nicht endgültig, Misserfolg kein Beinbruch. Es kommt darauf an, bei der Stange zu bleiben.

Vermehren Sie die Highlights im Leben

Viele leben in einem fremdgesteuerten Alltagstrott – eine Situation, die unzufrieden macht (und Menschen dazu bringt, sich dick und rund zu fressen). Und Sie? Halten Sie für eine Woche lang die Highlights des jeweiligen Tages fest – jeden Abend wenigstens eins. Schauen Sie am Ende der Woche auf Ihre Liste und nehmen Sie sich für die kommende Woche vor, die Zahl dieser Highlights zu steigern (oder andere, die Sie vermissen, ebenfalls umzusetzen).

Tages-Joker: _ Nicht benötigt ☐

Was war gut heute? Was habe ich geschafft? _

_ _

Was kann ich noch verbessern? _

_ _

Außergewöhnliche Ereignisse: _

_ _

Meine Stimmung heute: ☹ 😐 🙂 😃

TAG 68: ☐☐,☐☐.☐☐.☐☐☐☐ Krafttag!

ERNÄHRUNG

Frühstück: Knäckebrot mit Avocado und Gurkendip (siehe Seite 213)

🕐 5 Minuten — 380 Kilokalorien, 18 g Eiweiß, 36 g Kohlenhydrate, 17 g Fett

Snack: Körniger Frischkäse mit Erdnüssen (siehe Seite 249)

🕐 5 Minuten — 240 Kilokalorien, 23 g Eiweiß, 6 g Kohlenhydrate, 14 g Fett

Mittagessen: Geschmorte Dorade in scharfem Tomatensud (siehe Seite 221)

🕐 30 Minuten — 480 Kilokalorien, 40 g Eiweiß, 4 g Kohlenhydrate, 34 g Fett

Abendessen: Steak-Geschnetzeltes im Rucola-Bett (siehe Seite 237)

🕐 25 Minuten — 340 Kilokalorien, 44 g Eiweiß, 8 g Kohlenhydrate, 14 g Fett

Notfall-Snack (siehe Seite 23 und 28): _ Nicht benötigt ☐

Trinken für den Traumkörper: 🥛🥛🥛🥛🥛🥛🥛🥛🥛🥛🥛🥛🥛🥛

KRAFTTRAINING

Das muskelpushende Superfit-Supersatz-Set (Seite 191 bis 199)

🕐 47 Minuten 30 Sekunden (inklusive Warm-up und Cool-down)

🔧 Stoppuhr/Timer, eine kleine Erhöhung, ein Ball oder ein Handtuch, ein kleines Buch, bei Bedarf ein Rucksack (mit Inhalt) und zwei gefüllte Wasserflaschen als Zusatzgewichte

Absolviert ☐

Besondere Vorkommnisse: _

LEBENSGESTALTUNG

Vier Tagesaufgaben auf dem Weg zur Bestform:

➤ Mit einem Freund zum Badminton, Squash, Tennis oder zu einer Ihrer Sportarten verabreden ☐

➤ Heute und am kommenden Wochenende langsam essen: Dazu nach jedem Bissen das Besteck ablegen und intensiv kauen ☐

➤ Vor dem Schlafengehen vier Minuten Arm- und Beckenkreisen (siehe Seite 179) ☐

➤ Von heute auf morgen ausreichend schlafen – wenigstens acht, besser neun Stunden ☐

➤ Alternative Aufgabe: _ ☐

MOTIVATION

Tages-Joker: _ Nicht benötigt ☐

Was war gut heute? Was habe ich geschafft? _

_ _

Was will ich noch verbessern? _

_ _

Außergewöhnliche Ereignisse: _

_ _

Meine Stimmung heute: ☹ 😐 🙂 😃

TAG 69: ☐☐,☐☐.☐☐.☐☐☐☐ Stress-weg-Tag!

ERNÄHRUNG

Frühstück: Hüttenkäse-Kraft-Müsli mit Früchten (siehe Seite 213)

🕐 15 Minuten — 550 Kilokalorien, 25 g Eiweiß, 55 g Kohlenhydrate, 24 g Fett

Snack: Chili-Thunfisch-Salat (siehe Seite 251)

🕐 10 Minuten — 270 Kilokalorien, 41 g Eiweiß, 10 g Kohlenhydrate, 8 g Fett

Mittagessen: Ofengemüse mit Kräuterquark (siehe Seite 230)

🕐 60 Minuten — 480 Kilokalorien, 35 g Eiweiß, 34 g Kohlenhydrate, 21 g Fett

Abendessen: Wirsingpfanne mit Hähnchenbrust (siehe Seite 240)

🕐 25 Minuten — 350 Kilokalorien, 59 g Eiweiß, 11 g Kohlenhydrate, 8 g Fett

Notfall-Snack (siehe Seite 23 und 28): _ Nicht benötigt ☐

Trinken für den Traumkörper: 🥛🥛🥛🥛🥛🥛🥛🥛🥛🥛🥛🥛🥛🥛

AUSDAUERTRAINING

Die specksprengenden Sprint-Intervalle (Seite 207)

🕐 51 Minuten 4 Sekunden (inklusive Warm-up und Cool-down)

🔧 Stoppuhr/Timer, Steigungen oder Treppen für die Intensivierung, für Schwimmer bei Bedarf Intensivierungsmittel wie Paddles

Absolviert ☐

Besondere Vorkommnisse: _

LEBENSGESTALTUNG

Vier Tagesaufgaben auf dem Weg zur Bestform:

➤ Über den Tag verteilt viermal 16 Wiederholungen Delfin-Schwimmen (siehe Seite 199) ☐

➤ 40 Minuten mit den Kindern toben ☐

➤ **Für den Snack morgen den Handkäse, fürs Abendessen die Sojabohnen einlegen!** ☐

➤ Mit Freunden zum Tanzen verabreden – dann aber auch wirklich tanzen – und höchstens ein alkoholisches Getränk ☐

➤ Alternative Aufgabe: _ ☐

MOTIVATION

Tages-Joker: _ Nicht benötigt ☐

Was war gut heute? Was habe ich geschafft? _

_ _

Was kann ich noch verbessern? _

_ _

Außergewöhnliche Ereignisse: _

_ _

Meine Stimmung heute: ☹ 😐 🙂 😃

Frühstück: 1 Scheibe Schwarzbrot (ca. 55 g), darauf: 20 g Erdnussbutter, ½ Topf körniger Frischkäse (100 g); dazu: 1 Glas Buttermilch (250 ml)

🕐 5 Minuten   420 Kilokalorien, 30 g Eiweiß, 36 g Kohlenhydrate, 15 g Fett

Snack: Handkäse mit Musik (siehe Seite 250)

🕐 10 Minuten (plus Marinierzeit: über Nacht, mindestens aber 4 Stunden)
200 Kilokalorien, 32 g Eiweiß, 2 g Kohlenhydrate, 6 g Fett

Mittagessen: Tofu in Kokossoße (siehe Seite 232)

🕐 25 Minuten   470 Kilokalorien, 29 g Eiweiß, 19 g Kohlenhydrate, 30 g Fett

Abendessen: Asiatischer Putenbrustsalat (siehe Seite 239)

🕐 50 Minuten (plus Einweichzeit für die Sojabohnen: 6–8 Stunden)
290 Kilokalorien, 39 g Eiweiß, 11 g Kohlenhydrate, 10 g Fett

Notfall-Snack (siehe Seite 23 und 28): _ Nicht benötigt ⬜

Trinken für den Traumkörper: 🥛🥛🥛🥛🥛🥛🥛🥛🥛🥛🥛🥛🥛🥛

** E R N Ä H R U N G**

L E B E N S G E S T A L T U N G

Vier Tagesaufgaben auf dem Weg zur Bestform:

➤ Wahnsinn, zehn Wochen sind rum! Für jede davon acht Strecksprünge (siehe Seite 183) über den Tag verteilt ⬜

➤ Lockeres Kicken mit Freunden im Park ⬜

➤ Heute 90 Minuten Fenster putzen, den Keller oder den Dachboden aufräumen oder wahlweise im Garten arbeiten ⬜

➤ Beim Fernsehen in jeder Werbepause: zehnmal umgekehrtes Schulterdrücken (siehe Seite 192) ⬜

➤ Alternative Aufgabe: _ ⬜

MOTIVATION

> Wer heute keine Zeit in seine Gesundheit steckt, wird später ein Vielfaches an Zeit in Krankheiten stecken.

Finden Sie zu sich selbst

Überlegen Sie sich vier Wege, wie Sie sich am besten (das heißt: für Sie am angenehmsten) Zeit für sich selbst (und nur mit sich selbst!) nehmen könnten. Beispiele: Sie hören Ihrer Lieblingsmusik zu und gehen dabei Ihren Gedanken nach. Sie setzen sich für eine Viertelstunde in eine ruhige Ecke im Park und hören beziehungsweise schauen den Vögeln zu. Sie meditieren für fünf Minuten oder achten für diese Zeit einfach nur auf Ihre Atmung (Sie werden sich wundern, wie schwer es Ihnen fallen wird, wirklich fünf Minuten durchzuhalten). Setzen Sie davon heute gleich einen Punkt um – und in Zukunft am besten jeden Tag.

Tages-Joker: _ Nicht benötigt ⬜

Was war gut heute? Was habe ich geschafft? _

Was kann ich noch verbessern? _

Außergewöhnliche Ereignisse: _

Meine Stimmung heute: ☹ 😐 🙂 😃

Fazit Woche 10

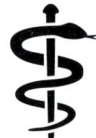

KÖRPER-CHECK

Bauchumfang:
(zur Messung siehe Seite 178): _ _ _ _ _ _ _ _ Zentimeter

+/- _ _ _ _ _ _ _ _ Zentimeter im Vergleich zum ersten Tag

Körpergewicht:

_ _ _ _ _ _ _ _ Kilo

+/- _ _ _ _ _ _ _ _ Kilo im Vergleich zum ersten Tag

LEBENSGESTALTUNG

Wie viele Minuten waren Sie in der letzten Woche in etwa in Bewegung?

ca. _ _ _ _ _ _ _ _ _ _ Minuten im Alltag | ca. _ _ _ _ _ _ _ _ _ _ Minuten beim Training

Vier Wochenaufgaben auf dem Weg zur Bestform

Diese ein bis vier Dinge will ich in der kommenden Woche umsetzen:

➤ - ☐

➤ - ☐

➤ - ☐

➤ - ☐

MOTIVATION

Was habe ich in der letzten Woche geschafft? _

_ _

Was kann ich in der kommenden Woche noch verbessern? _ _ _ _ _ _ _ _ _ _ _ _ _ _ _ _ _

_ _

Besondere Vorkommnisse: _

_ _

Meine Stimmung in dieser Woche: ☹ 😐 🙂 😀

Wochen-Joker für die kommende Woche:

_ Nicht benötigt ☐

ERSTE HILFE IM RESTAURANT, TEIL 10: BEIM JAPANER

Gewichts- statt Gesichtsverlust beim Ausgehen: Mit diesen vier figurschonenden Gerichten überstehen Sie den Besuch beim Japaner (von den Hauptspeisen selbstverständlich nur eine auswählen!).

- Yakitori (Fleischspießchen)
- Edamame (gedämpfte Sojabohnen)
- Algensalat
- Sashimi

TAG 71: ☐☐,☐☐.☐☐.☐☐☐☐ Power-Tag!

E R N Ä H R U N G

Frühstück: Bananenmüsli mit Erdnuss-butter (siehe Seite 214)

🕐 5 Minuten · 480 Kilokalorien, 19 g Eiweiß, 66 g Kohlenhydrate, 15 g Fett

Snack: Kiwi-Protein-Cocktail (siehe Seite 254)

🕐 5 Minuten · 230 Kilokalorien, 27 g Eiweiß, 17 g Kohlenhydrate, 4 g Fett

Mittagessen: Chicken-Curry mit Cous-cous (siehe Seite 227)

🕐 30 Minuten · 440 Kilokalorien, 43 g Eiweiß, 47 g Kohlenhydrate, 8 g Fett

Abendessen: Schinkenschnitten mit scharfem körnigem Frischkäse (siehe Seite 235)

🕐 10 Minuten · 330 Kilokalorien, 22 g Eiweiß, 28 g Kohlenhydrate, 15 g Fett

Notfall-Snack (siehe Seite 23 und 28): _ Nicht benötigt ☐

Trinken für den Traumkörper: 🥛🥛🥛🥛🥛🥛🥛🥛🥛🥛🥛🥛🥛🥛

KRAFTTRAINING

Das muskelpushende Superfit-Supersatz-Set (Seite 191 bis 199)

🕐 47 Minuten 30 Sekunden (inklusive Warm-up und Cool-down)

🔧 Stoppuhr/Timer, eine kleine Erhöhung, ein Ball oder ein Handtuch, ein kleines Buch, bei Bedarf ein Rucksack (mit Inhalt) und zwei gefüllte Wasserflaschen als Zusatzgewichte

Absolviert ☐

Besondere Vorkommnisse: _

LEBENSGESTALTUNG

Vier Tagesaufgaben auf dem Weg zur Bestform:

➤ Vor dem Aufstehen 40 Wiederholungen Rumpfstrecken (siehe Seite 203) ☐

➤ Ausnahmsweise den Fahrstuhl nehmen – und während der Fahrt so viele tiefe Kniebeugen (siehe Seite 201) wie möglich machen ☐

➤ Heute ohne Ausnahme an die vier Mahlzeiten halten und absolut nichts zwischendurch snacken (auch keine kalorienhaltigen Getränke trinken) ☐

➤ Abends inlineskaten, alternativ spazieren gehen (wenigstens 55 Minuten) ☐

➤ Alternative Aufgabe: _ ☐

MOTIVATION

Tages-Joker: _ Nicht benötigt ☐

Was war gut heute? Was habe ich geschafft? _

_ _

Was will ich noch verbessern? _

_ _

Außergewöhnliche Ereignisse: _

_ _

Meine Stimmung heute: ☹ 😐 🙂 😃

TAG 72: ☐☐,☐☐.☐☐.☐☐☐☐ Gesundheitstag!

Frühstück: Strammer Max auf Vollkornbrot
(siehe Seite 212)

🕐 10 Minuten   350 Kilokalorien, 26 g Eiweiß, 30 g Kohlenhydrate, 13 g Fett

Snack: Rohkost-Snack mit körnigem Frischkäse (siehe Seite 253)

🕐 5 Minuten   200 Kilokalorien, 21 g Eiweiß, 11 g Kohlenhydrate, 7 g Fett

Mittagessen: Gefüllter Zucchino
(siehe Seite 223)

🕐 45 Minuten   410 Kilokalorien, 25 g Eiweiß, 10 g Kohlenhydrate, 28 g Fett

Abendessen: Gemüse-Frittata
(siehe Seite 242)

🕐 10 Minuten   380 Kilokalorien, 22 g Eiweiß, 25 g Kohlenhydrate, 22 g Fett

** E R N Ä H R U N G**

Notfall-Snack (siehe Seite 23 und 28): _ Nicht benötigt ☐

Trinken für den Traumkörper: 🥃🥃🥃🥃🥃🥃🥃🥃🥃🥃🥃🥃🥃🥃🥃🥃

POWER-LEBENSMITTEL DER WOCHE 11: FENCHEL

Frisch als Knabberkram, gebraten oder gedüstet als Pfannengemüse: Fenchel ist in jeder Form ein sehr guter Abnehmbegleiter. Die tolle Knolle der Pflanze hat ein frisch-wohl-schmeckenes Aroma und ist in jedem Fall mindestens ein Versuch wert, auch für diejenigen, die den aus den Samen gewonnenen Fencheltee gar nicht mögen. Fenchel hat wenig Kalorien und einen hervorragenden GI-Wert von 15.

LEBENSGESTALTUNG

Vier Tagesaufgaben auf dem Weg zur Bestform:

➤ Viermal 16 Wiederholungen Froschhüpfen (siehe Seite 183) über den Tag verteilt ☐
➤ In der Mittagspause spazieren gehen (wenigstens 20 Minuten) ☐
➤ Den ganzen Tag keine Süßigkeiten und keinen Knabberkram ☐
➤ Alle Muskelgruppen des Körpers (siehe Tag 17, Seite 63) nacheinander für jeweils vier Sekunden vollständig anspannen, dazwischen immer zehn Sekunden Pause; acht Durchgänge absolvieren ☐

➤ Alternative Aufgabe: _ ☐

MOTIVATION

Der einzige Weg zu versagen ist aufzugeben.

Tages-Joker: _ Nicht benötigt ☐

Was war gut heute? Was habe ich geschafft? _

_ _

Was kann ich noch verbessern? _

_ _

Außergewöhnliche Ereignisse: _

_ _

Meine Stimmung heute: ☹   😐   🙂   😀

TAG 73: ☐☐,☐☐.☐☐.☐☐☐☐ Ausdauertag!

ERNÄHRUNG

Frühstück: Heidelbeer-Crêpes
(siehe Seite 215)

🕐 10 Minuten | 440 Kilokalorien, 21 g Eiweiß, 54 g Kohlenhydrate, 14 g Fett

Snack: Thunfischcreme mit Kapern und Fenchel (siehe Seite 251)

🕐 10 Minuten | 270 Kilokalorien, 48 g Eiweiß, 10 g Kohlenhydrate, 3 g Fett

Mittagessen: Gegrilltes Asado-Steak vom Rind (siehe Seite 222)

🕐 20 Minuten | 500 Kilokalorien, 48 g Eiweiß, 9 g Kohlenhydrate, 30 g Fett

Abendessen: Feldsalat mit Feta und Honig-Senf-Dressing (siehe Seite 245)

🕐 15 Minuten | 360 Kilokalorien, 16 g Eiweiß, 8 g Kohlenhydrate, 29 g Fett

Notfall-Snack (siehe Seite 23 und 28): _ Nicht benötigt ☐

Trinken für den Traumkörper: 🥛🥛🥛🥛🥛🥛🥛🥛🥛🥛🥛🥛🥛🥛

AUSDAUERTRAINING

Die specksprengenden Sprint-Intervalle (Seite 207)

🕐 51 Minuten 4 Sekunden (inklusive Warm-up und Cool-down)

🔧 Stoppuhr/Timer, Steigungen oder Treppen für die Intensivierung, für Schwimmer bei Bedarf Intensivierungsmittel wie Paddles

Absolviert ☐

Besondere Vorkommnisse: _

LEBENSGESTALTUNG

Vier Tagesaufgaben auf dem Weg zur Bestform:

➤ Auf der Arbeit stündlich einen Wecker stellen – wenn es klingelt, machen Sie Pause: Drei Minuten gehen und zwei Minuten Schattenboxen (siehe Seite 179) ☐

➤ Beim Training nach dem Warm-up und vor den Sprintintervallen zweimal zwei Minuten Rumpfdrehen im Sitzen (siehe Seite 195) durchführen ☐

➤ Vor dem Schlafengehen 40 Crunches (siehe Seite 194) ☐

➤ **Den Grünkohl für morgen Abend vorbereiten und über Nacht ziehen lassen!** ☐

➤ Alternative Aufgabe: _ ☐

MOTIVATION

Tages-Joker: _ Nicht benötigt ☐

Was war gut heute? Was habe ich geschafft? _

_ _

Was kann ich noch verbessern? _

_ _

Außergewöhnliche Ereignisse: _

_ _

Meine Stimmung heute: ☹ 😐 🙂 😃

TAG 74: ☐☐,☐☐.☐☐.☐☐☐☐ Regenerationstag!

Frühstück: 2 Scheiben Eiweiß-Brot (zum Rezept siehe Seite 218), darauf: 10 g Halb-fettmargarine, 4 Scheiben Lachsschinken (ca. 40 g, ohne Fett), 50 g Putenbrustfilet-Aufschnitt (mager), 1 kleine Tomate, 2 Salat-blätter; dazu: 1 Glas Buttermilch (250 ml)

🕐 5 Minuten 390 Kilokalorien, 38 g Eiweiß, 16 g Kohlenhydrate, 17 g Fett

Snack: Frischkäse-Schnittlauch-Dip (siehe Seite 249)

🕐 5 Minuten 230 Kilokalorien, 27 g Eiweiß, 9 g Kohlenhydrate, 9 g Fett

Mittagessen: Lachs mit grünem Spargel und Honig-Senf-Butter (siehe Seite 219)

🕐 20 Minuten 440 Kilokalorien, 30 g Eiweiß, 13 g Kohlenhydrate, 30 g Fett

Abendessen: Marinierter Grünkohl-Salat mit Granatapfel, Pinienkernen und Parmesan (siehe Seite 244)

🕐 10 Minuten (plus Marinierzeit: den Grünkohl über Nacht ziehen lassen)

340 Kilokalorien, 18 g Eiweiß, 18 g Kohlenhydrate, 22 g Fett

Notfall-Snack (siehe Seite 23 und 28): _____ Nicht benötigt ☐

Trinken für den Traumkörper: 🥛🥛🥛🥛🥛🥛🥛🥛🥛🥛🥛🥛🥛🥛

Vier Tagesaufgaben auf dem Weg zur Bestform:

➤ Vor der Arbeit schwimmen gehen (wenigstens 30 Minuten locker bewegen) ☐

➤ Einmal 100 Seilsprünge (siehe Seite 178 und 179) am Stück schaffen ☐

➤ Bei jedem Telefonat heute halten Sie den jeweils freien Arm gestreckt waagerecht zur Seite (immer nach einer Minute Seitenwechsel) ☐

➤ Auf ein Bein stellen (Fortgeschrittene: die Augen dabei schließen) und 40 Sekunden lang kleine einbeinige Kniebeugen ausführen, mit dem anderen Bein wiederholen ☐

➤ Alternative Aufgabe: _____ ☐

MOTIVATION

Das Training, das Sie heute fix und fertig macht, wird bald Ihr Warm-up-Programm sein.

Machen Sie mehr aus Ihrer Zeit

Halten Sie vier Dinge fest, die Ihnen Zeit rauben. Verdaddeln Sie viel Zeit an der Spielekonsole? Auf Facebook? Vor dem Fernseher? Am Telefon? Es geht darum herauszufinden, womit Sie eigentlich latent unzufrieden sind, bislang aber noch nicht über Ihren eigenen Schatten springen konnten. Und es geht darum, überhaupt einmal zu erkennen, wieviel Zeit wofür ins Land geht – und wie wenig Zeit Sie sich eigentlich für sich und Ihre Gesundheit nehmen.

Tages-Joker: _____ Nicht benötigt ☐

Was war gut heute? Was habe ich geschafft? _____

_____

Was kann ich noch verbessern? _____

_____

Außergewöhnliche Ereignisse: _____

_____

Meine Stimmung heute: ☹ 😐 🙂 😃

TAG 75: ☐☐,☐☐.☐☐.☐☐☐☐ Krafttag!

ERNÄHRUNG

Frühstück: Warmes Haferflocken-Beeren-Nuss-Müsli (siehe Seite 216)

🕐 10 Minuten — 500 Kilokalorien, 16 g Eiweiß, 36 g Kohlenhydrate, 31 g Fett

Snack: Harzer Käse mit Schinkenmantel (siehe Seite 250)

🕐 10 Minuten — 280 Kilokalorien, 41 g Eiweiß, 12 g Kohlenhydrate, 7 g Fett

Mittagessen: Hähnchenbrust aus dem Ofen mit Pilzen (siehe Seite 228)

🕐 30 Minuten — 380 Kilokalorien, 41 g Eiweiß, 37 g Kohlenhydrate, 7 g Fett

Abendessen: Flusskrebsschwanz-Salat mit Walnuss-Honig-Dressing (siehe Seite 234)

🕐 15 Minuten — 330 Kilokalorien, 20 g Eiweiß, 14 g Kohlenhydrate, 22 g Fett

Notfall-Snack (siehe Seite 23 und 28): _ Nicht benötigt ☐

Trinken für den Traumkörper: 🥛🥛🥛🥛🥛🥛🥛🥛🥛🥛🥛🥛🥛🥛🥛

KRAFTTRAINING

Das muskelpushende Superfit-Supersatz-Set (Seite 191 bis 199)

🕐 47 Minuten 30 Sekunden (inklusive Warm-up und Cool-down)

🔧 Stoppuhr/Timer, eine kleine Erhöhung, ein Ball oder ein Handtuch, ein kleines Buch, bei Bedarf ein Rucksack (mit Inhalt) und zwei gefüllte Wasserflaschen als Zusatzgewichte

Absolviert ☐

Besondere Vorkommnisse: _

LEBENSGESTALTUNG

Vier Tagesaufgaben auf dem Weg zur Bestform:

➣ Nach dem Aufstehen vier Minuten Hampelmann (siehe Seite 179) ☐

➣ Heute jede zweite Treppe rückwärts rauf- und runtergehen (beim Runtergehen am Geländer festhalten!) ☐

➣ Während des gesamten Weges zur Arbeit alle zehn Sekunden die Schulterblätter für fünf Sekunden so weit es geht zusammenziehen, dann fünf Sekunden entspannen ☐

➣ Beim Training zum Abschluss, aber vor dem Cool-down, noch zehn Minuten lang locker joggen ☐

➣ Alternative Aufgabe: _ ☐

MOTIVATION

Tages-Joker: _ Nicht benötigt ☐

Was war gut heute? Was habe ich geschafft? _

_ _

Was will ich noch verbessern? _

_ _

Außergewöhnliche Ereignisse: _

Meine Stimmung heute: ☹ 😐 🙂 😀

TAG 76: ☐☐,☐☐.☐☐.☐☐☐☐ Stress-weg-Tag!

Frühstück: Magerquark mit Honig und Nüssen (siehe Seite 217)

🕐 5 Minuten — 450 Kilokalorien, 39 g Eiweiß, 25 g Kohlenhydrate, 22 g Fett

Snack: Chili-Thunfisch-Salat (siehe Seite 251)

🕐 10 Minuten — 270 Kilokalorien, 41 g Eiweiß, 10 g Kohlenhydrate, 8 g Fett

Mittagessen: Gratinierter Ziegenkäse auf Feldsalat (siehe Seite 230)

🕐 15 Minuten — 460 Kilokalorien, 21 g Eiweiß, 18 g Kohlenhydrate, 34 g Fett

Abendessen: Putengeschnetzeltes mit Ananas und Ingwer (siehe Seite 240)

🕐 15 Minuten (plus Marinierzeit: 60 Minuten) — 300 Kilokalorien, 40 g Eiweiß, 16 g Kohlenhydrate, 8 g Fett

Notfall-Snack (siehe Seite 23 und 28): _ Nicht benötigt ☐

Trinken für den Traumkörper: 🥛🥛🥛🥛🥛🥛🥛🥛🥛🥛🥛🥛🥛🥛

ERNÄHRUNG

AUSDAUERTRAINING

Die specksprengenden Sprint-Intervalle (Seite 207)

🕐 51 Minuten 4 Sekunden (inklusive Warm-up und Cool-down)

⚒ Stoppuhr/Timer, Steigungen oder Treppen für die Intensivierung, für Schwimmer bei Bedarf Intensivierungsmittel wie Paddles

Absolviert ☐

Besondere Vorkommnisse: _

LEBENSGESTALTUNG

Vier Tagesaufgaben auf dem Weg zur Bestform:

➤ Mit Freunden zu einer Runde Beachvolleyball oder Basketball verabreden ☐

➤ Mit der Liebsten ein Ruderboot mieten (für wenigstens 120 Minuten) und ein Drittel der Zeit überwiegend rudernd in Bewegung bleiben ☐

➤ Heute mindestens zwei Liter Wasser trinken ☐

➤ Vor dem Schlafengehen: viermal 15 Wiederholungen Delfin-Schwimmen (siehe Seite 199), dazwischen je eine Minute Pause ☐

➤ Alternative Aufgabe: _ ☐

MOTIVATION

Tages-Joker: _ Nicht benötigt ☐

Was war gut heute? Was habe ich geschafft? _

_ _

Was kann ich noch verbessern? _

_ _

Außergewöhnliche Ereignisse: _

_ _

Meine Stimmung heute: ☹ 😐 🙂 😃

TAG 77: ☐☐,☐☐.☐☐.☐☐☐☐ Analyse-Tag!

Frühstück: Quark-Tomaten-Brot
(siehe Seite 217)

🕐 5 Minuten   350 Kilokalorien, 33 g Eiweiß,
37 g Kohlenhydrate, 6 g Fett

Snack: Süßer körniger Frischkäse
(siehe Seite 249)

🕐 5 Minuten   170 Kilokalorien, 13 g Eiweiß,
19 g Kohlenhydrate, 5 g Fett

Mittagessen: Gegrillter Thunfisch
am Spieß (siehe Seite 220)

🕐 35 Minuten   520 Kilokalorien, 31 g Eiweiß,
3 g Kohlenhydrate, 43 g Fett

Abendessen: Chili-Omelett
(siehe Seite 242)

🕐 10 Minuten   280 Kilokalorien, 18 g Eiweiß,
9 g Kohlenhydrate, 18 g Fett

Notfall-Snack (siehe Seite 23 und 28): _ _ _ _ _ _ _ _ _ _ _ _ _ _ _ _ _ _ Nicht benötigt ☐

Trinken für den Traumkörper: 🥛🥛🥛🥛🥛🥛🥛🥛🥛🥛🥛🥛🥛🥛🥛🥛

ERNÄHRUNG

LEBENSGESTALTUNG

Vier Tagesaufgaben auf dem Weg zur Bestform:

➤ Für jedes Kilo, das Sie bis heute abgenommen haben, machen Sie je einen Satz
à 60 Sekunden von fünf Übungen Ihrer Wahl über den Tag verteilt ☐

➤ Heute ohne Ausnahme an die vier Mahlzeiten halten und absolut nichts
zwischendurch snacken ☐

➤ Beim Fernsehen in jeder Werbepause: eine Minute Rumpfdrehen im Sitzen
(siehe Seite 195) ☐

➤ Eine Runde auf dem Mountainbike drehen (wenigstens 80 Minuten) ☐

➤ Alternative Aufgabe: _ ☐

MOTIVATION

> Wachen Sie auf mit einer Bestimmung. Gehen Sie ins Bett mit einem Glücksgefühl.

Übernehmen Sie Verantwortung

Werden Sie sich bewusst: Nur Sie allein sind für sich und Ihr Leben verantwortlich. Nichts und
niemand sonst. Alles, was Sie tun (oder lassen), ist Ihre Entscheidung. Und: Sollte Sie dieses
Tun oder Lassen dick, träge, unfit gemacht haben, so haben Sie in jeder Sekunde die Möglich-
keit, anders zu agieren und Ihrem Leben einen entscheidenden Impuls zur Gesundung und zur
Zufriedenheit zu geben. Es ist nie zu spät! Schreiben Sie das auf vier Zettel und hängen Sie davon jeweils einen an den Kühlschrank, neben den Fernseher, an den Arbeitsplatz und ins Auto.

Tages-Joker: _ Nicht benötigt ☐

Was war gut heute? Was habe ich geschafft? _ _ _ _ _ _ _ _ _ _ _ _ _ _ _ _ _ _

_ _

Was kann ich noch verbessern? _

_ _

Außergewöhnliche Ereignisse: _

_ _

Meine Stimmung heute: ☹   😐   🙂   😃

Fazit Woche 11

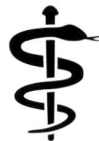

KÖRPER-CHECK

Bauchumfang:
(zur Messung siehe Seite 178): _ _ _ _ _ _ _ _ Zentimeter

+/- _ _ _ _ _ _ _ _ Zentimeter im Vergleich zum ersten Tag

Körpergewicht:

_ _ _ _ _ _ _ _ Kilo

+/- _ _ _ _ _ _ _ _ Kilo im Vergleich zum ersten Tag

LEBENSGESTALTUNG

Wie viele Minuten waren Sie in der letzten Woche in etwa in Bewegung?

ca. _ _ _ _ _ _ _ _ _ _ Minuten im Alltag | ca. _ _ _ _ _ _ _ _ _ _ Minuten beim Training

Vier Wochenaufgaben auf dem Weg zur Bestform

Diese ein bis vier Dinge will ich in der kommenden Woche umsetzen:

➤ - ☐

➤ - ☐

➤ - ☐

➤ - ☐

MOTIVATION

Was habe ich in der letzten Woche geschafft? _

_ _

Was kann ich in der kommenden Woche noch verbessern? _ _ _ _ _ _ _ _ _ _ _ _ _ _ _ _

_ _

Besondere Vorkommnisse: _

_ _

Meine Stimmung in dieser Woche: ☹ 😐 🙂 😄

Wochen-Joker für die kommende Woche:

_ Nicht benötigt ☐

ERSTE HILFE IM RESTAURANT, TEIL 11: IM US-DINER

Gewichts- statt Gesichtsverlust beim Ausgehen: Mit diesen vier figurschonenden Gerichten überstehen Sie den Besuch im amerikanischen Diner (von den Hauptspeisen selbstverständlich nur eine auswählen!).

- Chicken Burger (mit frisch gegrilltem Hähnchenfilet)
- ½ Barbeque Chicken (½ Hähnchen)
- Shrimps mit Zitronensoße
- Blackened Catfish (gegrilltes Welsfilet) mit Krautsalat

TAG 78: ⬜⬜,⬜⬜.⬜⬜.⬜⬜⬜⬜ Power-Tag!

ERNÄHRUNG

Frühstück: 2 Scheiben Schwarzbrot (je ca. 55 g), darauf: 20 g Halbfettmargarine, 2 Scheiben gekochter Schinken (mager, ca. 50 g), 1 Rolle Harzer Käse (50 g), 2 kleine Tomaten, 4 Salatblätter

🕐 5 Minuten — 450 Kilokalorien, 31 g Eiweiß, 46 g Kohlenhydrate, 12 g Fett

Snack: Früchte-Quarkspeise (siehe Seite 252)

🕐 10 Minuten — 280 Kilokalorien, 18 g Eiweiß, 29 g Kohlenhydrate, 9 g Fett

Mittagessen: Indischer Gemüsetopf mit Putenfleisch (siehe Seite 226)

🕐 45 Minuten — 450 Kilokalorien, 45 g Eiweiß, 47 g Kohlenhydrate, 8 g Fett

Abendessen: Seelachs mit Koriander und Knoblauchbutter (siehe Seite 235)

🕐 20 Minuten — 330 Kilokalorien, 39 g Eiweiß, 0 g Kohlenhydrate, 18 g Fett

Notfall-Snack (siehe Seite 23 und 28): _ Nicht benötigt ⬜

Trinken für den Traumkörper: 🥛🥛🥛🥛🥛🥛🥛🥛🥛🥛🥛🥛🥛🥛🥛🥛

KRAFTTRAINING

Das muskelpushende Superfit-Supersatz-Set (Seite 191 bis 199)

🕐 47 Minuten 30 Sekunden (inklusive Warm-up und Cool-down)

🔧 Stoppuhr/Timer, eine kleine Erhöhung, ein Ball oder ein Handtuch, ein kleines Buch, bei Bedarf ein Rucksack (mit Inhalt) und zwei gefüllte Wasserflaschen als Zusatzgewichte

Absolviert ⬜

Besondere Vorkommnisse: _

LEBENSGESTALTUNG

Vier Tagesaufgaben auf dem Weg zur Bestform:

➤ Direkt nach dem Aufstehen vier Minuten Vierfüßlergang (siehe Seite 179) ⬜
➤ Heute und für den Rest der Woche betont langsam essen und genießen, dabei jeden Bissen 15-mal kauen ⬜
➤ Beim Einkaufen auf den Einkaufswagen verzichten und alles tragen ⬜
➤ Nach dem Training noch 30 Minuten locker schwimmen gehen ⬜

➤ Alternative Aufgabe: _ ⬜

MOTIVATION

Tages-Joker: _ Nicht benötigt ⬜

Was war gut heute? Was habe ich geschafft? _

_ _

Was will ich noch verbessern? _

_ _

Außergewöhnliche Ereignisse: _

Meine Stimmung heute: ☹️ 😐 🙂 😃

TAG 79: ☐☐,☐☐.☐☐.☐☐☐☐ Gesundheitstag!

ERNÄHRUNG

Frühstück: Roastbeef-Sandwich
(siehe Seite 212)

🕐 10 Minuten   420 Kilokalorien, 41 g Eiweiß,
44 g Kohlenhydrate, 8 g Fett

Snack: Quark-Kaviar-Dip mit Rohkost
(siehe Seite 253)

🕐 10 Minuten   170 Kilokalorien, 21 g Eiweiß,
13 g Kohlenhydrate, 3 g Fett

Mittagessen: Bauernsalat mit Feta und
Melone (siehe Seite 229)

🕐 20 Minuten   400 Kilokalorien, 21 g Eiweiß,
31 g Kohlenhydrate, 19 g Fett

Abendessen: Filet vom Schwein mit
geröstetem Gemüse (siehe Seite 238)

🕐 20 Minuten   270 Kilokalorien, 32 g Eiweiß,
7 g Kohlenhydrate, 12 g Fett

Notfall-Snack (siehe Seite 23 und 28): _ Nicht benötigt ☐

Trinken für den Traumkörper: 🥤🥤🥤🥤🥤🥤🥤🥤🥤🥤🥤🥤🥤🥤

POWER-LEBENSMITTEL DER WOCHE 12: ERDBEEREN

Die roten Früchtchen sind ebenso wie andere Beerensorten (etwa Blaubeeren, Himbeeren oder Brombeeren) eine optimale Obst-Option für das Abnehmprojekt. Denn Beeren haben eine recht geringe Kaloriendichte (bei Erdbeeren: gut 30 Kilokalorien auf 100 Gramm) bei einem moderaten Fruchtzuckeranteil. Auch im Gefecht gegen freie Radikale, die zum Beispiel durch Anstrengung im Training entstehen, treten Beeren bärig stark auf. Ach ja: Vitamine haben die Früchtchen natürlich auch noch.

LEBENSGESTALTUNG

Vier Tagesaufgaben auf dem Weg zur Bestform:

➤ Vor dem Schlafengehen: viermal eine Minute Ausfallschritte (siehe Seite 188),
dazwischen je 30 Sekunden Pause   ☐

➤ Den Schrittzähler (siehe Seite 56) nutzen und heute wenigstens 13 000 Schritte machen ☐

➤ Dabei bei jedem Gang (zum Drucker, Kollegen, Mittagessen etc.)
einmal kurz zu einem mäßigen Sprint ansetzen   ☐

➤ Geschirr und Besteck heute mit der Hand abwaschen und abtrocknen   ☐

➤ Alternative Aufgabe: _ ☐

MOTIVATION

Ein rollender Stein setzt kein Moos an – ein Mensch in Bewegung kein Fett.

Tages-Joker: _ Nicht benötigt ☐

Was war gut heute? Was habe ich geschafft? _ _ _ _ _ _ _ _ _ _ _ _ _ _ _ _ _ _

_ _

Was kann ich noch verbessern? _

_ _

Außergewöhnliche Ereignisse: _

Meine Stimmung heute: ☹   😐   🙂   😃

TAG 80: ☐☐,☐☐.☐☐.☐☐☐☐ Ausdauertag!

ERNÄHRUNG

Frühstück: Knäckebrot mit Avocado und Gurkendip (siehe Seite 213)

🕐 5 Minuten — 380 Kilokalorien, 18 g Eiweiß, 36 g Kohlenhydrate, 17 g Fett

Snack: Körniger Frischkäse mit Erdnüssen (siehe Seite 249)

🕐 5 Minuten — 240 Kilokalorien, 23 g Eiweiß, 6 g Kohlenhydrate, 14 g Fett

Mittagessen: Hähnchenbrust mit Zitrus-Thymian-Soße (siehe Seite 225)

🕐 20 Minuten — 490 Kilokalorien, 50 g Eiweiß, 21 g Kohlenhydrate, 22 g Fett

Abendessen: Thailändischer Garnelen-Avocado-Salat (siehe Seite 233)

🕐 15 Minuten — 370 Kilokalorien, 28 g Eiweiß, 10 g Kohlenhydrate, 24 g Fett

Notfall-Snack (siehe Seite 23 und 28): _ Nicht benötigt ☐

Trinken für den Traumkörper: 🥛🥛🥛🥛🥛🥛🥛🥛🥛🥛🥛🥛🥛🥛

AUSDAUERTRAINING

Die specksprengenden Sprint-Intervalle (Seite 207)

🕐 51 Minuten 4 Sekunden (inklusive Warm-up und Cool-down)

🔧 Stoppuhr/Timer, Steigungen oder Treppen für die Intensivierung, für Schwimmer bei Bedarf Intensivierungsmittel wie Paddles

Absolviert ☐

Besondere Vorkommnisse: _

LEBENSGESTALTUNG

Vier Tagesaufgaben auf dem Weg zur Bestform:

➤ Tag 80 bedeutet für Sie: 80 Liegestütze (siehe Seite 182) über den Tag verteilt ☐

➤ Beim Training nach dem Warm-up und vor den Sprintintervallen zweimal zwei Minuten Hüftheben (siehe Seite 184) einschieben ☐

➤ Nach dem Training oder abends in ein kaltes Bad steigen (etwa 15 Minuten, im Winter darf das Wasser auch heiß sein – beides ist gut für die Regeneration) ☐

➤ **Den Handkäse für den morgigen Snack einlegen!** ☐

➤ Alternative Aufgabe: _ ☐

MOTIVATION

Tages-Joker: _ Nicht benötigt ☐

Was war gut heute? Was habe ich geschafft? _

_ _

Was kann ich noch verbessern? _

_ _

Außergewöhnliche Ereignisse: _

_ _

Meine Stimmung heute: ☹️ 😐 🙂 😀

ERNÄHRUNG

Frühstück: Apfel-Quarkspeise mit Mandeln und Zimt (siehe Seite 214)

🕐 10 Minuten   340 Kilokalorien, 29 g Eiweiß, 34 g Kohlenhydrate, 9 g Fett

Snack: Handkäse mit Musik (siehe Seite 250)

🕐 10 Minuten (plus Marinierzeit: über Nacht, mindestens aber 4 Stunden)

200 Kilokalorien, 32 g Eiweiß, 2 g Kohlenhydrate, 6 g Fett

Mittagessen: Exotisches Auberginen-Bauernfrühstück mit Koriander (siehe Seite 229)

🕐 15 Minuten   410 Kilokalorien, 20 g Eiweiß, 33 g Kohlenhydrate, 22 g Fett

Abendessen: Spargelsalat mit Schinken und Parmesan (siehe Seite 238)

🕐 30 Minuten   290 Kilokalorien, 22 g Eiweiß, 14 g Kohlenhydrate, 16 g Fett

Notfall-Snack (siehe Seite 23 und 28): _ Nicht benötigt ☐

Trinken für den Traumkörper: 🥛🥛🥛🥛🥛🥛🥛🥛🥛🥛🥛🥛🥛🥛🥛🥛

LEBENSGESTALTUNG

Vier Tagesaufgaben auf dem Weg zur Bestform:

➤ Zehn Minuten Seilspringen (siehe Seite 178 und 179) über den Tag verteilt ☐

➤ Heute wenigstens vier Treppen auf allen vieren rückwärts rauf- und runtergehen ☐

➤ Heute ganz auf Zucker verzichten ☐

➤ Alle Muskelgruppen des Körpers (siehe Tag 17, Seite 63) nacheinander für jeweils vier Sekunden vollständig anspannen, dazwischen immer nur vier Sekunden Pause; acht Durchgänge absolvieren ☐

➤ Alternative Aufgabe: _ ☐

MOTIVATION

Hören Sie nicht auf, bevor Sie stolz auf sich sind.

Nehmen Sie Haltung an

Achten Sie wenigstens viermal am Tag (gerne häufiger oder rund um die Uhr!) darauf, wie Sie sitzen oder stehen. Disziplinieren Sie sich sofort zu einer geraden Sitzhaltung oder einem lotgerechten Stand. Auf diese Weise wirkt Ihre Statur schlanker und imposanter und Sie entlasten Ihren Rücken. Im Stand: Stehen Sie etwa schulterbreit, die Knie ein wenig gebeugt. Im Sitzen: Die Füße stehen mit ganzer Sohle fest und hüftbreit auf dem Boden unterhalb der Knie. In beiden Fällen: Spannen Sie den Bauch an, indem Sie den Bauchnabel einziehen. Strecken Sie die Brust raus, ziehen Sie die Schulterblätter ein wenig zusammen und senken Sie das Kinn minimal in Richtung Brust, sodass Sie geradeaus schauen.

Tages-Joker: _ Nicht benötigt ☐

Was war gut heute? Was habe ich geschafft? _

_ _

Was kann ich noch verbessern? _

Außergewöhnliche Ereignisse: _

Meine Stimmung heute: ☹️   😐   🙂   😄

TAG 82: ☐☐,☐☐.☐☐.☐☐☐☐ Krafttag!

Frühstück: Hüttenkäse-Kraft-Müsli mit Früchten (siehe Seite 213)

🕐 15 Minuten — 550 Kilokalorien, 25 g Eiweiß, 55 g Kohlenhydrate, 24 g Fett

Snack: Apfel-Möhren-Rosinen-Quark (siehe Seite 252)

🕐 10 Minuten — 200 Kilokalorien, 22 g Eiweiß, 25 g Kohlenhydrate, 1 g Fett

Mittagessen: Geschmorte Dorade in scharfem Tomatensud (siehe Seite 221)

🕐 30 Minuten — 480 Kilokalorien, 40 g Eiweiß, 4 g Kohlenhydrate, 34 g Fett

Abendessen: Steak-Geschnetzeltes im Rucola-Bett (siehe Seite 237)

🕐 25 Minuten — 340 Kilokalorien, 44 g Eiweiß, 8 g Kohlenhydrate, 14 g Fett

Notfall-Snack (siehe Seite 23 und 28): _ Nicht benötigt ☐

Trinken für den Traumkörper: 🥛🥛🥛🥛🥛🥛🥛🥛🥛🥛🥛🥛🥛🥛

Das muskelpushende Superfit-Supersatz-Set (Seite 191 bis 199)

🕐 47 Minuten 30 Sekunden (inklusive Warm-up und Cool-down)

🛠 Stoppuhr/Timer, eine kleine Erhöhung, ein Ball oder ein Handtuch, ein kleines Buch, bei Bedarf ein Rucksack (mit Inhalt) und zwei gefüllte Wasserflaschen als Zusatzgewichte

Absolviert ☐

Besondere Vorkommnisse: _

Vier Tagesaufgaben auf dem Weg zur Bestform:

➤ Nach dem Aufstehen vier Minuten Schattenboxen (siehe Seite 179) ☐
➤ Mit dem Rad zur Arbeit fahren ☐
➤ Mailfreier Tag: Zu jedem Kollegen im Haus gehen Sie heute persönlich, anstatt eine Mail zu schreiben ☐
➤ Abends inlineskaten, alternativ spazieren gehen (wenigstens 55 Minuten) ☐
➤ Alternative Aufgabe: _ ☐

MOTIVATION

Tages-Joker: _ Nicht benötigt ☐

Was war gut heute? Was habe ich geschafft? _

_ _

Was will ich noch verbessern? _

_ _

Außergewöhnliche Ereignisse: _

_ _

Meine Stimmung heute: ☹ 😐 🙂 😃

ERNÄHRUNG

KRAFTTRAINING

LEBENSGESTALTUNG

TAG 83: ☐☐,☐☐.☐☐.☐☐☐☐ Stress-weg-Tag!

Frühstück: 2 Scheiben Eiweiß-Brot
(zum Rezept siehe Seite 218), **darauf:**
20 g Erdnussbutter, 1 Topf körniger
Frischkäse (200 g)

🕐 5 Minuten · 460 Kilokalorien, 42 g Eiweiß, 10 g Kohlenhydrate, 27 g Fett

Snack: Möhren mit Tomaten-Feta-Dip
(siehe Seite 253)

🕐 10 Minuten · 250 Kilokalorien, 11 g Eiweiß, 19 g Kohlenhydrate, 14 g Fett

Mittagessen: Vegetarisches Chili mit
Linsen (siehe Seite 232)

🕐 50 Minuten · 320 Kilokalorien, 19 g Eiweiß, 44 g Kohlenhydrate, 7 g Fett

Abendessen: Feldsalat-Suppe mit
knusprigen Schinkenstreifen
(siehe Seite 236)

🕐 25 Minuten · 330 Kilokalorien, 28 g Eiweiß, 10 g Kohlenhydrate, 19 g Fett

Notfall-Snack (siehe Seite 23 und 28): _ Nicht benötigt ☐

Trinken für den Traumkörper: 🥛🥛🥛🥛🥛🥛🥛🥛🥛🥛🥛🥛🥛🥛🥛

ERNÄHRUNG

Die specksprengenden Sprint-Intervalle (Seite 207)

🕐 51 Minuten 4 Sekunden (inklusive Warm-up und Cool-down)

🛠 Stoppuhr/Timer, Steigungen oder Treppen für die Intensivierung, für Schwimmer
bei Bedarf Intensivierungsmittel wie Paddles

Absolviert ☐

Besondere Vorkommnisse: _

AUSDAUERTRAINING

Vier Tagesaufgaben auf dem Weg zur Bestform:

➤ Vor dem Zubettgehen: viermal 20 Liegestütz-Wechselsprünge (siehe Seite 189),
dazwischen je eine Minute Pause ☐

➤ Heute 90 Minuten lang sauber machen (inklusive Staubwischen) oder
wahlweise im Garten arbeiten ☐

➤ Den ganzen Tag keine Süßigkeiten und keinen Knabberkram ☐

➤ Beim Fernsehen in jeder Werbepause: zehn Eselstritte (siehe Seite 202) ☐

➤ Alternative Aufgabe: _ ☐

LEBENSGESTALTUNG

MOTIVATION

Tages-Joker: _ Nicht benötigt ☐

Was war gut heute? Was habe ich geschafft? _

_ _

Was kann ich noch verbessern? _

_ _

Außergewöhnliche Ereignisse: _

_ _

Meine Stimmung heute: ☹ 😐 🙂 😃

ERNÄHRUNG

Frühstück: Rührei mit Räucherlachs
(siehe Seite 211)

🕐 10 Minuten | 360 Kilokalorien, 26 g Eiweiß, 17 g Kohlenhydrate, 21 g Fett

Snack: Erdbeer-Joghurt-Shake
(siehe Seite 254)

🕐 5 Minuten | 200 Kilokalorien, 14 g Eiweiß, 19 g Kohlenhydrate, 7 g Fett

Mittagessen: Zander an Bratgemüse
(siehe Seite 221)

🕐 20 Minuten | 460 Kilokalorien, 42 g Eiweiß, 23 g Kohlenhydrate, 22 g Fett

Abendessen: Toast mit Harzer, Ei und Rucola (siehe Seite 247)

🕐 5 Minuten | 220 Kilokalorien, 24 g Eiweiß, 16 g Kohlenhydrate, 6 g Fett

Notfall-Snack (siehe Seite 23 und 28): _ Nicht benötigt ☐

Trinken für den Traumkörper: 🥛🥛🥛🥛🥛🥛🥛🥛🥛🥛🥛🥛🥛🥛

LEBENSGESTALTUNG

Vier Tagesaufgaben auf dem Weg zur Bestform:

➤ Spitze, Monat 3 ist rum! Für jeden machen Sie je 20 Strecksprünge (siehe Seite 183), Dips (siehe Seite 204) und Crunches (siehe Seite 194) über den Tag verteilt ☐
➤ Lockeres Kicken mit Freunden im Park ☐
➤ **Die Bohnen für morgen Abend über Nacht einweichen!** ☐
➤ Früh ins Bett gehen und ausreichend schlafen – wenigstens acht, besser neun Stunden ☐

➤ Alternative Aufgabe: _ ☐

MOTIVATION

Die Ernährung dieses Monats mündet in den Körper des folgenden Monats.

Womit sind Sie unzufrieden?

Übermäßiges Essen kann ein Ausdruck davon sein, dass Sie mit irgendetwas in Ihrem Leben nicht wirklich glücklich sind. Nehmen Sie sich eine Viertelstunde Zeit bei absoluter Ruhe und überlegen Sie: Gibt es etwas, mit dem Sie in Ihrem Leben nicht zufrieden sind? Die Arbeit (oder bestimmte Kollegen), die Beziehung (auch zu Eltern, Freunden etc.), Ihre Wohnverhältnisse oder etwas anderes? Seien Sie unbedingt ehrlich. Wenn Sie etwas herausgefunden haben, dann überlegen Sie sich mindestens eine Maßnahme, die Sie zufriedener machen kann. Sie werden sehen: Allein schon das Wissen darum, wo der Schuh drückt, wird Ihnen ein Gefühl der Erleichterung verschaffen.

Tages-Joker: _ Nicht benötigt ☐

Was war gut heute? Was habe ich geschafft? _

_ _

Was kann ich noch verbessern? _

_ _

Außergewöhnliche Ereignisse: _

_ _

Meine Stimmung heute: ☹ 😐 🙂 😀

Fazit Woche 12

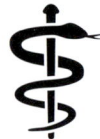

KÖRPER-CHECK

Bauchumfang:
(zur Messung siehe Seite 178): _ _ _ _ _ _ _ _ Zentimeter

+/- _ _ _ _ _ _ _ _ Zentimeter im Vergleich zum ersten Tag

Körpergewicht:

_ _ _ _ _ _ _ _ Kilo

+/- _ _ _ _ _ _ _ _ Kilo im Vergleich zum ersten Tag

LEBENSGESTALTUNG

Wie viele Minuten waren Sie in der letzten Woche in etwa in Bewegung?

ca. _ _ _ _ _ _ _ _ _ _ Minuten im Alltag | ca. _ _ _ _ _ _ _ _ _ _ Minuten beim Training

Vier Wochenaufgaben auf dem Weg zur Bestform

Diese ein bis vier Dinge will ich in der kommenden Woche umsetzen:

➤ - ☐

➤ - ☐

➤ - ☐

➤ - ☐

MOTIVATION

Was habe ich in der letzten Woche geschafft? _

_ _

Was kann ich in der kommenden Woche noch verbessern? _

_ _

Besondere Vorkommnisse: _

_ _

Meine Stimmung in dieser Woche: ☹ 😐 🙂 😃

Wochen-Joker für die kommende Woche:

_ Nicht benötigt ☐

ERSTE HILFE IM RESTAURANT, TEIL 12: BEIM TÜRKEN

Gewichts- statt Gesichtsverlust beim Ausgehen: Mit diesen vier figurschonenden Gerichten überstehen Sie den Besuch beim Türken (von den Hauptspeisen selbstverständlich nur eine auswählen!).

- Ayran (Joghurtgetränk)
- Rote Linsensuppe
- Cacik (dem Zaziki ähnlich)
- Döner-Teller ohne Brot und ohne Pommes

TAG 85: ☐☐,☐☐.☐☐.☐☐☐☐ Power-Tag!

ERNÄHRUNG

Frühstück: Bananenmüsli mit Erdnuss-butter (siehe Seite 214)

🕐 5 Minuten | 480 Kilokalorien, 19 g Eiweiß, 66 g Kohlenhydrate, 15 g Fett

Snack: Körniger Frischkäse mit Avocado (siehe Seite 249)

🕐 10 Minuten | 270 Kilokalorien, 14 g Eiweiß, 14 g Kohlenhydrate, 20 g Fett

Mittagessen: Gebratene Garnelen auf Wildreis (siehe Seite 220)

🕐 20 Minuten | 460 Kilokalorien, 41 g Eiweiß, 43 g Kohlenhydrate, 14 g Fett

Abendessen: Asiatischer Putenbrustsalat (siehe Seite 239)

🕐 50 Minuten (plus Einweichzeit für die Soja-bohnen: 6–8 Stunden)

290 Kilokalorien, 39 g Eiweiß, 11 g Kohlenhydrate, 10 g Fett

Notfall-Snack (siehe Seite 23 und 28): _ Nicht benötigt ☐

Trinken für den Traumkörper: 🥛🥛🥛🥛🥛🥛🥛🥛🥛🥛🥛🥛🥛🥛

KRAFTTRAINING

Das energiegeladene Tabata-Turbo-Training (Seite 200 bis 204)

🕐 37 Minuten (inklusive Warm-up und Cool-down)

🛠 Stoppuhr/Timer, zwei Stühle oder ein Tisch und ein Stuhl, bei Bedarf ein Rucksack (mit Inhalt) als Zusatzgewicht

Absolviert ☐

Besondere Vorkommnisse: _

LEBENSGESTALTUNG

Vier Tagesaufgaben auf dem Weg zur Bestform:

➤ Direkt nach dem Aufstehen 50-mal Hampelmann (siehe Seite 179) am Stück ☐

➤ Die längste Treppe, die Ihnen heute begegnet, viermal raufsprinten (immer zwei Stufen auf einmal) und runtertraben ☐

➤ Heute Kaffee ohne Milch und ohne Zucker trinken ☐

➤ Das neue Tabata-Workout hat Sie bestimmt gefordert – zur Belohnung (und besseren Regeneration) gehen Sie in die Sauna ☐

➤ Alternative Aufgabe: _ ☐

MOTIVATION

Tages-Joker: _ Nicht benötigt ☐

Was war gut heute? Was habe ich geschafft? _

_ _

Was will ich noch verbessern? _

_ _

Außergewöhnliche Ereignisse: _

Meine Stimmung heute: ☹ 😐 🙂 😃

ERNÄHRUNG

Frühstück: Toast mit Ricotta und Granatapfel (siehe Seite 216)

🕐 15 Minuten — 360 Kilokalorien, 19 g Eiweiß, 53 g Kohlenhydrate, 7 g Fett

Snack: Harzer Käse an Radieschen-Chicorée-Salat (siehe Seite 250)

🕐 10 Minuten (plus Marinierzeit: 10 Minuten)
220 Kilokalorien, 25 g Eiweiß, 5 g Kohlenhydrate, 11 g Fett

Mittagessen: Ratatouille (siehe Seite 231)

🕐 30 Minuten — 310 Kilokalorien, 17 g Eiweiß, 29 g Kohlenhydrate, 13 g Fett

Abendessen: Wirsingpfanne mit Hähnchenbrust (siehe Seite 240)

🕐 25 Minuten — 350 Kilokalorien, 59 g Eiweiß, 11 g Kohlenhydrate, 8 g Fett

Notfall-Snack (siehe Seite 23 und 28): _ _ _ _ _ _ _ _ _ _ _ _ _ _ _ _ _ _ _ Nicht benötigt ⬚

Trinken für den Traumkörper: 🥛🥛🥛🥛🥛🥛🥛🥛🥛🥛🥛🥛🥛🥛

POWER-LEBENSMITTEL DER WOCHE 13: LACHS

Auch fetthaltige Fischsorten wie Lachs (oder beispielsweise Makrele und Hering) sollten Teil Ihres Speiseplans sein. Sie liefern nicht nur sehr viele Vitamine und Mineralstoffe, sondern auch wertvolle, gefäßschützende Omega-3-Fettsäuren. Zudem bekommen Ihre Muskeln mit mehr als 20 Prozent Protein-Anteil an den Makronährstoffen reichlich Futter.

LEBENSGESTALTUNG

Vier Tagesaufgaben auf dem Weg zur Bestform:

➤ Bei jeder Gelegenheit zwei Klimmzüge hintereinander durchführen ⬚

➤ In der Mittagspause spazieren gehen (wenigstens 20 Minuten) ⬚

➤ Beim Zähneputzen morgens und abends: Jeweils zweimal 30 Sekunden auf dem linken und 30 Sekunden auf dem rechten Bein hüpfen ⬚

➤ Abends zum Badminton, Squash, Tennis oder zu einer Ihrer Sportarten verabreden ⬚

➤ Alternative Aufgabe: _ ⬚

MOTIVATION

Es ist immer zu früh, um aufzugeben.

Tages-Joker: _ Nicht benötigt ⬚

Was war gut heute? Was habe ich geschafft? _ _ _ _ _ _ _ _ _ _ _ _ _ _ _ _ _ _ _

_ _

Was kann ich noch verbessern? _

_ _

Außergewöhnliche Ereignisse: _

_ _

Meine Stimmung heute:

ERNÄHRUNG

Frühstück: Heidelbeer-Crêpes
(siehe Seite 215)

🕐 10 Minuten | 440 Kilokalorien, 21 g Eiweiß, 54 g Kohlenhydrate, 14 g Fett

Snack: Chili-Thunfisch-Salat
(siehe Seite 251)

🕐 10 Minuten | 270 Kilokalorien, 41 g Eiweiß, 10 g Kohlenhydrate, 8 g Fett

Mittagessen: Gratinierter Ziegenkäse auf Feldsalat (siehe Seite 230)

🕐 15 Minuten | 460 Kilokalorien, 21 g Eiweiß, 18 g Kohlenhydrate, 34 g Fett

Abendessen: Schinkenschnitten mit scharfem körnigem Frischkäse
(siehe Seite 235)

🕐 10 Minuten | 330 Kilokalorien, 22 g Eiweiß, 28 g Kohlenhydrate, 15 g Fett

Notfall-Snack (siehe Seite 23 und 28): _ Nicht benötigt ☐

Trinken für den Traumkörper: 🥛🥛🥛🥛🥛🥛🥛🥛🥛🥛🥛🥛🥛🥛🥛🥛

AUSDAUERTRAINING

Der kalorienzehrende Ausdauer-Workout-Mix (Seite 208)

🕐 71 Minuten (inklusive Warm-up und Cool-down)

⚒ Stoppuhr/Timer, eine kleine Erhöhung, ein Baum oder eine Wand in Reichweite

Absolviert ☐

Besondere Vorkommnisse: _

LEBENSGESTALTUNG

Vier Tagesaufgaben auf dem Weg zur Bestform:

➤ Direkt nach dem Aufstehen viermal 15 Wiederholungen vorgebeugtes Seitheben (siehe Seite 190) ☐

➤ Auf der Arbeit stündlich einen Wecker stellen – wenn es klingelt, machen Sie Pause: fünf Minuten ganz locker einen Hampelmann (siehe Seite 179) ausführen ☐

➤ Heute ohne Ausnahme an die vier Mahlzeiten halten und absolut nichts zwischendurch snacken ☐

➤ **Für morgen Mittag das Hähnchenfleisch über Nacht einlegen!** ☐

➤ Alternative Aufgabe: _ ☐

MOTIVATION

Tages-Joker: _ Nicht benötigt ☐

Was war gut heute? Was habe ich geschafft? _

_ _

Was kann ich noch verbessern? _

_ _

Außergewöhnliche Ereignisse: _

_ _

Meine Stimmung heute: 😞 😐 🙂 😄

TAG 88: ☐☐,☐☐.☐☐.☐☐☐☐ Regenerationstag!

Frühstück: Quark-Tomaten-Brot
(siehe Seite 217)

🕐 5 Minuten   350 Kilokalorien, 33 g Eiweiß,
37 g Kohlenhydrate, 6 g Fett

Snack: Rohkost-Snack mit körnigem
Frischkäse (siehe Seite 253)

🕐 5 Minuten   200 Kilokalorien, 21 g Eiweiß,
11 g Kohlenhydrate, 7 g Fett

Mittagessen: Scharfer Hähnchen-Burger
mit Ananas (siehe Seite 225)

🕐 10 Minuten (plus Marinierzeit: 12 Stunden)
440 Kilokalorien, 48 g Eiweiß,
37 g Kohlenhydrate, 11 g Fett

Abendessen: Chili-Omelett
(siehe Seite 242)

🕐 10 Minuten   280 Kilokalorien, 18 g Eiweiß,
9 g Kohlenhydrate, 18 g Fett

Notfall-Snack (siehe Seite 23 und 28): _ Nicht benötigt ☐

Trinken für den Traumkörper: 🥛🥛🥛🥛🥛🥛🥛🥛🥛🥛🥛🥛🥛🥛

Vier Tagesaufgaben auf dem Weg zur Bestform:

➤ Ist eine Dusche am Arbeitsplatz vorhanden? Dann joggen Sie hin (wenigstens
fünf Kilometer) und fahren mit öffentlichen Verkehrsmitteln zurück ☐

➤ Heute und dann bis Sonntag betont langsam essen: dazu nach jedem Bissen
das Besteck ablegen und intensiv kauen ☐

➤ Am Arbeitsplatz: viermal 20 Liegestütze (siehe Seite 182) an der Tischkante ☐

➤ Vor dem Zubettgehen 30 Liegestütz-Wechselsprünge (siehe Seite 189) ☐

➤ Alternative Aufgabe: _ ☐

MOTIVATION

Was Sie nicht fordert, wird Sie nicht verändern.

Wie entspannen Sie am besten?

Wer auf der einen Seite richtig Gas gibt beim Training, muss auf der anderen Seite auch auf
angenehme Weise runterkommen. Tragen Sie vier Möglichkeiten zusammen, wie Sie sich
wirklich gut entspannen können und dabei rundum wohlfühlen, spazieren gehen, ein Tag am
Strand oder in den Bergen, ein paar Wellness-Stunden im Saunabad etc. Setzen Sie davon
heute noch etwas um – und dann in Zukunft spätestens alle paar Tage.

Tages-Joker: _ Nicht benötigt ☐

Was war gut heute? Was habe ich geschafft? _

_ _

Was kann ich noch verbessern? _

_ _

Außergewöhnliche Ereignisse: _

_ _

Meine Stimmung heute: ☹   😐   🙂   😄

TAG 89: ☐☐,☐☐.☐☐.☐☐☐☐ Krafttag!

Frühstück: Magerquark mit Honig und Nüssen (siehe Seite 217)

🕐 5 Minuten — 450 Kilokalorien, 39 g Eiweiß, 25 g Kohlenhydrate, 22 g Fett

Snack: Harzer Käse mit Schinkenmantel (siehe Seite 250)

🕐 10 Minuten — 280 Kilokalorien, 41 g Eiweiß, 12 g Kohlenhydrate, 7 g Fett

Mittagessen: Lachs mit grünem Spargel und Honig-Senf-Butter (siehe Seite 219)

🕐 20 Minuten — 440 Kilokalorien, 30 g Eiweiß, 13 g Kohlenhydrate, 30 g Fett

Abendessen: Salat mit gerösteten Pinienkernen (siehe Seite 246)

🕐 5 Minuten — 380 Kilokalorien, 18 g Eiweiß, 20 g Kohlenhydrate, 24 g Fett

Notfall-Snack (siehe Seite 23 und 28): _ Nicht benötigt ☐

Trinken für den Traumkörper: 🥛🥛🥛🥛🥛🥛🥛🥛🥛🥛🥛🥛🥛🥛

Das energiegeladene Tabata-Turbo-Training (Seite 200 bis 204)

🕐 37 Minuten (inklusive Warm-up und Cool-down)

🔧 Stoppuhr/Timer, zwei Stühle oder ein Tisch und ein Stuhl, bei Bedarf ein Rucksack (mit Inhalt) als Zusatzgewicht

Absolviert ☐

Besondere Vorkommnisse: _

Vier Tagesaufgaben auf dem Weg zur Bestform:

➤ Über den Tag verteilt viermal 100 Sprünge beim Seilspringen (siehe Seite 178 und 179) ☐

➤ Beim Training zum Abschluss, aber vor dem Cool-down, noch zehn Minuten locker joggen ☐

➤ Nach dem Training abwechselnd je fünfmal 30 Sekunden warm und kalt duschen, mit kalt aufhören ☐

➤ Heute auf jegliche Limonadengetränke und Fruchtsäfte verzichten ☐

➤ Alternative Aufgabe: _ ☐

MOTIVATION

Tages-Joker: _ Nicht benötigt ☐

Was war gut heute? Was habe ich geschafft? _

_ _

Was will ich noch verbessern? _

_ _

Außergewöhnliche Ereignisse: _

_ _

Meine Stimmung heute: ☹ 😐 🙂 😃

ERNÄHRUNG

KRAFTTRAINING

LEBENSGESTALTUNG

TAG 90: ☐☐,☐☐.☐☐.☐☐☐☐ Stress-weg-Tag!

ERNÄHRUNG

Frühstück: 2 Scheiben Eiweiß-Brot (zum Rezept siehe Seite 218), **darauf:** 20 g Erdnussbutter, 4 Scheiben roher Schinken (mager, ca. 50 g), 1 kleine Tomate, 2 Salatblätter; dazu: 1 Glas Buttermilch (250 ml)

🕐 5 Minuten   450 Kilokalorien, 37 g Eiweiß, 20 g Kohlenhydrate, 22 g Fett

Snack: Kiwi-Protein-Cocktail (siehe Seite 254)

🕐 5 Minuten   230 Kilokalorien, 27 g Eiweiß, 17 g Kohlenhydrate, 4 g Fett

Mittagessen: Ofengemüse mit Kräuterquark (siehe Seite 230)

🕐 60 Minuten   480 Kilokalorien, 35 g Eiweiß, 34 g Kohlenhydrate, 21 g Fett

Abendessen: Matjesbrot mit Tomaten-Quark-Creme (siehe Seite 234)

🕐 5 Minuten   370 Kilokalorien, 23 g Eiweiß, 27 g Kohlenhydrate, 19 g Fett

Notfall-Snack (siehe Seite 23 und 28): _ Nicht benötigt ☐

Trinken für den Traumkörper: 🥛🥛🥛🥛🥛🥛🥛🥛🥛🥛🥛🥛🥛🥛

AUSDAUERTRAINING

Der kalorienzehrende Ausdauer-Workout-Mix (Seite 208)

🕐 71 Minuten (inklusive Warm-up und Cool-down)

🔧 Stoppuhr/Timer, eine kleine Erhöhung, ein Baum oder eine Wand in Reichweite

Absolviert ☐

Besondere Vorkommnisse: _

LEBENSGESTALTUNG

Vier Tagesaufgaben auf dem Weg zur Bestform:

➣ Noch vor dem Aufstehen: viermal 15 Crunches (siehe Seite 194), dazwischen je 30 Sekunden Pause ☐
➣ 60 Minuten mit den Kindern im Park Ball spielen oder schwimmen gehen ☐
➣ Beim Getränkekauf die Kisten tragen ☐
➣ Heute mindestens zwei Liter Wasser trinken ☐

➣ Alternative Aufgabe: _ ☐

MOTIVATION

Tages-Joker: _ Nicht benötigt ☐

Was war gut heute? Was habe ich geschafft? _ _ _ _ _ _ _ _ _ _ _ _ _ _ _ _ _

_ _

Was kann ich noch verbessern? _

_ _

Außergewöhnliche Ereignisse: _

_ _

Meine Stimmung heute: ☹ 😐 🙂 😀

Frühstück: Strammer Max auf Vollkornbrot (siehe Seite 212)

🕐 10 Minuten — 350 Kilokalorien, 26 g Eiweiß, 30 g Kohlenhydrate, 13 g Fett

Snack: Rohkost-Snack mit körnigem Frischkäse (siehe Seite 253)

🕐 5 Minuten — 200 Kilokalorien, 21 g Eiweiß, 11 g Kohlenhydrate, 7 g Fett

Mittagessen: Chicken-Curry mit Cous-cous (siehe Seite 227)

🕐 30 Minuten — 440 Kilokalorien, 43 g Eiweiß, 47 g Kohlenhydrate, 8 g Fett

Abendessen: Tortilla-Wrap mit Pute (siehe Seite 241)

🕐 10 Minuten — 240 Kilokalorien, 18 g Eiweiß, 24 g Kohlenhydrate, 7 g Fett

ERNÄHRUNG

Notfall-Snack (siehe Seite 23 und 28): _ Nicht benötigt ☐

Trinken für den Traumkörper: 🥛🥛🥛🥛🥛🥛🥛🥛🥛🥛🥛🥛🥛🥛🥛

LEBENSGESTALTUNG

Vier Tagesaufgaben auf dem Weg zur Bestform:

➤ Für jedes verlorene Kilo Körpergewicht machen Sie fünf Burpees (siehe Seite 187) – alle nacheinander mit Pausen (falls benötigt), die Sie selbst bestimmen ☐

➤ Mit Freunden zu einer Runde Beachvolleyball oder Basketball verabreden ☐

➤ Heute 120 Minuten sauber machen, den Keller oder den Dachboden aufräumen oder im Garten arbeiten ☐

➤ Beim Fernsehen in jeder Werbepause: zehn Ausfallschritte mit jeder Seite (siehe Seite 188) ☐

➤ Alternative Aufgabe: _ ☐

MOTIVATION

> Die Frage ist nicht, ob Sie es schaffen. Die Frage ist, ob Sie es wollen.

Erst denken, dann handeln

Jedem von uns gehen am Tag einige Zehntausend Gedanken durch den Kopf. Die meisten unbewusst – doch alle haben Auswirkungen auf Ihr Leben. Denn Gedanken können Gefühle, Worte und Handlungen manifestieren. Anders gesagt: Das, was Sie denken, bestimmt Ihr Leben. Wie steht's mit Ihnen? Fluchen Sie oder ärgern Sie sich häufig? Halten Sie wenigstens vier ärgerliche Situationen oder negative Gedanken fest, die Sie immer wieder begleiten. Dann schreiben Sie vier positive Aussagen auf, die beflügelnd auf Sie wirken, zum Beispiel: „Ich schaffe das!", „Alles ist gut!" oder Ähnliches. Wann immer Sie nun wieder in eine Schimpf- oder Ärger-Situation kommen, sagen Sie zu sich „Stopp!" und eine der positiven Formulierungen gleich hinterher. Verdrängen Sie so gezielt diese vier negativen Gedanken – dann nehmen Sie sich die nächsten vor.

Tages-Joker: _ Nicht benötigt ☐

Was war gut heute? Was habe ich geschafft? _

_ _

Was kann ich noch verbessern? _

Außergewöhnliche Ereignisse: _

Meine Stimmung heute: ☹ 😐 🙂 😃

Fazit Woche 13

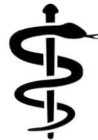

KÖRPER-CHECK

Bauchumfang:
(zur Messung siehe Seite 178): _ _ _ _ _ _ _ _ Zentimeter

+/- _ _ _ _ _ _ _ _ Zentimeter im Vergleich zum ersten Tag

Körpergewicht:

_ _ _ _ _ _ _ _ Kilo

+/- _ _ _ _ _ _ _ _ Kilo im Vergleich zum ersten Tag

LEBENSGESTALTUNG

Wie viele Minuten waren Sie in der letzten Woche in etwa in Bewegung?

ca. _ _ _ _ _ _ _ _ _ _ Minuten im Alltag | ca. _ _ _ _ _ _ _ _ _ _ Minuten beim Training

Vier Wochenaufgaben auf dem Weg zur Bestform

Diese ein bis vier Dinge will ich in der kommenden Woche umsetzen:

➤ - ☐

➤ - ☐

➤ - ☐

➤ - ☐

MOTIVATION

Was habe ich in der letzten Woche geschafft? _

_ _

Was kann ich in der kommenden Woche noch verbessern? _ _ _ _ _ _ _ _ _ _ _ _ _ _ _ _ _

_ _

Besondere Vorkommnisse: _

_ _

Meine Stimmung in dieser Woche: 😦 😐 🙂 😄

Wochen-Joker für die kommende Woche:

_ Nicht benötigt ☐

ERSTE HILFE IM RESTAURANT, TEIL 13: BEIM SPANIER

Gewichts- statt Gesichtsverlust beim Ausgehen: Mit diesen vier figurschonenden Gerichten überstehen Sie den Besuch beim Spanier (von den Hauptspeisen selbstverständlich nur eine auswählen!).

- Tapa: marinierter, frischer Tintenfisch
- Gegrillter Fisch mit Gemüse
- Geröstete Paprikaschoten mit Ziegenkäse
- Boquerones en escabeche (frische, mit Knoblauch marinierte Sardellenfilets)

TAG 92: ☐☐,☐☐.☐☐.☐☐☐☐ Power-Tag!

ERNÄHRUNG

Frühstück: Warmes Haferflocken-Beeren-Nuss-Müsli (siehe Seite 216)

🕐 10 Minuten   500 Kilokalorien, 16 g Eiweiß, 36 g Kohlenhydrate, 31 g Fett

Snack: Thunfischcreme mit Kapern und Fenchel (siehe Seite 251)

🕐 10 Minuten   270 Kilokalorien, 48 g Eiweiß, 10 g Kohlenhydrate, 3 g Fett

Mittagessen: Hähnchenbrust aus dem Ofen mit Pilzen (siehe Seite 228)

🕐 30 Minuten   380 Kilokalorien, 41 g Eiweiß, 37 g Kohlenhydrate, 7 g Fett

Abendessen: Gemüse-Frittata (siehe Seite 242)

🕐 10 Minuten   380 Kilokalorien, 22 g Eiweiß, 25 g Kohlenhydrate, 22 g Fett

Notfall-Snack (siehe Seite 23 und 28): _ Nicht benötigt ☐

Trinken für den Traumkörper: 🥛🥛🥛🥛🥛🥛🥛🥛🥛🥛🥛🥛🥛🥛🥛🥛

KRAFTTRAINING

Das energiegeladene Tabata-Turbo-Training (Seite 200 bis 204)

🕐 37 Minuten (inklusive Warm-up und Cool-down)

🛠 Stoppuhr/Timer, zwei Stühle oder ein Tisch und ein Stuhl, bei Bedarf ein Rucksack (mit Inhalt) als Zusatzgewicht

Absolviert ☐

Besondere Vorkommnisse: _

LEBENSGESTALTUNG

Vier Tagesaufgaben auf dem Weg zur Bestform:

➤ Direkt nach dem Aufstehen vier Minuten Schattenboxen (siehe Seite 179) am Stück ☐

➤ Heute jede Treppe rückwärts rauf- und runtergehen (beim Runtergehen am Geländer festhalten!) ☐

➤ Bei jedem Telefonat heute führen Sie während des Gesprächs Rumpfstrecken auf einem Bein aus (siehe Seite 203), eine Hand ist frei fürs Telefon ☐

➤ Heute ohne Ausnahme an die vier Mahlzeiten halten und absolut nichts zwischendurch snacken (auch keine kalorienhaltigen Getränke trinken) ☐

➤ Alternative Aufgabe: _ ☐

MOTIVATION

Tages-Joker: _ Nicht benötigt ☐

Was war gut heute? Was habe ich geschafft? _ _ _ _ _ _ _ _ _ _ _ _ _ _ _ _

_ _

Was will ich noch verbessern? _

_ _

Außergewöhnliche Ereignisse: _

_ _

Meine Stimmung heute: ☹ 😐 🙂 😃

TAG 93: ☐☐,☐☐.☐☐.☐☐☐☐ Gesundheitstag!

Frühstück: 2 Scheiben Eiweiß-Brot (zum Rezept siehe Seite 218), **darauf:** 10 g Halbfettmargarine, 50 g Putenbrustfilet-Aufschnitt (mager), 2 Scheiben Edamer (ca. 35 g insgesamt), 1 kleine Tomate, 2 Salatblätter

🕐 5 Minuten   390 Kilokalorien, 30 g Eiweiß, 6 g Kohlenhydrate, 25 g Fett

Snack: Beerenquark (siehe Seite 252)

🕐 5 Minuten   170 Kilokalorien, 19 g Eiweiß, 16 g Kohlenhydrate, 3 g Fett

Mittagessen: Bauernsalat mit Feta und Melone (siehe Seite 229)

🕐 20 Minuten   400 Kilokalorien, 21 g Eiweiß, 31 g Kohlenhydrate, 19 g Fett

Abendessen: Filet vom Schwein mit geröstetem Gemüse (siehe Seite 238)

🕐 20 Minuten   270 Kilokalorien, 32 g Eiweiß, 7 g Kohlenhydrate, 12 g Fett

Notfall-Snack (siehe Seite 23 und 28): _ _ _ _ _ _ _ _ _ _ _ _ _ _ _ _ _ _ Nicht benötigt ☐

Trinken für den Traumkörper: 🥛🥛🥛🥛🥛🥛🥛🥛🥛🥛🥛🥛🥛🥛

POWER-LEBENSMITTEL DER WOCHE 14: HARZER KÄSE

Der schnellste Weg, um an hochwertige Eiweiße zu kommen, ist der Sauermilch-Käse, auch in der Ausprägung als Harzer Käse bekannt. Die Koordinaten der Eiweiß-Bombe: sage und schreibe 30 Gramm Proteine pro 100 Gramm bei gerade einmal rund 130 Kilokalorien. Kein bisschen Fett, keinerlei Kohlenhydrate stören den Abnehmerfolg. Top!

Vier Tagesaufgaben auf dem Weg zur Bestform:

➤ Vor der Arbeit schwimmen gehen (wenigstens 40 Minuten locker bewegen) ☐
➤ Über den Tag verteilt 100 Liegestütze (siehe Seite 182) ☐
➤ Eine Runde auf dem Mountainbike drehen (wenigstens 60 Minuten) ☐
➤ Alle Muskelgruppen des Körpers (siehe Tag 17, Seite 63) nacheinander für jeweils 12 Sekunden vollständig anspannen, dazwischen immer 20 Sekunden Pause; zwei Durchgänge absolvieren ☐
➤ Alternative Aufgabe: _ ☐

MOTIVATION

Sie haben stets die Wahl: Werfen Sie das Handtuch oder wischen Sie sich damit den Schweiß ab?

Tages-Joker: _ Nicht benötigt ☐

Was war gut heute? Was habe ich geschafft? _

_ _

Was kann ich noch verbessern? _

Außergewöhnliche Ereignisse: _

Meine Stimmung heute: ☹ 😐 🙂 😀

TAG 94: ☐☐,☐☐.☐☐.☐☐☐☐ Ausdauertag!

Frühstück: Bananenmüsli mit Erdnuss-butter (siehe Seite 214)

🕐 5 Minuten — 480 Kilokalorien, 19 g Eiweiß, 66 g Kohlenhydrate, 15 g Fett

Snack: Texanischer Thunfisch-Bohnen-Salat (siehe Seite 251)

🕐 10 Minuten — 210 Kilokalorien, 24 g Eiweiß, 12 g Kohlenhydrate, 7 g Fett

Mittagessen: Gegrilltes Asado-Steak vom Rind (siehe Seite 222)

🕐 20 Minuten — 500 Kilokalorien, 48 g Eiweiß, 9 g Kohlenhydrate, 30 g Fett

Abendessen: Steaks vom Blumenkohl mit Knoblauchdip (siehe Seite 248)

🕐 35 Minuten — 350 Kilokalorien, 20 g Eiweiß, 23 g Kohlenhydrate, 18 g Fett

Notfall-Snack (siehe Seite 23 und 28): _ Nicht benötigt ☐

Trinken für den Traumkörper: 🥛🥛🥛🥛🥛🥛🥛🥛🥛🥛🥛🥛🥛🥛

Der kalorienzehrende Ausdauer-Workout-Mix (Seite 208)

🕐 71 Minuten (inklusive Warm-up und Cool-down)

🛠 Stoppuhr/Timer, eine kleine Erhöhung, ein Baum oder eine Wand in Reichweite

Absolviert ☐

Besondere Vorkommnisse: _

Vier Tagesaufgaben auf dem Weg zur Bestform:

➤ Ausnahmsweise den Fahrstuhl nehmen und während der Fahrt so viele blitzschnelle Liegestütze (siehe Seite 182) – bei Platzmangel: Kniebeugen (siehe Seite 201) – wie möglich machen ☐

➤ Mailfreier Tag: Zu jedem Kollegen im Haus gehen Sie heute persönlich, anstatt eine Mail zu schreiben ☐

➤ Geschirr und Besteck heute mit der Hand abwaschen und abtrocknen ☐

➤ Vor dem Schlafengehen: viermal 16 Wiederholungen Delfin-Schwimmen (siehe Seite 199), dazwischen je eine Minute Pause ☐

➤ Alternative Aufgabe: _ ☐

MOTIVATION

Tages-Joker: _ Nicht benötigt ☐

Was war gut heute? Was habe ich geschafft? _

_ _

Was kann ich noch verbessern? _

_ _

Außergewöhnliche Ereignisse: _

_ _

Meine Stimmung heute: ☹ 😐 🙂 😃

TAG 95: ☐☐,☐☐.☐☐.☐☐☐☐ Regenerationstag!

ERNÄHRUNG

Frühstück: Knäckebrot mit Avocado und Gurkendip (siehe Seite 213)

🕐 5 Minuten — 380 Kilokalorien, 18 g Eiweiß, 36 g Kohlenhydrate, 17 g Fett

Snack: Quark-Kaviar-Dip mit Rohkost (siehe Seite 253)

🕐 10 Minuten — 170 Kilokalorien, 21 g Eiweiß, 13 g Kohlenhydrate, 3 g Fett

Mittagessen: Koteletts vom Lamm in Joghurt-Zitronen-Soße (siehe Seite 224)

🕐 15 Minuten — 460 Kilokalorien, 36 g Eiweiß, 8 g Kohlenhydrate, 31 g Fett

Abendessen: Putengeschnetzeltes mit Ananas und Ingwer (siehe Seite 240)

🕐 15 Minuten (plus Marinierzeit: 60 Minuten)

300 Kilokalorien, 40 g Eiweiß, 16 g Kohlenhydrate, 8 g Fett

Notfall-Snack (siehe Seite 23 und 28): _ Nicht benötigt ☐

Trinken für den Traumkörper: 🥛🥛🥛🥛🥛🥛🥛🥛🥛🥛🥛🥛🥛🥛

LEBENSGESTALTUNG

Vier Tagesaufgaben auf dem Weg zur Bestform:

➤ Über den Tag verteilt 40 Wiederholungen umgekehrtes Schulterdrücken (siehe Seite 192) ☐
➤ Den Schrittzähler (siehe Seite 56) nutzen und heute wenigstens 13 500 Schritte machen ☐
➤ Den ganzen Tag keine Süßigkeiten und keinen Knabberkram ☐
➤ **Den Grünkohl für morgen Abend über Nacht ziehen lassen!** ☐
➤ Alternative Aufgabe: _ ☐

MOTIVATION

> Geben Sie jedem Tag die Chance, der schönste Ihres Lebens zu werden.

Gönnen Sie sich regelmäßige Pausen

Wer ohne Unterlass an sich und seinen Bedürfnisen vorbei arbeitet, gerät in Stress. Das Risiko ist dann groß, dass Sie gedankenverloren nebenbei knabbern oder den unterbewussten Frust wegfressen wollen. Dabei gilt: Nur wer achtsam mit sich selbst umgeht, kann dauerhaft schlank und gesund leben. Einer der ersten Schritte dahin ist sehr angenehm: Machen Sie regelmäßig Pausen. Am besten jede Stunde für vier Minuten. Stehen Sie auf, bewegen Sie sich, schnappen Sie frische Luft und holen Sie sich neues Wasser zum Trinken. Schauen Sie in die Ferne und träumen Sie sich ein wenig weg. Machen Sie diese Minuten zu Highlight-Minuten – dann haben Sie jede Stunde einen Grund, sich auf etwas zu freuen.

Tages-Joker: _ Nicht benötigt ☐

Was war gut heute? Was habe ich geschafft? _

_ _

Was kann ich noch verbessern? _

_ _

Außergewöhnliche Ereignisse: _

_ _

Meine Stimmung heute: ☹   😐   🙂   😃

TAG 96: ☐☐,☐☐.☐☐.☐☐☐☐ Krafttag!

ERNÄHRUNG

Frühstück: Roastbeef-Sandwich
(siehe Seite 212)

🕐 10 Minuten | 420 Kilokalorien, 41 g Eiweiß, 44 g Kohlenhydrate, 8 g Fett

Snack: Früchte-Quarkspeise
(siehe Seite 252)

🕐 10 Minuten | 280 Kilokalorien, 18 g Eiweiß, 29 g Kohlenhydrate, 9 g Fett

Mittagessen: Geschmorte Dorade in scharfem Tomatensud (siehe Seite 221)

🕐 30 Minuten | 480 Kilokalorien, 40 g Eiweiß, 4 g Kohlenhydrate, 34 g Fett

Abendessen: Marinierter Grünkohl-Salat mit Granatapfel, Pinienkernen und Parmesan
(siehe Seite 244)

🕐 10 Minuten (Marinierzeit: den Grünkohl über Nacht ziehen lassen)

340 Kilokalorien, 18 g Eiweiß, 18 g Kohlenhydrate, 22 g Fett

Notfall-Snack (siehe Seite 23 und 28): _ Nicht benötigt ☐

Trinken für den Traumkörper: 🥛🥛🥛🥛🥛🥛🥛🥛🥛🥛🥛🥛🥛🥛

KRAFTTRAINING

Das energiegeladene Tabata-Turbo-Training (Seite 200 bis 204)

🕐 37 Minuten (inklusive Warm-up und Cool-down)

🔧 Stoppuhr/Timer, zwei Stühle oder ein Tisch und ein Stuhl, bei Bedarf ein Rucksack (mit Inhalt) als Zusatzgewicht

Absolviert ☐

Besondere Vorkommnisse: _

LEBENSGESTALTUNG

Vier Tagesaufgaben auf dem Weg zur Bestform:

➤ Viermal vier Minuten Seilspringen (siehe Seite 178 und 179) über den Tag verteilt ☐
➤ Mit dem Rad zur Arbeit fahren ☐
➤ **Den Handkäse für den morgigen Snack einlegen!** ☐
➤ Von heute auf morgen ausreichend schlafen – wenigstens acht, besser neun oder sogar zehn Stunden ☐
➤ Alternative Aufgabe: _ ☐

MOTIVATION

Tages-Joker: _ Nicht benötigt ☐

Was war gut heute? Was habe ich geschafft? _

_ _

Was will ich noch verbessern? _

_ _

Außergewöhnliche Ereignisse: _

_ _

Meine Stimmung heute: ☹ 😐 🙂 😀

TAG 97: ⬚⬚,⬚⬚.⬚⬚.⬚⬚⬚⬚ Stress-weg-Tag!

Frühstück: Hüttenkäse-Kraft-Müsli mit Früchten (siehe Seite 213)

🕐 15 Minuten — 550 Kilokalorien, 25 g Eiweiß, 55 g Kohlenhydrate, 24 g Fett

Snack: Handkäse mit Musik (siehe Seite 250)

🕐 10 Minuten (plus Marinierzeit: über Nacht, mindestens aber 4 Stunden)

200 Kilokalorien, 32 g Eiweiß, 2 g Kohlenhydrate, 6 g Fett

Mittagessen: Indischer Gemüsetopf mit Putenfleisch (siehe Seite 226)

🕐 45 Minuten — 450 Kilokalorien, 45 g Eiweiß, 47 g Kohlenhydrate, 8 g Fett

Abendessen: Flusskrebsschwanz-Salat mit Walnuss-Honig-Dressing (siehe Seite 234)

🕐 15 Minuten — 330 Kilokalorien, 20 g Eiweiß, 14 g Kohlenhydrate, 22 g Fett

Notfall-Snack (siehe Seite 23 und 28): _ Nicht benötigt ⬚

Trinken für den Traumkörper: 🥛🥛🥛🥛🥛🥛🥛🥛🥛🥛🥛🥛🥛🥛

ERNÄHRUNG

Der kalorienzehrende Ausdauer-Workout-Mix (Seite 208)

🕐 71 Minuten (inklusive Warm-up und Cool-down)

🔧 Stoppuhr/Timer, eine kleine Erhöhung, ein Baum oder eine Wand in Reichweite

Absolviert ⬚

Besondere Vorkommnisse: _

AUSDAUERTRAINING

Vier Tagesaufgaben auf dem Weg zur Bestform:

➤ Über den Tag verteilt viermal zwei Minuten Beinkreisen (siehe Seite 185) ⬚
➤ Das Auto mit der Hand waschen ⬚
➤ Heute ganz auf Zucker verzichten (Ausnahme: der Honig im Abendessen) ⬚
➤ Mit Freundin oder Kumpel ein Ruderboot mieten (für wenigstens 90 Minuten) und zwei Drittel der Zeit überwiegend rudernd in Bewegung bleiben ⬚
➤ Alternative Aufgabe: _ ⬚

MOTIVATION

Tages-Joker: _ Nicht benötigt ⬚

Was war gut heute? Was habe ich geschafft? _

_ _

Was kann ich noch verbessern? _

_ _

Außergewöhnliche Ereignisse: _

_ _

Meine Stimmung heute: ☹ 😐 🙂 😃

LEBENSGESTALTUNG

TAG 98: ☐☐,☐☐.☐☐.☐☐☐☐ Analyse-Tag!

Frühstück: 2 Scheiben Eiweiß-Brot
(zum Rezept siehe Seite 218), **darauf:**
10 g Halbfettmargarine, 4 Scheiben
Lachsschinken (ca. 40 g, ohne Fett),
50 g Putenbrustfilet-Aufschnitt (mager),
1 kleine Tomate, 2 Salatblätter; dazu:
1 Glas Buttermilch (250 ml)

🕐 5 Minuten 390 Kilokalorien, 38 g Eiweiß,
16 g Kohlenhydrate, 17 g Fett

Snack: Frischkäse-Schnittlauch-Dip
(siehe Seite 249)

🕐 5 Minuten 230 Kilokalorien, 27 g Eiweiß,
9 g Kohlenhydrate, 9 g Fett

Mittagessen: Gefüllter Zucchino
(siehe Seite 223)

🕐 45 Minuten 410 Kilokalorien, 25 g Eiweiß,
10 g Kohlenhydrate, 28 g Fett

Abendessen: Salat-Burritos mit Eiern und
Gewürzgurken (siehe Seite 246)

🕐 5 Minuten 260 Kilokalorien, 21 g Eiweiß,
14 g Kohlenhydrate, 12 g Fett

Notfall-Snack (siehe Seite 23 und 28): _ Nicht benötigt ☐

Trinken für den Traumkörper: 🥛🥛🥛🥛🥛🥛🥛🥛🥛🥛🥛🥛🥛🥛🥛

Vier Tagesaufgaben auf dem Weg zur Bestform:

➤ Über den Tag verteilt viermal eine Minute Vorwärtsgehen in der Kniebeuge
(siehe Seite 196) ☐

➤ Mit einem Freund zum Badminton, Squash, Tennis oder zu einer Ihrer
Sportarten verabreden ☐

➤ Das Auto mit der Hand polieren ☐

➤ Heute ohne Ausnahme an die vier Mahlzeiten halten und absolut nichts
zwischendurch snacken (auch keine kalorienhaltigen Getränke trinken) ☐

➤ Alternative Aufgabe: _ ☐

MOTIVATION

Es geht um Fortschritt, nicht um Perfektion.

Wo besteht noch Optimierungsbedarf?

Halten Sie vier Dinge fest, mit denen Sie bei sich selbst noch unzufrieden sind. Auch das können wieder Kleinigkeiten sein. Schreiben Sie die Punkte alle auf eine große Pappe und hängen
Sie diese neben die „Geschafft!"-Liste von Seite 107. Diesmal lautet die Überschrift: „Diese
Dinge will ich noch ändern!" Erweitern Sie die Liste aktuell und streichen Sie weg, was Sie inzwischen schon geändert haben. Denken Sie daran: Allein die Tatsache, dass Ihnen auffällt,
womit Sie unzufrieden sind, ist schon ein Erfolg – jetzt müssen Sie es nur noch ändern!

Tages-Joker: _ Nicht benötigt ☐

Was war gut heute? Was habe ich geschafft? _ _ _ _ _ _ _ _ _ _ _ _ _ _ _ _ _ _ _

_ _

Was kann ich noch verbessern? _

Außergewöhnliche Ereignisse: _

Meine Stimmung heute: ☹ 😐 🙂 😀

Fazit Woche 14

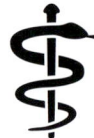

KÖRPER-CHECK

Bauchumfang:
(zur Messung siehe Seite 178): _ _ _ _ _ _ _ _ Zentimeter

+/- _ _ _ _ _ _ _ _ Zentimeter im Vergleich zum ersten Tag

Körpergewicht:

_ _ _ _ _ _ _ _ Kilo

+/- _ _ _ _ _ _ _ _ Kilo im Vergleich zum ersten Tag

LEBENSGESTALTUNG

Wie viele Minuten waren Sie in der letzten Woche in etwa in Bewegung?

ca. _ _ _ _ _ _ _ _ _ _ Minuten im Alltag | ca. _ _ _ _ _ _ _ _ _ _ Minuten beim Training

Vier Wochenaufgaben auf dem Weg zur Bestform

Diese ein bis vier Dinge will ich in der kommenden Woche umsetzen:

➤ - ☐

➤ - ☐

➤ - ☐

➤ - ☐

MOTIVATION

Was habe ich in der letzten Woche geschafft? _

_ _

Was kann ich in der kommenden Woche noch verbessern? _ _ _ _ _ _ _ _ _ _ _ _ _ _ _ _ _ _

_ _

Besondere Vorkommnisse: _

_ _

Meine Stimmung in dieser Woche: ☹ 😐 🙂 😃

Wochen-Joker für die kommende Woche:

_ Nicht benötigt ☐

ERSTE HILFE IM RESTAURANT, TEIL 14: BEIM INDER

Gewichts- statt Gesichtsverlust beim Ausgehen: Mit diesen vier figurschonenden Gerichten überstehen Sie den Besuch beim Inder (von den Hauptspeisen selbstverständlich nur eine auswählen!).

- Mulligatawny-Suppe (Hühnchensuppe mit Gemüse und Reis)
- Dal Makhani (Linsen und Bohnen)
- Hähnchen-Curry
- Tanduri-Fisch

TAG 99: ☐☐,☐☐.☐☐.☐☐☐☐ Power-Tag!

ERNÄHRUNG

Frühstück: Magerquark mit Honig und Nüssen (siehe Seite 217)

🕐 5 Minuten — 450 Kilokalorien, 39 g Eiweiß, 25 g Kohlenhydrate, 22 g Fett

Snack: Thunfischcreme mit Kapern und Fenchel (siehe Seite 251)

🕐 10 Minuten — 270 Kilokalorien, 48 g Eiweiß, 10 g Kohlenhydrate, 3 g Fett

Mittagessen: Hähnchenbrust mit Zitrus-Thymian-Soße (siehe Seite 225)

🕐 20 Minuten — 490 Kilokalorien, 50 g Eiweiß, 21 g Kohlenhydrate, 22 g Fett

Abendessen: Feldsalat mit Feta und Honig-Senf-Dressing (siehe Seite 245)

🕐 15 Minuten — 360 Kilokalorien, 16 g Eiweiß, 8 g Kohlenhydrate, 29 g Fett

Notfall-Snack (siehe Seite 23 und 28): _ Nicht benötigt ☐

Trinken für den Traumkörper: 🥛🥛🥛🥛🥛🥛🥛🥛🥛🥛🥛🥛🥛🥛

KRAFTTRAINING

Das energiegeladene Tabata-Turbo-Training (Seite 200 bis 204)

🕐 37 Minuten (inklusive Warm-up und Cool-down)

🔧 Stoppuhr/Timer, zwei Stühle oder ein Tisch und ein Stuhl, bei Bedarf ein Rucksack (mit Inhalt) als Zusatzgewicht

Absolviert ☐

Besondere Vorkommnisse: _

LEBENSGESTALTUNG

Vier Tagesaufgaben auf dem Weg zur Bestform:

➤ Noch vor dem Aufstehen viermal 40 Sekunden Rumpfdrehen im Sitzen (siehe Seite 195) ☐

➤ Beim Training zum Abschluss, aber vor dem Cool-down, noch 15 Minuten lang locker joggen ☐

➤ In der Mittagspause spazieren gehen (wenigstens 30 Minuten) ☐

➤ Beim Fernsehen in jeder Werbepause: 30 Sekunden Liegestütz-Wechselsprünge (siehe Seite 189) ☐

➤ Alternative Aufgabe: _ ☐

MOTIVATION

Tages-Joker: _ Nicht benötigt ☐

Was war gut heute? Was habe ich geschafft? _

_ _

Was will ich noch verbessern? _

_ _

Außergewöhnliche Ereignisse: _

_ _

Meine Stimmung heute: ☹ 😐 🙂 😀

TAG 100: ☐☐,☐☐.☐☐.☐☐☐☐ Gesundheitstag!

Frühstück: Rührei mit Räucherlachs
(siehe Seite 211)

🕐 10 Minuten 360 Kilokalorien, 26 g Eiweiß,
17 g Kohlenhydrate, 21 g Fett

Snack: Beerenquark (siehe Seite 252)

🕐 5 Minuten 170 Kilokalorien, 19 g Eiweiß,
16 g Kohlenhydrate, 3 g Fett

Mittagessen: Rindfleisch-Spinat-Toma-ten-Toast (siehe Seite 224)

🕐 20 Minuten 410 Kilokalorien, 37 g Eiweiß,
36 g Kohlenhydrate, 13 g Fett

Abendessen: Zucchini-Suppe mit Dill
(siehe Seite 248)

🕐 10 Minuten 310 Kilokalorien, 18 g Eiweiß,
20 g Kohlenhydrate, 17 g Fett

ERNÄHRUNG

Notfall-Snack (siehe Seite 23 und 28): _ Nicht benötigt ☐

Trinken für den Traumkörper: 🥛🥛🥛🥛🥛🥛🥛🥛🥛🥛🥛🥛🥛🥛

POWER-LEBENSMITTEL DER WOCHE 15: RUCOLA

Die leicht scharf-nussig schmeckende Salatpflanze, bei uns auch bekannt unter dem Na-men Rauke, ist kalorienarm (knapp 30 Kilokalorien pro 100 Gramm), dabei reich an Eiweiß (fast 3 Gramm auf 100 Gramm) und Ballaststoffen (etwa 2 Gramm auf 100 Gramm). Vitami-ne und Mineralstoffe bekommen Sie auch gereicht – zum Beispiel Magnesium, das im Kör-per an zahlreichen Enzymreaktionen beteiligt ist. Das Mineral sorgt dabei unter anderem auch für die Regeneration Ihrer Körperzellen.

LEBENSGESTALTUNG

Vier Tagesaufgaben auf dem Weg zur Bestform:

➤ Sagenhaft: Tag 100! Ihr Preis: 100 Burpees (siehe Seite 187) –
über den Tag verteilt ☐

➤ Auf der Arbeit stündlich einen Wecker stellen – wenn es klingelt, machen
Sie Pause: fünf Minuten Arm- und Beckenkreisen (siehe Seite 179) ☐

➤ Heute und für den Rest des 4x4-Formel-Plans betont langsam essen und
genießen, dabei jeden Bissen 15-mal kauen ☐

➤ Abends inlineskaten, alternativ spazieren gehen (wenigstens 60 Minuten) ☐

➤ Alternative Aufgabe: _ ☐

MOTIVATION

Erfolg hat drei Buchstaben: t-u-n!

Tages-Joker: _ Nicht benötigt ☐

Was war gut heute? Was habe ich geschafft? _

_ _

Was kann ich noch verbessern? _

_ _

Außergewöhnliche Ereignisse: _

Meine Stimmung heute: ☹ 😐 🙂 😃

TAG 101: ☐☐,☐☐☐.☐☐☐.☐☐☐☐ Ausdauertag!

ERNÄHRUNG

Frühstück: Heidelbeer-Crêpes
(siehe Seite 215)

🕐 10 Minuten 440 Kilokalorien, 21 g Eiweiß, 54 g Kohlenhydrate, 14 g Fett

Snack: Chili-Thunfisch-Salat
(siehe Seite 251)

🕐 10 Minuten 270 Kilokalorien, 41 g Eiweiß, 10 g Kohlenhydrate, 8 g Fett

Mittagessen: Zander an Bratgemüse
(siehe Seite 221)

🕐 20 Minuten 460 Kilokalorien, 42 g Eiweiß, 23 g Kohlenhydrate, 22 g Fett

Abendessen: Salat mit gerösteten Pinienkernen (siehe Seite 246)

🕐 5 Minuten 380 Kilokalorien, 18 g Eiweiß, 20 g Kohlenhydrate, 24 g Fett

Notfall-Snack (siehe Seite 23 und 28): _ Nicht benötigt ☐

Trinken für den Traumkörper: 🥛🥛🥛🥛🥛🥛🥛🥛🥛🥛🥛🥛🥛🥛

AUSDAUERTRAINING

Der kalorienzehrende Ausdauer-Workout-Mix (Seite 208)

🕐 71 Minuten (inklusive Warm-up und Cool-down)

✂ Stoppuhr/Timer, eine kleine Erhöhung, ein Baum oder eine Wand in Reichweite

Absolviert ☐

Besondere Vorkommnisse: _

LEBENSGESTALTUNG

Vier Tagesaufgaben auf dem Weg zur Bestform:

➤ Viermal zwei Minuten Vierfüßlergang (siehe Seite 179) über den Tag verteilt ☐

➤ Mit dem Auto zur Arbeit unterwegs? Den Wagen drei Kilometer vom Arbeitsplatz entfernt parken, den Rest zu Fuß gehen – mit einem zehn Kilo schweren Rucksack ☐

➤ Heute mindestens zwei Liter Wasser trinken ☐

➤ Alle Muskelgruppen des Körpers (siehe Tag 17, Seite 63) nacheinander für jeweils acht Sekunden vollständig anspannen, dazwischen immer zehn Sekunden Pause; acht Durchgänge absolvieren ☐

➤ Alternative Aufgabe: _ ☐

MOTIVATION

Tages-Joker: _ Nicht benötigt ☐

Was war gut heute? Was habe ich geschafft? _

_ _

Was kann ich noch verbessern? _

_ _

Außergewöhnliche Ereignisse: _

_ _

Meine Stimmung heute: ☹ 😐 🙂 😃

TAG 102: ☐☐,☐☐.☐☐.☐☐☐☐ Regenerationstag!

Frühstück: Apfel-Quarkspeise mit Mandeln und Zimt (siehe Seite 214)

🕐 10 Minuten   340 Kilokalorien, 29 g Eiweiß, 34 g Kohlenhydrate, 9 g Fett

Snack: Harzer Käse an Radieschen-Chicorée-Salat (siehe Seite 250)

🕐 10 Minuten (plus Marinierzeit: 10 Minuten)   220 Kilokalorien, 25 g Eiweiß, 5 g Kohlenhydrate, 11 g Fett

Mittagessen: Ratatouille (siehe Seite 231)

🕐 30 Minuten   310 Kilokalorien, 17 g Eiweiß, 29 g Kohlenhydrate, 13 g Fett

Abendessen: Spargelsalat mit Schinken und Parmesan (siehe Seite 238)

🕐 30 Minuten   290 Kilokalorien, 22 g Eiweiß, 14 g Kohlenhydrate, 16 g Fett

Notfall-Snack (siehe Seite 23 und 28): _ Nicht benötigt ☐

Trinken für den Traumkörper: 🥛🥛🥛🥛🥛🥛🥛🥛🥛🥛🥛🥛🥛🥛

Vier Tagesaufgaben auf dem Weg zur Bestform:

➤ Bei jeder Gelegenheit jeweils so viele Klimmzüge (siehe Seite 181) wie möglich durchführen ☐

➤ Die längste Treppe, die Ihnen heute begegnet, sechsmal raufsprinten (jede Stufe einzeln) und runtertraben ☐

➤ Heute Kaffee ohne Milch und ohne Zucker trinken ☐

➤ Beim Zähneputzen morgens und abends: Jeweils viermal 30 Sekunden auf dem linken und 30 Sekunden auf dem rechten Bein hüpfen ☐

➤ Alternative Aufgabe: _ ☐

MOTIVATION

Es geht um eine neue Einstellung zum Leben – machen Sie die gesunde Lebensweise zu Ihrem Standard.

Werden Sie zum Gemüse- und Obst-Spezialisten

Schauen Sie sich beim Gemüsehändler um, welche Obst- und Gemüsesorten zurzeit Saison haben (siehe dazu auch Seite 244). Bestimmen Sie für sich jeweils vier Obst- und vier Gemüsesorten und bauen Sie diese in Ihre tägliche Ernährung ein (ohne den 4x4-Fett-weg-Plan dabei auf den Kopf zu stellen). Aktualisieren Sie diese Zusammenstellung jeden Monat, damit Sie wirklich für jede saisonale gesunde Besonderheit gerüstet sind.

Tages-Joker: _ Nicht benötigt ☐

Was war gut heute? Was habe ich geschafft? _ _ _ _ _ _ _ _ _ _ _ _ _ _ _ _ _

_ _

Was kann ich noch verbessern? _

_ _

Außergewöhnliche Ereignisse: _

_ _

Meine Stimmung heute: ☹ 😐 🙂 😀

ERNÄHRUNG

LEBENSGESTALTUNG

ERNÄHRUNG

Frühstück: 2 Scheiben Schwarzbrot (je ca. 55 g), darauf: 20 g Halbfettmargarine, 2 Scheiben gekochter Schinken (mager, ca. 50 g), 1 Rolle Harzer Käse (50 g), 2 kleine Tomaten, 4 Salatblätter

🕐 5 Minuten · 450 Kilokalorien, 31 g Eiweiß, 46 g Kohlenhydrate, 12 g Fett

Snack: Möhren mit Tomaten-Feta-Dip (siehe Seite 253)

🕐 10 Minuten · 250 Kilokalorien, 11 g Eiweiß, 19 g Kohlenhydrate, 14 g Fett

Mittagessen: Gratinierter Ziegenkäse auf Feldsalat (siehe Seite 230)

🕐 15 Minuten · 460 Kilokalorien, 21 g Eiweiß, 18 g Kohlenhydrate, 34 g Fett

Abendessen: Seelachs mit Koriander und Knoblauchbutter (siehe Seite 235)

🕐 20 Minuten · 330 Kilokalorien, 39 g Eiweiß, 0 g Kohlenhydrate, 18 g Fett

Notfall-Snack (siehe Seite 23 und 28): _ Nicht benötigt ⬚

Trinken für den Traumkörper: 🥛🥛🥛🥛🥛🥛🥛🥛🥛🥛🥛🥛🥛🥛

KRAFTTRAINING

Das energiegeladene Tabata-Turbo-Training (Seite 200 bis 204)

🕐 37 Minuten (inklusive Warm-up und Cool-down)

🔧 Stoppuhr/Timer, zwei Stühle oder ein Tisch und ein Stuhl, bei Bedarf ein Rucksack (mit Inhalt) als Zusatzgewicht

Absolviert ⬚

Besondere Vorkommnisse: _

LEBENSGESTALTUNG

Vier Tagesaufgaben auf dem Weg zur Bestform:

➤ Direkt nach dem Aufstehen und vor dem Zubettgehen jeweils vier Minuten Seilspringen (siehe Seite 178 und 179) am Stück ⬚

➤ Heute ohne Ausnahme an die vier Mahlzeiten halten und absolut nichts zwischendurch snacken (auch keine kalorienhaltigen Getränke trinken) ⬚

➤ Bei jedem Telefonat heute setzen Sie sich während des Gesprächs auf die Tischkante und halten die Beine waagerecht gestreckt in der Luft ⬚

➤ Auf ein Bein stellen, die Augen schließen (Profis: zusätzlich den Kopf in den Nacken legen) und 50 Sekunden lang die Balance halten. Mit dem anderen Bein wiederholen ⬚

➤ Alternative Aufgabe: _ ⬚

MOTIVATION

Tages-Joker: _ Nicht benötigt ⬚

Was war gut heute? Was habe ich geschafft? _

_ _

Was will ich noch verbessern? _

Außergewöhnliche Ereignisse: _

Meine Stimmung heute: ☹ 😐 🙂 😄

TAG 104: ☐☐,☐☐.☐☐.☐☐☐☐ Stress-weg-Tag!

Frühstück: Toast mit Ricotta und Granatapfel (siehe Seite 216)

🕐 15 Minuten — 360 Kilokalorien, 19 g Eiweiß, 53 g Kohlenhydrate, 7 g Fett

Snack: Harzer Käse mit Schinkenmantel (siehe Seite 250)

🕐 10 Minuten — 280 Kilokalorien, 41 g Eiweiß, 12 g Kohlenhydrate, 7 g Fett

Mittagessen: Koteletts vom Lamm in Joghurt-Zitronen-Soße (siehe Seite 224)

🕐 15 Minuten — 460 Kilokalorien, 36 g Eiweiß, 8 g Kohlenhydrate, 31 g Fett

Abendessen: Steak-Geschnetzeltes im Rucola-Bett (siehe Seite 237)

🕐 25 Minuten — 340 Kilokalorien, 44 g Eiweiß, 8 g Kohlenhydrate, 14 g Fett

Notfall-Snack (siehe Seite 23 und 28): _____ Nicht benötigt ☐

Trinken für den Traumkörper: 🥛🥛🥛🥛🥛🥛🥛🥛🥛🥛🥛🥛🥛🥛🥛🥛

Der kalorienzehrende Ausdauer-Workout-Mix (Seite 208)

🕐 71 Minuten (inklusive Warm-up und Cool-down)

🔧 Stoppuhr/Timer, eine kleine Erhöhung, ein Baum oder eine Wand in Reichweite

Absolviert ☐

Besondere Vorkommnisse: _____

Vier Tagesaufgaben auf dem Weg zur Bestform:

➤ Den Tag über viermal zwei Minuten vorgebeugtes Seitheben (siehe Seite 190) durchführen ☐

➤ 60 Minuten mit den Kindern toben ☐

➤ Nach dem Training erst warm duschen, dann je fünfmal 30 Sekunden abwechselnd warm und kalt (mit kalt aufhören) ☐

➤ Mit der Liebsten ein Ruderboot mieten (für wenigstens 120 Minuten) und zwei Drittel der Zeit überwiegend rudernd in Bewegung bleiben ☐

➤ Alternative Aufgabe: _____ ☐

MOTIVATION

Tages-Joker: _____ Nicht benötigt ☐

Was war gut heute? Was habe ich geschafft? _____

_____

Was kann ich noch verbessern? _____

_____

Außergewöhnliche Ereignisse: _____

_____

Meine Stimmung heute: ☹ 😐 🙂 😄

TAG 105: ☐☐,☐☐.☐☐.☐☐☐☐ Analyse-Tag!

ERNÄHRUNG

Frühstück: Strammer Max auf Vollkornbrot (siehe Seite 212)

🕐 10 Minuten   350 Kilokalorien, 26 g Eiweiß, 30 g Kohlenhydrate, 13 g Fett

Snack: Magerquark mit Krabben, Radieschen und Gurke (siehe Seite 252)

🕐 10 Minuten   190 Kilokalorien, 27 g Eiweiß, 6 g Kohlenhydrate, 6 g Fett

Mittagessen: Exotisches Auberginen-Bauernfrühstück mit Koriander (siehe Seite 229)

🕐 15 Minuten   410 Kilokalorien, 20 g Eiweiß, 33 g Kohlenhydrate, 22 g Fett

Abendessen: Gebackener Kürbis mit Kräuterquark (siehe Seite 243)

🕐 50 Minuten   340 Kilokalorien, 31 g Eiweiß, 25 g Kohlenhydrate, 11 g Fett

Notfall-Snack (siehe Seite 23 und 28): _ Nicht benötigt ☐

Trinken für den Traumkörper: 🥛🥛🥛🥛🥛🥛🥛🥛🥛🥛🥛🥛🥛🥛🥛🥛

LEBENSGESTALTUNG

Vier Tagesaufgaben auf dem Weg zur Bestform:

➤ Für jedes bislang verlorene Kilo Körpergewicht zehn Crunches (siehe Seite 194) ausführen – zur Not über den Tag verteilt ☐

➤ Lockeres Kicken mit Freunden im Park ☐

➤ Heute 120 Minuten lang Haus oder Auto putzen oder im Garten arbeiten ☐

➤ Beim Fernsehen in jeder Werbepause: zehn Liegestütze mit Ablegen (siehe Seite 193) ☐

➤ Alternative Aufgabe: _ ☐

MOTIVATION

Sie haben keine Lust auf immer wiederkehrende Neustarts? Dann hören Sie endlich mit dem Abbrechen auf.

Was haben Sie in Ihrem Leben schon erreicht?

Tragen Sie vier große Erfolgserlebnisse aus Ihrem Leben zusammen. Auf was sind Sie besonders stolz? Halten Sie kurz fest, wie Sie das seinerzeit gemeistert haben, was Sie angetrieben und motiviert hat und wie Sie sich dabei gefühlt haben.

Tages-Joker: _ Nicht benötigt ☐

Was war gut heute? Was habe ich geschafft? _

_ _

Was kann ich noch verbessern? _

_ _

Außergewöhnliche Ereignisse: _

_ _

Meine Stimmung heute: ☹ 😐 🙂 😀

Fazit Woche 15

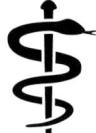

KÖRPER-CHECK

Bauchumfang:
(zur Messung siehe Seite 178): _ _ _ _ _ _ _ _ Zentimeter

+/- _ _ _ _ _ _ _ _ Zentimeter im Vergleich zum ersten Tag

Körpergewicht: _ _ _ _ _ _ _ _ Kilo

+/- _ _ _ _ _ _ _ _ Kilo im Vergleich zum ersten Tag

LEBENSGESTALTUNG

Wie viele Minuten waren Sie in der letzten Woche in etwa in Bewegung?

ca. _ _ _ _ _ _ _ _ _ _ Minuten im Alltag | ca. _ _ _ _ _ _ _ _ _ _ Minuten beim Training

Vier Wochenaufgaben auf dem Weg zur Bestform

Diese ein bis vier Dinge will ich in der kommenden Woche umsetzen:

➤ - ☐

➤ - ☐

➤ - ☐

➤ - ☐

MOTIVATION

Was habe ich in der letzten Woche geschafft? _

_ _

Was kann ich in der kommenden Woche noch verbessern? _ _ _ _ _ _ _ _ _ _ _ _ _ _ _

_ _

Besondere Vorkommnisse: _

_ _

Meine Stimmung in dieser Woche: 🙁 😐 🙂 😄

Wochen-Joker für die kommende Woche:

_ Nicht benötigt ☐

ERSTE HILFE IM RESTAURANT, TEIL 15: BEIM FRANZOSEN

Gewichts- statt Gesichtsverlust beim Ausgehen: Mit diesen vier figurschonenden Gerichten überstehen Sie den Besuch beim Franzosen (von den Hauptspeisen selbstverständlich nur eine auswählen!).

- Zwiebelsuppe
- Salat Nicoise (mit Thunfisch)
- Steak Tatar
- Filet Mignon

TAG 106: ☐☐,☐☐.☐☐.☐☐☐☐ Power-Tag!

ERNÄHRUNG

Frühstück: Bananenmüsli mit Erdnuss-butter (siehe Seite 214)

🕐 5 Minuten — 480 Kilokalorien, 19 g Eiweiß, 66 g Kohlenhydrate, 15 g Fett

Snack: Rohkost-Snack mit körnigem Frischkäse (siehe Seite 253)

🕐 5 Minuten — 200 Kilokalorien, 21 g Eiweiß, 11 g Kohlenhydrate, 7 g Fett

Mittagessen: Gegrillter Thunfisch am Spieß (siehe Seite 220)

🕐 35 Minuten — 520 Kilokalorien, 31 g Eiweiß, 3 g Kohlenhydrate, 43 g Fett

Abendessen: Wirsingpfanne mit Hähnchenbrust (siehe Seite 240)

🕐 25 Minuten — 350 Kilokalorien, 59 g Eiweiß, 11 g Kohlenhydrate, 8 g Fett

Notfall-Snack (siehe Seite 23 und 28): _ Nicht benötigt ☐

Trinken für den Traumkörper: 🥛🥛🥛🥛🥛🥛🥛🥛🥛🥛🥛🥛🥛🥛

KRAFTTRAINING

Das energiegeladene Tabata-Turbo-Training (Seite 200 bis 204)

🕐 37 Minuten (inklusive Warm-up und Cool-down)

🔧 Stoppuhr/Timer, zwei Stühle oder ein Tisch und ein Stuhl, bei Bedarf ein Rucksack (mit Inhalt) als Zusatzgewicht

Absolviert ☐

Besondere Vorkommnisse: _

LEBENSGESTALTUNG

Vier Tagesaufgaben auf dem Weg zur Bestform:

➤ Die letzte Woche ist angebrochen: Für jede der vergangenen 15 Wochen führen Sie über den Tag verteilt eine Minute Hampelmann (siehe Seite 179) aus ☐

➤ Mailfreier Tag: Zu jedem Kollegen im Haus gehen Sie heute persönlich, anstatt eine Mail zu schreiben ☐

➤ Beim Einkaufen auf den Einkaufswagen verzichten und alles tragen ☐

➤ In der kommenden Nacht wenigstens acht, besser neun oder sogar zehn Stunden schlafen ☐

➤ Alternative Aufgabe: _ ☐

MOTIVATION

Tages-Joker: _ Nicht benötigt ☐

Was war gut heute? Was habe ich geschafft? _

_ _

Was will ich noch verbessern? _

_ _

Außergewöhnliche Ereignisse: _

_ _

Meine Stimmung heute: 🙁 😐 🙂 😄

TAG 107: ☐☐,☐☐.☐☐.☐☐☐☐ Gesundheitstag!

Frühstück: Quark-Tomaten-Brot
(siehe Seite 217)

🕐 5 Minuten — 350 Kilokalorien, 33 g Eiweiß, 37 g Kohlenhydrate, 6 g Fett

Snack: Süßer körniger Frischkäse
(siehe Seite 249)

🕐 5 Minuten — 170 Kilokalorien, 13 g Eiweiß, 19 g Kohlenhydrate, 5 g Fett

Mittagessen: Tofu in Kokossoße
(siehe Seite 232)

🕐 25 Minuten — 470 Kilokalorien, 29 g Eiweiß, 19 g Kohlenhydrate, 30 g Fett

Abendessen: Toast mit Harzer Käse, Ei und Rucola (siehe Seite 247)

🕐 5 Minuten — 220 Kilokalorien, 24 g Eiweiß, 16 g Kohlenhydrate, 6 g Fett

Notfall-Snack (siehe Seite 23 und 28): _ Nicht benötigt ☐

Trinken für den Traumkörper: 🥤🥤🥤🥤🥤🥤🥤🥤🥤🥤🥤🥤🥤🥤

POWER-LEBENSMITTEL DER WOCHE 16: TOMATEN

Das pralle rote Gemüse ist ein wahrer Alleskönner und sollte täglich auf Ihrem Teller zu finden sein. Tomaten bestehen zu über 90 Prozent aus Wasser und haben sehr wenig Kalorien (15 Kilokalorien pro 100 Gramm). Dafür strotzen sie nur vor Vitamin C: Schon zwei mittelgroße Tomaten am Tag decken annähernd Ihren gesamten Vitamin-C-Bedarf. Auch weitere Vitamine und Mineralstoffe sind Ihnen mit Tomaten sicher, und das ebenfalls enthaltene Lycopin wirkt als Antioxidans, was der Hautalterung entgegenwirkt und den Körper vor dem schädlichen Einfluss freier Radikale schützt.

Vier Tagesaufgaben auf dem Weg zur Bestform:

➤ Nach dem Aufstehen 50 Ausfallschritte (siehe Seite 188) mit jeder Seite ☐
➤ Heute alle Treppen auf allen vieren rückwärts rauf- und runtergehen ☐
➤ Abends zum Badminton, Squash, Tennis oder zu einer Ihrer Sportarten verabreden ☐
➤ Den ganzen Tag keine Süßigkeiten und keinen Knabberkram ☐

➤ Alternative Aufgabe: _ ☐

MOTIVATION

Entschuldigungen und Ausreden sind für Leute, die sich nicht wirklich verändern wollen.

Tages-Joker: _ Nicht benötigt ☐

Was war gut heute? Was habe ich geschafft? _

_ _

Was kann ich noch verbessern? _

_ _

Außergewöhnliche Ereignisse: _

Meine Stimmung heute:

TAG 108: ☐☐,☐☐.☐☐.☐☐☐☐ Ausdauertag!

Frühstück: Hüttenkäse-Kraft-Müsli mit Früchten (siehe Seite 213)

🕐 15 Minuten   550 Kilokalorien, 25 g Eiweiß, 55 g Kohlenhydrate, 24 g Fett

Snack: Apfel-Möhren-Rosinen-Quark (siehe Seite 252)

🕐 10 Minuten   200 Kilokalorien, 22 g Eiweiß, 25 g Kohlenhydrate, 1 g Fett

Mittagessen: Zander an Bratgemüse (siehe Seite 221)

🕐 20 Minuten   460 Kilokalorien, 42 g Eiweiß, 23 g Kohlenhydrate, 22 g Fett

Abendessen: Matjesbrot mit Tomaten-Quark-Creme (siehe Seite 234)

🕐 5 Minuten   370 Kilokalorien, 23 g Eiweiß, 27 g Kohlenhydrate, 19 g Fett

Notfall-Snack (siehe Seite 23 und 28): _ Nicht benötigt ☐

Trinken für den Traumkörper: 🥛🥛🥛🥛🥛🥛🥛🥛🥛🥛🥛🥛🥛🥛

Der kalorienzehrende Ausdauer-Workout-Mix (Seite 208)

🕐 71 Minuten (inklusive Warm-up und Cool-down)

🛠 Stoppuhr/Timer, eine kleine Erhöhung, ein Baum oder eine Wand in Reichweite

Absolviert ☐

Besondere Vorkommnisse: _

Vier Tagesaufgaben auf dem Weg zur Bestform:

➤ Über den Tag verteilt viermal 16 Wiederholungen umgekehrtes Schulterdrücken (siehe Seite 192)   ☐

➤ Heute ohne Ausnahme an die vier Mahlzeiten halten und absolut nichts zwischendurch snacken   ☐

➤ In der Mittagspause spazieren gehen (wenigstens 30 Minuten)   ☐

➤ Ein Ziel nach dem 4x4-Fett-weg-Plan: Melden Sie sich für das Deutsche Sportabzeichen an (www.deutsches-sportabzeichen.de)   ☐

➤ Alternative Aufgabe: _   ☐

MOTIVATION

Tages-Joker: _ Nicht benötigt ☐

Was war gut heute? Was habe ich geschafft? _

_ _

Was kann ich noch verbessern? _

_ _

Außergewöhnliche Ereignisse: _

_ _

Meine Stimmung heute: 🙁 😐 🙂 😃

☐☐,☐☐.☐☐.☐☐☐☐ Regenerationstag!

Frühstück: 2 Scheiben Eiweiß-Brot (zum Rezept siehe Seite 218), **darauf:** 10 g Halbfettmargarine, 50 g Putenbrustfilet-Aufschnitt (mager), 2 Scheiben Edamer (ca. 35 g insgesamt), 1 kleine Tomate, 2 Salatblätter

🕐 5 Minuten   390 Kilokalorien, 30 g Eiweiß, 6 g Kohlenhydrate, 25 g Fett

Snack: Gurke-Brokkoli-Shake (siehe Seite 254)

🕐 5 Minuten   180 Kilokalorien, 14 g Eiweiß, 25 g Kohlenhydrate, 2 g Fett

Mittagessen: Gebratene Garnelen auf Wildreis (siehe Seite 220)

🕐 20 Minuten   460 Kilokalorien, 41 g Eiweiß, 43 g Kohlenhydrate, 14 g Fett

Abendessen: Tortilla-Wrap mit Pute (siehe Seite 241)

🕐 10 Minuten   240 Kilokalorien, 18 g Eiweiß, 24 g Kohlenhydrate, 7 g Fett

Notfall-Snack (siehe Seite 23 und 28): _ Nicht benötigt ☐

Trinken für den Traumkörper: 🥛🥛🥛🥛🥛🥛🥛🥛🥛🥛🥛🥛🥛🥛

Vier Tagesaufgaben auf dem Weg zur Bestform:

➤ Vor dem Zubettgehen viermal 15 Strecksprünge (siehe Seite 183) ausführen ☐

➤ Den Schrittzähler nutzen (siehe Seite 56) und heute wenigstens 14 000 Schritte gehen ☐

➤ Vor 100 Tagen waren Sie bei einer sportärztliche Untersuchung. Machen Sie noch eine und vergleichen Sie die Werte! ☐

➤ **Das Hähnchenfleisch für morgen Mittag einlegen!** ☐

➤ Alternative Aufgabe: _ ☐

MOTIVATION

Wenn Sie Zeit für Facebook, Twitter & Co. haben, haben Sie auch Zeit fürs Training.

Setzen Sie Motivations-Booster ein

Jeder hat andere Dinge, die ihn motivieren: Was lässt Sie richtig gut drauf sein? Halten Sie wenigstens vier Songs fest, die Sie gerne hören und die Ihre Laune heben. Führen Sie sich vier Urlaubserlebnisse vor Augen, die Ihnen ein Lächeln ins Gesicht zaubern. Oder vier Situationen mit Ihrem Kind (Ihren Kindern). Gibt es vier Witze, über die Sie sich letztens köstlich amüsiert haben? Denken Sie an diese Dinge möglichst oft, in jedem Fall täglich – und auch die Songs dürfen bei Ihnen regelmäßig zu hören sein. Wenn sich das ein oder andere abgenutzt hat, suchen Sie sich neue Motivations-Booster (Songs, Situationen etc.).

Tages-Joker: _ Nicht benötigt ☐

Was war gut heute? Was habe ich geschafft? _

_ _

Was kann ich noch verbessern? _

_ _

Außergewöhnliche Ereignisse: _

Meine Stimmung heute: ☹   😐   🙂   😃

TAG 110: ☐☐,☐☐.☐☐.☐☐☐☐ Krafttag!

Frühstück: Roastbeef-Sandwich
(siehe Seite 212)

🕐 10 Minuten   420 Kilokalorien, 41 g Eiweiß,
44 g Kohlenhydrate, 8 g Fett

Snack: Körniger Frischkäse mit Avocado
(siehe Seite 249)

🕐 10 Minuten   270 Kilokalorien, 14 g Eiweiß,
14 g Kohlenhydrate, 20 g Fett

Mittagessen: Scharfer Hähnchen-Burger
mit Ananas (siehe Seite 225)

🕐 10 Minuten (plus Marinierzeit: 12 Stunden)

440 Kilokalorien, 48 g Eiweiß,
37 g Kohlenhydrate, 11 g Fett

Abendessen: Thailändischer Garnelen-
Avocado-Salat (siehe Seite 233)

🕐 15 Minuten   370 Kilokalorien, 28 g Eiweiß,
10 g Kohlenhydrate, 24 g Fett

Notfall-Snack (siehe Seite 23 und 28): _ Nicht benötigt ☐

Trinken für den Traumkörper: 🥛🥛🥛🥛🥛🥛🥛🥛🥛🥛🥛🥛🥛🥛

Das energiegeladene Tabata-Turbo-Training (Seite 200 bis 204)

🕐 37 Minuten (inklusive Warm-up und Cool-down)

🔧 Stoppuhr/Timer, zwei Stühle oder ein Tisch und ein Stuhl,
bei Bedarf ein Rucksack (mit Inhalt) als Zusatzgewicht

Absolviert ☐

Besondere Vorkommnisse: _

Vier Tagesaufgaben auf dem Weg zur Bestform:

➤ Direkt nach dem Aufstehen: je viermal eine Minute Hampelmann und Seilspringen
(siehe Seite 178 und 179) im Wechsel, dazwischen je 30 Sekunden Pause ☐

➤ Mit dem Rad zur Arbeit fahren ☐

➤ Auf der Arbeit stündlich einen Wecker stellen – wenn es klingelt, machen Sie
fünf Minuten Pause: Abwechselnd 30 Sekunden zügig und 30 Sekunden
langsam auf der Stelle laufen ☐

➤ Heute gibt es weder Fruchtsäfte noch Cola oder andersartige Limonaden –
auch keine Milchmischgetränke oder Ähnliches ☐

➤ Alternative Aufgabe: _ ☐

MOTIVATION

Tages-Joker: _ Nicht benötigt ☐

Was war gut heute? Was habe ich geschafft? _

_ _

Was will ich noch verbessern? _

_ _

Außergewöhnliche Ereignisse: _

Meine Stimmung heute: ☹   😐   🙂   😃

⬚⬚,⬚⬚.⬚⬚.⬚⬚⬚⬚ Stress-weg-Tag!

ERNÄHRUNG

Frühstück: Warmes Haferflocken-Beeren-Nuss-Müsli (siehe Seite 216)

🕐 10 Minuten — 500 Kilokalorien, 16 g Eiweiß, 36 g Kohlenhydrate, 31 g Fett

Snack: Thunfischcreme mit Kapern und Fenchel (siehe Seite 251)

🕐 10 Minuten — 270 Kilokalorien, 48 g Eiweiß, 10 g Kohlenhydrate, 3 g Fett

Mittagessen: Hähnchenbrust aus dem Ofen mit Pilzen (siehe Seite 228)

🕐 30 Minuten — 380 Kilokalorien, 41 g Eiweiß, 37 g Kohlenhydrate, 7 g Fett

Abendessen: Feldsalat-Suppe mit knusprigen Schinkenstreifen (siehe Seite 236)

🕐 25 Minuten — 330 Kilokalorien, 28 g Eiweiß, 10 g Kohlenhydrate, 19 g Fett

Notfall-Snack (siehe Seite 23 und 28): _ Nicht benötigt ☐

Trinken für den Traumkörper: 🥛🥛🥛🥛🥛🥛🥛🥛🥛🥛🥛🥛🥛🥛

AUSDAUERTRAINING

Der kalorienzehrende Ausdauer-Workout-Mix (Seite 208)

🕐 71 Minuten (inklusive Warm-up und Cool-down)

🛠 Stoppuhr/Timer, eine kleine Erhöhung, ein Baum oder eine Wand in Reichweite

Absolviert ☐

Besondere Vorkommnisse: _

LEBENSGESTALTUNG

Vier Tagesaufgaben auf dem Weg zur Bestform:

➤ Über den Tag verteilt viermal 40 Crunches (siehe Seite 194) ☐

➤ Lockeres Schwimmen (wenigstens 30 Minuten) im Anschluss an das Ausdauertraining (Schwimmer fahren Rad) ☐

➤ Heute mindestens zwei Liter Wasser trinken ☐

➤ Nach dem doppelten Training gestern und heute gönnen Sie sich einen regenerativen Besuch in der Sauna ☐

➤ Alternative Aufgabe: _ ☐

MOTIVATION

Tages-Joker: _ Nicht benötigt ☐

Was war gut heute? Was habe ich geschafft? _

_ _

Was kann ich noch verbessern? _

_ _

Außergewöhnliche Ereignisse: _

_ _

Meine Stimmung heute: ☹ 😐 🙂 😃

TAG 112: ☐☐,☐☐.☐☐.☐☐☐☐ Analyse-Tag!

ERNÄHRUNG

Frühstück: Rührei mit Räucherlachs
(siehe Seite 211)

🕐 10 Minuten | 360 Kilokalorien, 26 g Eiweiß, 17 g Kohlenhydrate, 21 g Fett

Snack: Kiwi-Protein-Cocktail
(siehe Seite 254)

🕐 5 Minuten | 230 Kilokalorien, 27 g Eiweiß, 17 g Kohlenhydrate, 4 g Fett

Mittagessen: Vegetarisches Chili mit Linsen (siehe Seite 232)

🕐 50 Minuten | 320 Kilokalorien, 19 g Eiweiß, 44 g Kohlenhydrate, 7 g Fett

Abendessen: Hähnchen und Salat vom Grill (siehe Seite 239)

🕐 15 Minuten | 280 Kilokalorien, 38 g Eiweiß, 4 g Kohlenhydrate, 12 g Fett

Notfall-Snack (siehe Seite 23 und 28): _ Nicht benötigt ☐

Trinken für den Traumkörper: 🥛🥛🥛🥛🥛🥛🥛🥛🥛🥛🥛🥛🥛🥛

LEBENSGESTALTUNG

Vier Tagesaufgaben auf dem Weg zur Bestform:

➤ Geschafft! Zur Feier des Abschlusstages machen Sie von jeder Übung, die Sie in den vergangenen 111 Tagen absolviert haben, vier Wiederholungen – zur Not verteilt über den Tag ☐

➤ Mit Freunden zu einer Runde Beachvolleyball oder Basketball verabreden ☐

➤ Das haben Sie sich verdient: Sie dürfen heute Eis (ein bis zwei Kugeln ohne Sahne und ohne Streusel oder Ähnliches) essen gehen – und zwar rückwärts zur Eisdiele! ☐

➤ Beim Fernsehen in jeder Werbepause: 112 Sekunden (für jeden Tag eine) Seilspringen (siehe Seite 178 und 179) ☐

➤ Alternative Aufgabe: _ ☐

MOTIVATION

Eine Stunde Bewegung am Tag beansprucht weniger als fünf Prozent Ihrer Zeit – keine Ausreden mehr!

Was für ein Sportsfreund sind Sie?

Tragen Sie zusammen, welche Art von Sport und Bewegung Sie in Ihrem Leben bislang gemacht haben. Gibt es davon etwas, das Sie schon lange nicht mehr gemacht haben, aber wieder Lust hätten, es zu versuchen? Oder etwas, das Sie schon immer einmal ausprobieren wollten? Halten Sie wenigstens vier neue Sportarten fest und gehen Sie davon eine am besten gleich an – Sie haben nichts zu verlieren, sondern werden in jedem Fall an Erfahrung gewinnen!

Tages-Joker: _ Nicht benötigt ☐

Was war gut heute? Was habe ich geschafft? _

_ _

Was kann ich noch verbessern? _

_ _

Außergewöhnliche Ereignisse: _

_ _

Meine Stimmung heute: ☹️ 😐 🙂 😃

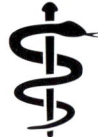

KÖRPER-CHECK

Bauchumfang:
(zur Messung siehe Seite 178): _ _ _ _ _ _ _ _ Zentimeter

+/- _ _ _ _ _ _ _ _ Zentimeter im Vergleich zum ersten Tag

Körpergewicht:

_ _ _ _ _ _ _ _ Kilo

+/- _ _ _ _ _ _ _ _ Kilo im Vergleich zum ersten Tag

LEBENSGESTALTUNG

Wie viele Minuten waren Sie in der letzten Woche in etwa in Bewegung?

ca. _ _ _ _ _ _ _ _ _ _ Minuten im Alltag | ca. _ _ _ _ _ _ _ _ _ _ Minuten beim Training

Vier Wochenaufgaben auf dem Weg zur Bestform

Diese ein bis vier Dinge will ich in der kommenden Woche umsetzen:

➤ - ☐

➤ - ☐

➤ - ☐

➤ - ☐

MOTIVATION

Was habe ich in der letzten Woche geschafft? _

_ _

Was kann ich in der kommenden Woche noch verbessern? _ _ _ _ _ _ _ _ _ _ _ _ _ _ _ _ _

_ _

Besondere Vorkommnisse: _

_ _

Meine Stimmung in dieser Woche: ☹ 😐 🙂 😃

Wochen-Joker für die kommende Woche:

_ Nicht benötigt ☐

ERSTE HILFE IM RESTAURANT, TEIL 16: BEIM FAST-FOOD-BURGER

Gewichts- statt Gesichtsverlust beim Ausgehen: Mit diesen vier figurschonenden
Gerichten überstehen Sie den Besuch beim
Fast-Food-Burger (von den Hauptspeisen
selbstverständlich nur eine auswählen!).

- Gemischter Salat mit Balsamico-Dressing
- Burger mit doppelt Fleisch, Salat und Tomate
- Fischfilet-Burger
- Hühnchen-Wrap

Kapitel 3

Das Training: Übungen, Workouts, Trainingspläne

Feuer frei für jede Menge Action – Ihr Körperfett ist mit diesen Trainings-programmen zum Abschmelzen freigegeben! Auf den folgenden Seiten finden Sie alle Infos, die Sie für die Durchführung Ihres Trainings der kommenden 4x4 Wochen benötigen – darunter sämtliche Kraft- und Ausdauer-Trainingsprogramme mit allen Übungen, Infos und Trainingsanweisungen.

Selbstverständlich können Sie aus diesem Trainingsfundus auch dann weiter schöpfen, wenn die 16 Wochen des eigentlichen Plans einmal vorbei sind. Sie wissen ja inzwischen: Nur wenn Sie am Ball bleiben und grundsätzlich auf eine gesündere Lebensgestaltung nach den Regeln dieses Buches umsteigen, können Sie auch dauerhaft in Bestform bleiben!

Allgemeine Infos zum Training

Lesen Sie die kommenden Ausführungen aufmerksam durch – insbesondere wenn Sie bislang mit körperlicher Ertüchtigung wenig am Hut hatten. Sie sind ein wichtiger Teil für ein optimales, zielführendes und gesundes Training.

Durchchecken lassen

Sie haben sich noch nie intensiv bewegt? Sie haben extremes Übergewicht? Sie wissen vielleicht sogar von gesundheitlichen Risiken im Zusammenhang mit stärkerer Beanspruchung? In jedem dieser Fälle und immer dann, wenn Sie sich unsicher sind, gehen Sie zum Arzt! Lassen Sie einen Vorab-Check durchführen. Sehen Sie den Gang zum Doc als Kick-off an. Er kostet nicht viel Zeit oder Geld, bringt Ihnen aber nicht nur Sicherheit, sondern möglicherweise sogar Pluspunkte für das Bonusprogramm Ihrer Krankenkasse.

Ihre Grenzen selbst stecken

Was Ihnen an Trainingsvorgaben auf den kommenden Seiten begegnet, ist als Idealplan zu verstehen. Wer körperlich noch nicht so weit ist, um etwa Zeiten zu erfüllen, legt nach Bedarf Pausen ein. Umgekehrt gilt: Wer sich nicht gefordert fühlt, ist herzlich eingeladen, mehr zu machen. Letztlich hängt Ihr Abnehmerfolg nicht allein davon ab, ob Sie Pläne befolgen, sondern stellt sich vor allem immer dann ein, wenn Sie persönlich Ihr Bestes geben!

Ohne Geräte trainieren

Alle Übungen des Krafttrainingsplans sind so ausgelegt, dass Sie ganz ohne Geräte trainieren können – und somit immer und (fast) überall einsatzbereit sind! Sie müssen sich nur, zum Beispiel im Falle der Klimmzüge, eine passende Umgebung suchen – mit Baum, Klettergerüst oder Ähnlichem.

Darüber hinaus benötigen Sie zur Ausführung aller Einheiten dieses Buches nur die folgenden Tools, und ein reibungsloses Training ist garantiert:

- eine Stoppuhr oder einen Timer als App
- knie- bis hüfthohe Erhöhungen wie Stuhl, Bank oder Stein
- ein Springseil
- ein Handtuch
- einen Rucksack (und Gegenstände wie Bücher oder CDs, die zum Beschweren dienen)
- Ausrüstung für Ihre jeweilige Ausdauersportart (Laufbekleidung, Bike-Equipment etc.)

Eine Ausdaueraktivität finden

Die Ausdauerdisziplinen Ihrer Wahl für die kommenden 4×4 Wochen sind: Laufen (für absolute Einsteiger sind auch Walken oder Nordic Walking okay), Radfahren, Schwimmen, Skilanglauf im Winter. Andere ausdauernde Bewegungsformen wie Spazierengehen oder Inlineskaten, bei denen die meisten Menschen weniger Energie verbrauchen, aber auch den Sport, den Sie sowieso schon betreiben, dürfen Sie gerne zusätzlich zu diesem Plan ausführen.

Am effektivsten mit Blick auf den Abnehmerfolg ist Laufen (auch Skilanglauf im Winter), gefolgt vom Schwimmen, dann Radfahren. Denn: Der Puls ist bei ähnlicher Anstrengung beim Radfahren niedriger als beim Laufen – das liegt vor allem daran, dass beim Laufen mehr Muskeln intensiver bewegt werden als beim Fahren im Sattel. Probieren Sie also auch als eingefleischter Radfahrer am besten mal aus, ob Sie nicht auch in Laufschuhen heimisch werden und so Pfunde noch schneller purzeln lassen. Mit welcher Intensität Sie trainieren sollten, steht bei der jeweiligen Einheit.

Wichtige Sicherheitshinweise zum Training

Die eine oder andere Bewegung im 4x4-Fett-weg-Formel-Trainingsplan machen Sie möglicherweise zum ersten Mal. Keine Sorge, Sie werden alle Moves schaffen, und durch das Training mit dem eigenen Körpergewicht ist das Verletzungsrisiko minimiert. Damit es gar nicht erst zu Fehlbelastungen, Beschwerden oder gar Verletzungen kommt, halten Sie sich einfach an die folgenden Sicherheitshinweise.

Immer mit einem Warm-up den Körper aktivieren

Das Aufwärmprogramm vor jedem Training sollte in Fleisch und Blut übergehen – genauso wie Zähneputzen vorm Schlafengehen. Warum ist das so wichtig? Was der Kariesschutz durchs Zähneputzen, ist die Verletzungsprophylaxe durch das Warm-up: Es verbessert die Durchblutung und damit die Versorgung der Muskulatur. Es befeuert chemische Prozesse, die bei der Muskelsteuerung über die Nervenbahnen ablaufen. Es aktiviert den Stoffwechsel, was die Energiebereitstellung optimiert. Es lässt die Gelenke Gelenkflüssigkeit bereitstellen, die für reibungslose Bewegungsabläufe sorgt. Schließlich wirkt es auch auf Kopfebene, denn Sie sind danach konzentrierter und aufmerksamer bei der Sache.

All diese positiven Konsequenzen des Warm-ups schützen Sie vor Verletzungen – und haben noch einen weiteren angenehmen Vorteil: Sie steigern Ihre Leistungsfähigkeit im eigentlichen Training. Und wer intensiver trainieren kann, nimmt auch schneller ab.

Das Warm-up sollte wenigstens fünf, besser zehn Minuten dauern und möglichst den ganzen Körper mit allen Gelenken aktivieren. Dann startet sofort das Training im Anschluss.

Immer mit einem Cool-down die Regeneration einleiten

Wie das Warm-up, so gehört auch das Cool-down zur Routine jeder Trainingseinheit. Dabei reicht es, wenn Sie einfach von jeder Warm-up-Übung die Hälfte durchführen. So kommen Sie auf fünf Minuten Cool-down, in denen Sie sich nochmals aktiv betätigen und die somit auch Ihrem Abnehmerfolg zugutekommen. Das Cool-down soll die Muskulatur locker durchbluten und die dort beim Training entstandenen Stoffwechselprodukte rascher abtransportieren helfen.

Pausen aktiv gestalten

Wann immer Sie den Hinweis „aktive Pause" lesen, hat das folgende Bewandtnis: Bewegen Sie sich in der Pausenphase weiter, indem Sie beispielsweise locker hin und her gehen, leicht auf der Stelle hüpfen oder die Arme kreisen lassen. Gerne dürfen Sie aktive Pausen in jedes Training einführen – denn sie sind grundsätzlich eine gute Idee, auch vor dem Hintergrund Ihres Fett-weg-Vorhabens.

Auf den Körper hören

Jeder hat mal einen schlechten Tag, an dem nichts funktionieren will. Und niemand ist gefeit gegen Krankheiten wie eine Erkältung, mit denen Sie nicht Ihre volle Leistung abrufen können. Schonen Sie sich dann bei Bedarf. Versuchen Sie aber, das Training nicht (ganz) ausfallen zu lassen. Wählen Sie ein leichteres Programm (etwa die Einsteiger- anstelle der Fortgeschrittenenvariante) oder ersetzen Sie das Training durch eine moderatere Bewegungsform, zum Beispiel spazieren gehen. Sollten Sie akute oder anhaltende Schmerzen haben, trainieren Sie nicht dagegen an, sondern gehen Sie im Zweifelsfall zum Arzt.

Bewegungen sauber ausführen

Die Bewegungsqualität geht stets über alles. Achten Sie gerade beim Krafttraining darauf, Bewegungen sauber auszuführen. Dazu gehören folgende Grundsätze – mit ihnen vermeiden Sie nicht nur Verletzungen, sondern trainieren auch höchst effektiv.

- Wann immer Sie stehen, bewahren Sie eine gerade, aufrechte Haltung: dazu die Knie stets minimal gebeugt lassen, den Bauchnabel einziehen und die Brust rausschieben, indem Sie die Schulterblätter nach hinten unten ziehen. Das Kinn bewegt sich leicht zur Brust.
- Halten Sie den Rücken immer gerade – es sei denn, es gibt eine Anweisung, das anders zu machen. Spannen Sie zudem stets den Rumpf an. Das schützt die Wirbelsäule und gibt Dauerfeuer auf die (freizulegenden) Sixpackmuskeln.
- Bei Zugübungen wie Klimmzügen lassen Sie sich nicht einfach schlaff hängen, sondern halten Arme, Schultern und Rumpf von Beginn an und durchgängig unter Grundspannung. Das schützt Schultern und Ellenbogen.
- Halten Sie die Knie im Stand stets leicht gebeugt. Das ist Balsam für die Kniegelenke. Führen Sie keine Drehungen auf belasteten Beinen aus.
- Halten Sie den Kopf – sofern nicht anders beschrieben – immer in der Verlängerung zur Wirbelsäule. Zerren Sie zudem bei Bauchübungen wie Crunches nicht mit den Händen am Kopf, denn das belastet Ihre empfindliche Halswirbelsäule.

Ermitteln Sie Ihr Leistungslevel

Bevor es richtig losgeht, dürfen Sie sich noch einmal etwas besser kennenlernen. Dazu beantworten Sie bitte die folgenden Fragen. Falls Sie bei der Ausdauer- oder Kraftabfrage Ihre Werte nicht kennen, führen Sie einen Probelauf durch. Die Beantwortung der Fragen hilft Ihnen, Ihre momentane körperliche Verfassung zu ermitteln. Sie dient zudem dazu, die für Sie passende Trainingsgestaltung zu finden. Das Trainingsprogramm dieses Buches sieht dafür drei Kategorien unterschiedlicher Trainingsintensität vor, die der Einfachheit halber als Einsteiger-, Fortgeschrittenen- und Profi-Kategorie bezeichnet werden. Zwei Hinweise zu dieser Einordnung:

a) Seien Sie bei der Beurteilung ehrlich zu sich: Es ist keine Schande, ein „Einsteiger" zu sein, denn alles beginnt mit dem ersten Schritt. Vor allem schaffen Sie mit einer ehrlichen Einordnung optimale Voraussetzungen, um die 16 Wochen am Ball zu bleiben und sich konsequent weiterzuentwickeln. Das führt direkt zu:

b) Sie dürfen selbstverständlich während der 16 Wochen des 4x4-Wochen-Fett-weg-Plans jederzeit in die nächsthöhere Kategorie wechseln. Nein, Sie dürfen nicht, Sie *werden*! Denn genau das steckt in diesem 4x4-Wochen-Plan: eine konsequente Weiterentwicklung Ihrer Ziele, Ihres Körpers, Ihrer Leistungsfähigkeit!

Wenn Sie am Ball bleiben, ist die logische Konsequenz also, dass jeder wenigstens als „Fortgeschrittener", wenn nicht sogar als „Profi" diesen Plan abschließt. Es *muss* so kommen, Sie werden sehen – ja, Sie werden sogar richtig heiß sein darauf, sich zu verbessern!

Rückschritte – also beispielsweise der Weg zurück vom Fortgeschrittenen- zum Einsteiger-Workout – sollten Sie vermeiden oder nur vornehmen, wenn Sie sich bei der Einstufung doch übernommen haben beziehungsweise sich überfordert oder krank fühlen. Andere Ausreden zählen nicht!

1) Ausdauerfähigkeit
Wie lange können Sie am Stück laufen?
Einsteiger: <30 Minuten
Fortgeschrittene: 30–60 Minuten
Profis: >60 Minuten

2) Kraft(ausdauer)fähigkeit
Wie viele saubere Liegestütze (zur Übungsbeschreibung siehe Seite 182) schaffen Sie ohne Pause?
Einsteiger: < 20
Fortgeschrittene: 20 – 35
Profis: > 35

3) Trainingserfahrung
Wie viel Zeit haben Sie in den letzten drei Jahren wöchentlich im Durchschnitt in Sport und Training investiert?
Einsteiger: <2 Stunden
Fortgeschrittene: 2 – 4 Stunden
Profis: >4 Stunden

4) Körperbeschaffenheit anhand des Bauchumfangs

Ermitteln Sie Ihren Bauchumfang. Dazu stellen Sie sich mit freiem Oberkörper hin und schlingen an der dicksten Stelle des Bauches ein Maßband um den Leib. Orientieren Sie sich nicht am Bauchnabel, da der abhängig von der ihn umgebenden Speckschicht zu tief hängen kann. Finden Sie lieber die Mitte zwischen dem Rippenbogen (also die unterste knöcherne Kante der Rippen beziehungsweise des Brustkorbs) und dem Beckenkamm (das ist die oberste knöcherne Kante des Beckens). Führen Sie die Messung vor dem Frühstück durch und atmen Sie leicht aus, während Sie das Maßband ablesen.

Der Bauchumfang liefert Ihnen im Übrigen eine direkte Rückmeldung, ob Sie aufgrund von Übergewicht ein erhöhtes Risiko haben, Krankheiten wie Diabetes, Arteriosklerose oder einen Schlaganfall zu erleiden. Ab 94 Zentimeter ist das Risiko bereits gegeben, bei mehr als 102 Zentimetern deutlich erhöht.

Einsteiger: > 102 Zentimeter
Fortgeschrittene: 94–102 Zentimeter
Profis: < 94 Zentimeter

Auswertung

Sie haben eine Kategorie, in die die meisten Antworten fallen? Dann ist dies Ihre Trainingskategorie, mit der Sie beginnen. Beispiel: Bei zwei Einsteiger-, einem Fortgeschrittenen- sowie einem Profi-Ergebnis starten Sie in der Einsteigerkategorie. Ausnahme: Wenn zwei Antworten in die Profi-Kategorie, aber eine Antwort auch in den Einsteigerbereich fällt, trainieren Sie zunächst in der Fortgeschrittenenkategorie.

Sollten Sie zwei Antworten in zwei Kategorien haben, so ist die jeweils niedrigere Ihre Startkategorie. Wenn jeweils zwei Antworten im Einsteiger- und im Profi-Bereich liegen, starten Sie in der Fortgeschrittenenkategorie.

Für alle, die schon auf einem hohen Niveau starten und sich nach wenigen Wochen nicht mehr ausreichend gefordert fühlen sollten (an alle Trainingsneulinge: Ja, so was kann tatsächlich passieren!), gibt es bei jeder Krafttrainingseinheit im Zusammenhang mit der Profi-Variante einen sogenannten Intensitäts-Booster. Dies ist eine weitere Zutat zur Übung, die Sie mehr denn je fordern wird. Langeweile sollte somit für niemanden aufkommen. Auf die Plätze – trainieren Sie sich das Fett vom Leib!

Ihr Warm-up als Baukastensystem

In der Folge finden Sie eine Auswahl guter Warm-up-Übungen. Bei den Workout-Programmen ist jeweils angegeben, welche Übungen Sie davon absolvieren sollten.

1) Seilspringen

Nehmen Sie sich ein Springseil (am besten ein kugelgelagertes) und ermitteln Sie die richtige Länge: Dazu fassen Sie mit jeder

Hand einen Griff und stellen sich mittig mit einem Fuß auf das Seil. Halten Sie die Oberarme am Körper, dann spannen Sie die Seilenden vor dem Körper durch Zug nach oben. Die Griffe sollten unterhalb der Brust auf Höhe des Solarplexus sein. Weitere Hinweise zum Seilspringen finden Sie rechts in der Randnotiz.

2) Hampelmann

Eine effektive Alternative fürs Seilspringen – ohne Seil. Aufrecht hinstellen, die Füße geschlossen nebeneinander, die Hände seitlich an die Oberschenkel legen. Nun explosiv die gestreckten Arme seitlich über den Kopf heben, gleichzeitig beidbeinig abspringen und in breiter Grätschposition landen. Sofort wieder in die Ausgangsposition zurückspringen und schnell ohne Pause fortfahren.

3) Auf der Stelle laufen

Eine ideale Gelenkmobilisierung fürs Ausdauer- und Beintraining: Zunächst locker auf der Stelle trippeln, dabei bewusst bei jedem Schritt auf den Fußballen gehen. Nach und nach und dann nach Belieben das Knie immer ein wenig höher ziehen, bis Sie im Kniehebelauf den Oberschenkel bei jedem Schritt in die Waagerechte bringen. Dann die Beinbewegungen wieder kleiner werden lassen. Variieren Sie auch das Tempo.

4) Schattenboxen

Damit mobilisieren Sie optimal die Arm-, Schulter- und Wirbelsäulengelenke: Schulterbreit in einen leichten Ausfallschritt stellen, die Knie leicht beugen, den Rücken gerade halten. Die Fäuste auf Schulterhöhe abwechselnd nach vorn schnellen lassen, dabei Oberkörper und Becken flexibel mitdrehen. Nach der Hälfte der Zeit wechseln Sie die Beinposition.

5) Arm- und Beckenkreisen

Kreisen Sie den gestreckten rechten Arm viermal zügig vor und viermal zurück, anschließend führen Sie das Gleiche mit dem linken Arm durch. Dann die Hände in die Hüfte stemmen, schulterbreit und locker in den Knien hinstellen und die Hüfte in Kreisbewegungen viermal rechts-, dann viermal linksherum kreisen lassen. Zum Schluss die Hüfte viermal nach vorn schieben, dann viermal nach hinten drücken. Absolvieren Sie diese Abfolge immer wieder in der angegebenen Zeit.

6) Liegestütz-Strecksprung-Kombinationen (Burpees)

Eine Beschreibung der Übung finden Sie auf Seite 187. Diese Übung ist für stark Übergewichtige nur bedingt geeignet. Alternative: Hampelmann.

7) Liegestütz-Wechselsprünge

Für die Übungsbeschreibung siehe Seite 189.

8) Vierfüßlergang

Hinknien, vorbeugen und die Hände auf dem Boden abstützen. Das Gesäß hochdrücken, die Knie leicht vom Boden abheben. In dieser Position, quasi wie ein Hund, auf Händen und Füßen durch den Raum bewegen.

Sprunghaft schlank

Vier Tipps für Ihre Zukunft als Seilspringer:
• Versuchen Sie, die Technik immer weiter zu verbessern. Wann immer Sie sich verheddern, schnell wieder die Startposition einnehmen und sofort weitermachen. Nutzen Sie einen Spiegel zur Selbstkontrolle. Hilfreich ist es auch, das Schwing-Schritt-Tempo immer mal wieder zu variieren.
• Verändern Sie nach Lust und Laune die Absprung- oder Schwingtechnik. Zum Absprung: Springen Sie auch mal einbeinig oder wie Boxer von einem Fuß auf den anderen. Zum Seilschwung: Üben Sie sich in fortgeschritteneren Schwingtechniken wie dem Doppelschwung (zwei Seilumdrehungen bei einem Hüpfer) oder der Überkreuztechnik (dazu beide Hände vor dem Körper überkreuzen).
Gar nicht so leicht? Das kommt alles Ihrer Koordinations- und damit Leistungsfähigkeit zugute!
• Versuchen Sie das Ganze im Sand oder auf anderen weichen Untergründen – zum Beispiel auch auf einem dicken, festen Kissen. Das wirkt stabilisierend für Fuß- und Kniegelenke und fordert Sie zusätzlich.
• Zählen Sie die Seilsprünge und versuchen Sie, Ihren jeweiligen Rekord zu brechen – im Plan können Sie dazu jeweils immer den aktuellen Rekordwert eintragen.

Kraftprogramm 1: Das stärkende 4+1-Power-Programm mit Pausenreduktion

Bei diesem Einstiegskrafttraining in das 4x4-Wochen-Programm steht ein einfaches, aber effektives Spiel mit den Pausenzeiten im Fokus. Genauer: Die Pausen zwischen den Sätzen und Übungen werden von Woche zu Woche immer kürzer. Was das bringen soll? Ihr Körper, vor allem die trainierte Muskulatur, hat so (immer) weniger Zeit zur Erholung – und ist daher im nächsten Durchgang mehr gefordert als gewohnt: Der Puls bleibt in der verkürzten Erholungszeit erhöht und in der Muskulatur kann so schnell kein ausreichender Nährstoffaustausch stattfinden. Das fördert die Leistungsfähigkeit der Muskeln und hat zudem auch noch eine ansehnliche Fatburning-Wirkung.

Der Plan

Absolvieren Sie von allen fünf Übungen vier Sätze zu jeweils 40 Sekunden. Die Übungen 4 und 5 gelten als eine Supersatz-Übung und werden immer direkt nacheinander ausgeführt (siehe das Schema). Dabei verändern Sie die Pausenzeiten von Woche zu Woche wie folgt: In der ersten Woche dürfen Sie zwischen den Sätzen 60 Sekunden, zwischen den Übungen 120 Sekunden pausieren. In der zweiten Woche schrumpft die Pausenzeit auf 50 Sekunden zwischen Sätzen beziehungsweise 90 Sekunden zwischen Übungen. Die dritte Woche hält Satzpausen von 40 Sekunden und Übungspausen von 60 Sekunden bereit. In der letzten Woche schließlich reduzieren Sie nur die Satzpausen nochmals auf je 30 Sekunden.

Der Zeitaufwand

So viel Zeit müssen Sie aufwenden (inklusive zehn Minuten Warm-up und fünf Minuten Cool-down):

- in der ersten Woche 46 Minuten 20 Sek.
- in der zweiten Woche 42 Minuten 50 Sek.
- in der dritten Woche 39 Minuten 20 Sek.
- in der vierten Woche 37 Minuten 20 Sek.

Das Warm-up

Zehn Minuten: jeweils zwei Minuten auf der Stelle laufen, Schattenboxen und Arm- und Beckenkreisen, dann eine Minute Hampelmann, nochmals zwei Minuten auf der Stelle laufen, am Ende je drei Wiederholungen aller anstehenden Übungen.

Das Cool-down

Fünf Minuten: Übungen wie im Warm-up beschrieben, aber ohne die Wiederholungen der Workout-Übungen und ohne das Auf-der-Stelle-Laufen.

Schema

Einsteiger

Klimmzüge mit Unterstützung

Orientieren Sie sich an der ausführlichen Übungsbeschreibung unter „Fortgeschrittene". Als Einsteiger stellen Sie einen Stuhl oder Ähnliches unter die Stange (oder suchen Sie sich einen niedrigeren Ast) und helfen mit den Beinen nach, um nach oben zu kommen. Von dort lassen Sie sich dann jeweils ohne Unterstützung ganz herab. Heben Sie dazu die Füße an.

Fortgeschrittene

Klimmzüge im Untergriff

TRAINIEREN oberen Rücken, Schultern und Bizeps.

 A

- Hängen Sie sich an eine Stange, einen Ast oder Ähnliches, sodass die Beine in der Luft sind. Die Daumen zeigen nach außen, die Hände sind schulterbreit auseinander. Überkreuzen Sie die Unterschenkel und spannen Sie Schultern und Arme aktiv an.

 B

- Die Ellenbogen beugen und den Körper so weit hochziehen, dass das Kinn die Stange vollständig passiert hat. Die obere Position ein paar Sekunden halten, dann den Körper wieder absenken. Vermeiden Sie es, ins Pendeln zu geraten. Halten Sie zudem den Kopf stets in der Verlängerung zur Wirbelsäule.

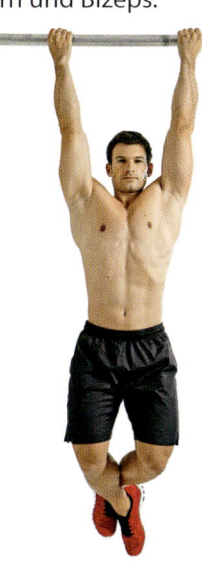
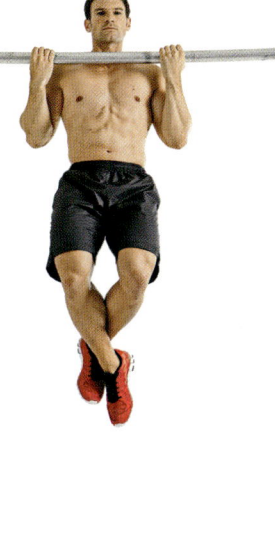

Profis

Breite Klimmzüge im Obergriff

Greifen Sie so an die Stange, dass die Daumen nach innen zeigen. Je breiter Sie greifen, desto anspruchsvoller wird die Ausführung.

INTENSITÄTS-BOOSTER: Ziehen Sie sich abwechselnd zu einer Hand nach oben und/oder heben Sie abwechselnd einen Oberschenkel seitlich an, wenn Sie sich hochziehen.

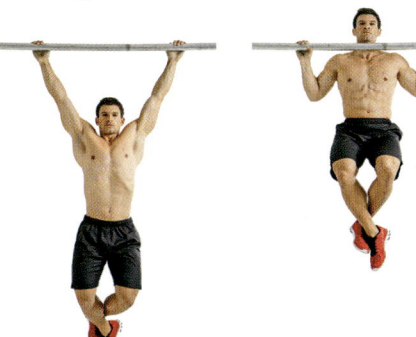
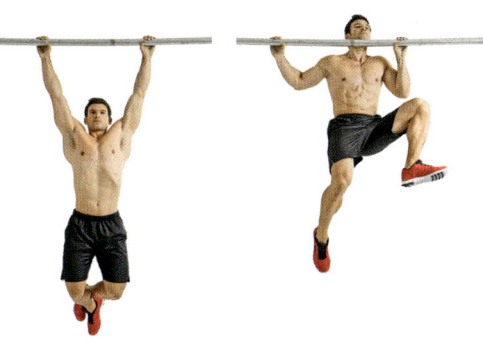

Einsteiger

Liegestütze auf den Knien

Führen Sie die bei den „Fortgeschrittenen" unten beschriebene Übung im Knien aus. Dabei bilden Oberschenkel, Rumpf und Kopf eine Linie. Die Füße in der Luft halten.

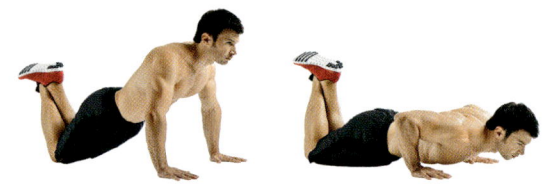

Fortgeschrittene

Liegestütze

TRAINIEREN Brust, Trizeps und Schultern.

A

- Knien Sie sich hin und setzen Sie die Hände schulterbreit auf den Boden, sodass die Fingerspitzen nach vorn zeigen. Nun die Beine strecken und die Füße auf die Zehenspitzen stellen. Der ganze Körper bildet von Kopf bis Fuß eine Linie. Spannen Sie Rumpf und Gesäß an, um die Hüfte in Position zu halten.

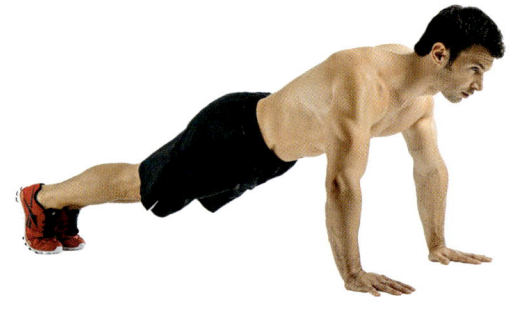

B

- Die Ellenbogen beugen und den Körper in etwa drei Sekunden langsam absenken, bis die Brust knapp über dem Boden ist. Diese Position kurz halten, dann kraftvoll in einer Sekunde in die Ausgangsposition hochdrücken.

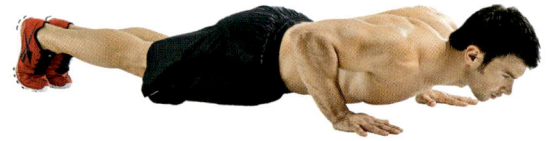

Profis

Dynamische Liegestütze

Bei dieser Variante drücken Sie sich aus der tiefen Position derart dynamisch nach oben, dass sich die Hände kurz vom Boden lösen. Wenn Sie es schaffen, klatschen Sie kurz in die Hände. Achten Sie darauf, den Körper stets gerade zu halten und insbesondere beim Abdrücken und Abfedern in der Hüfte stabil zu bleiben.

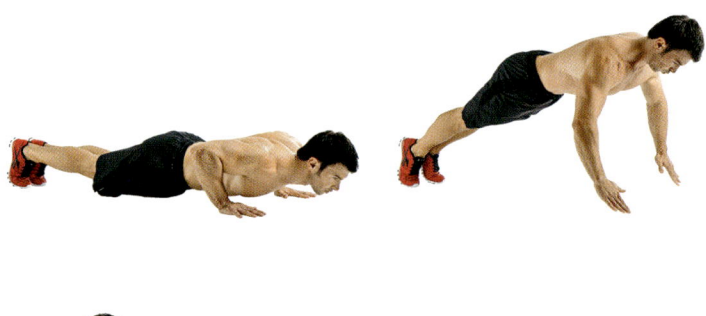

INTENSITÄTS-BOOSTER: Stützen Sie die Hände etwas mehr als schulterbreit auf und schieben Sie den Oberkörper in der tiefen Position zweimal von einer Hand zur anderen, bevor Sie sich explosiv hochdrücken.

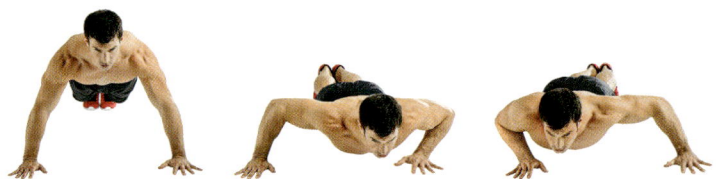

182

Einsteiger

Sprünge auf eine Erhöhung

Gehen Sie in die Knie gehen und beugen Sie den Oberkörper gerade vor. Die Arme zum Schwungholen nach hinten bringen, dann auf die Erhöhung springen.

In der Hocke landen, gerade aufrichten, dann sofort hinuntersteigen und zum nächsten Sprung ansetzen.

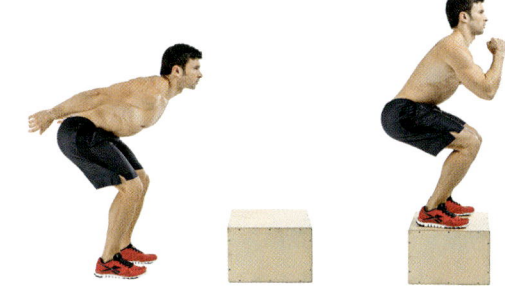

Fortgeschrittene

Strecksprünge

TRAINIEREN Beine und Gesäß.

- Stellen Sie sich schulterbreit hin, schieben Sie das Gesäß mit geradem Rücken nach hinten und beugen Sie die Knie. Der gerade Oberkörper neigt dabei etwas vor. Die Arme am Körper entlang nach hinten strecken.

- Körperspannung aufbauen, dann explosiv hochspringen. Dabei den ganzen Körper maximal strecken und die Arme über den Kopf reißen.

- Beim Aufkommen weich abfedern und die Knie sofort wieder so beugen, dass Sie in der Ausgangsposition ankommen. Kurz sammeln, dann explosiv den nächsten Sprung durchführen.

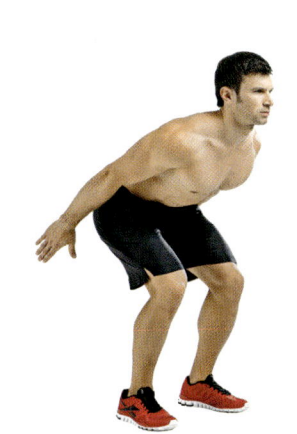
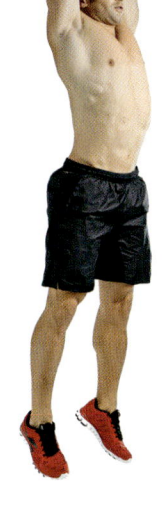

Profis

Froschhüpfen

Springen Sie aus der in der Fortgeschrittenen-variante beschriebenen Ausgangsposition nicht nach oben, sondern so weit es geht nach vorn. Federn Sie bei der Landung tief ab und fahren Sie ohne Pause mit dem nächsten Sprung fort. Achten Sie darauf, den ganzen Körper in der Luft maximal zu strecken.

INTENSITÄTS-BOOSTER: Strecken Sie beim Sprung in der Luft die Arme und Beine wie beim Hampelmann sternförmig aus und ziehen Sie sie vor der Landung blitzschnell wieder ein.

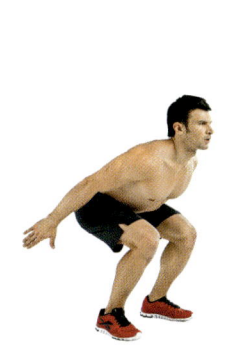
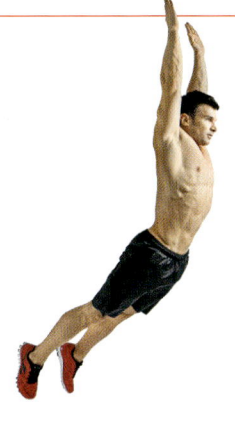

Einsteiger

Hüftheben

TRAINIERT Beine, Gesäß und unteren Rücken.

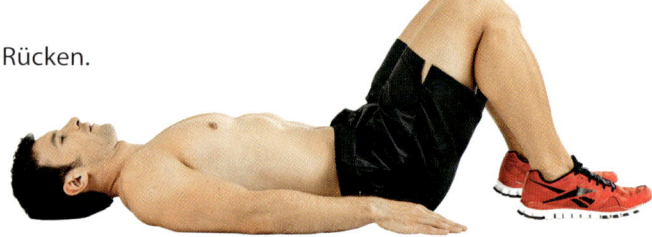

 A

- Legen Sie sich rücklings auf den Boden und stellen Sie die Füße hüftbreit so auf, dass die Fersen etwa eine Fußlänge vom Gesäß entfernt sind. Die Arme neben dem Körper mit den Handflächen nach unten ablegen.

B

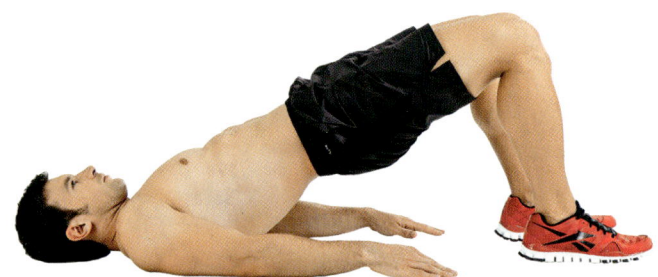

- Die Hüfte anheben, bis Oberschenkel, Hüfte und Oberkörper eine gerade Linie bilden. Ziehen Sie den Bauchnabel ein und drücken Sie die Hüfte so weit nach oben wie möglich. Zwei bis drei Sekunden oben halten, dann wieder zurück, ohne das Gesäß ganz abzulegen.

Fortgeschrittene

Einbeiniges Hüftheben

Aus der Position B heben Sie abwechselnd ein Bein an und strecken es maximal nach oben. Dabei darf die Hüfte nicht absacken. Kurz halten, den Fuß wieder abstellen, die Hüfte kurz absenken, ohne sie abzulegen, dann wieder hoch und das andere Bein hochstrecken. Wechselseitig fortfahren.

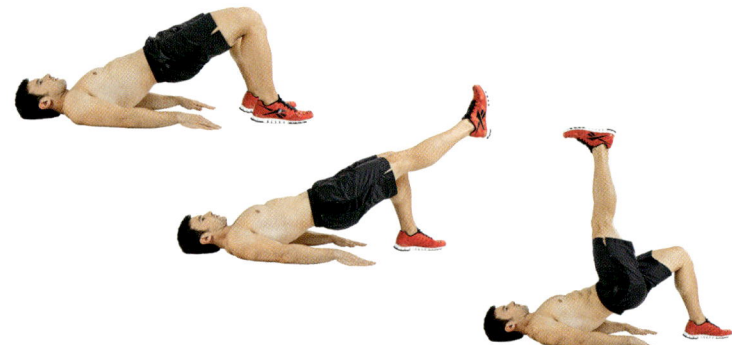

Profis

Gestrecktes Hüftheben mit erhöhten Beinen

Legen Sie sich rücklings so vor eine Erhöhung (Treppenstufe, Stuhl, Kiste oder Ähnliches), dass Sie die Fersen bei mehr als 90 Grad gestreckten Beinen darauf platzieren können. Die Arme neben dem Körper ablegen, die Hände mit den Handflächen nach unten in den Boden drücken. Rumpfspannung aufbauen, dann das Becken so weit es geht nach oben drücken. Diese Position zwei bis drei Sekunden halten. Wieder leicht absenken, ohne das Gesäß abzulegen.

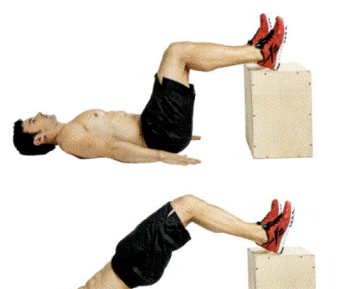

INTENSITÄTS-BOOSTER: Führen Sie diese Variante wechselseitig einbeinig aus.

Einsteiger

Beinschere

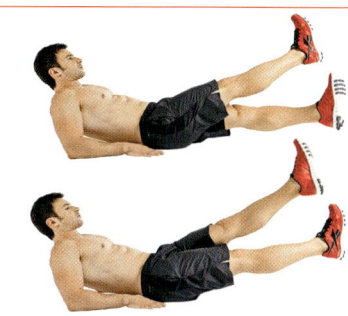

Nehmen Sie die Ausgangsposition wie in der Fortgeschrittenenvariante beschrieben ein. Anstelle der beidbeinigen Kreisbewegungen führen Sie die Beine scherenartig übereinander: Zunächst das rechte Bein über das linke sowie das linke unter das rechte Bein schieben, dann zurück und die Beine andersherum kreuzen. Auf diese Weise in einer fließenden Bewegung wechselweise fortfahren. Die Beine dabei stets (das untere bodennah) gestreckt halten.

Fortgeschrittene

Beinkreisen

TRAINIERT den gesamten Bauch.

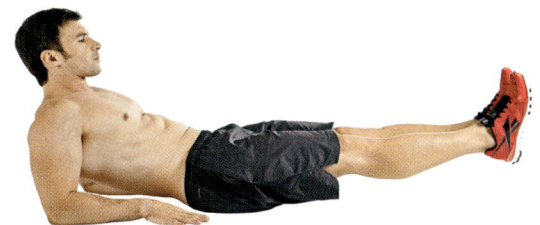

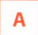 **A**

- Setzen Sie sich auf den Boden und lehnen Sie den Oberkörper nach hinten. Dabei auf den Unterarmen so abstützen, dass die Oberarme senkrecht unter den Schultern positioniert sind und die Unterarme parallel zum Körper in Richtung der Füße zeigen.

- Die Beine nach vorn ausstrecken und dicht über dem Boden in der Luft halten.

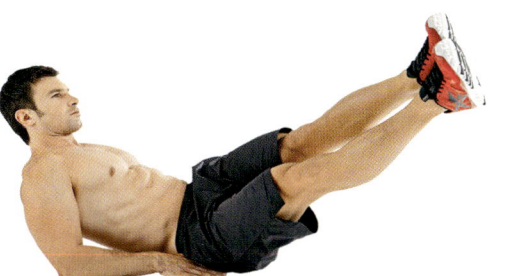

 B

- Die Beine nun gestreckt so durch die Luft bewegen, dass die Füße unterschiedliche, wechselnd große Kreise oder Achten beschreiben. Dabei ausgewogen nach links wie nach rechts kreisen. Die Beine im Laufe des Satzes gestreckt halten und nicht mehr ablegen.

Profis

Radfahren auf dem Boden

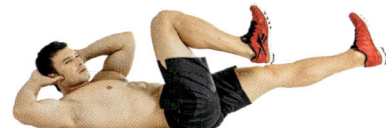

Legen Sie sich rücklings hin und halten Sie die Hände locker am Hinterkopf, sodass die Ellenbogen nach außen zeigen. Die Zehenspitzen anziehen, die Beine strecken und knapp über dem Boden halten. Kopf und Schulterpartie leicht anheben, sodass der Bauch angespannt ist.

Nun das rechte Knie in der Luft anziehen und diesem gleichzeitig mit dem linken Ellenbogen entgegenkommen, sodass der Rumpf leicht nach rechts rotiert. Kurz die Spannung halten, dann zur anderen Seite drehen, sodass sich der rechte Ellenbogen und das linke Knie fast berühren. Wechselseitig fortfahren und weder Beine noch die Schulterpartie während des Satzes ablegen.

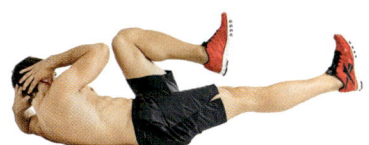

INTENSITÄTS-BOOSTER: Führen Sie die Übung in der „Käfer"-Variante aus: Zu Beginn die Arme am Kopf vorbei parallel zum Boden ausstrecken, dann mit der linken Hand – der Arm bleibt gestreckt – den rechten Knöchel berühren, wenn Sie das rechte Knie anziehen. Bein und Arm gestreckt wieder in die Ausgangsposition bewegen, dann zur anderen Seite ausführen und im Wechsel fortfahren.

Kraftprogramm 2:
Der hochintensive Zauber-Zirkel

Sie kennen noch das Zirkeltraining aus der Schule? Dann dürfen Sie mit diesem Programm in Erinnerungen schwelgen. Wenn Sie dabei glauben, Ihr Schulsport war intensiv, dann haben Sie diese Zirkeltrainingsform noch nicht kennengelernt: Es handelt sich hier um eine Form des sogenannten Hochintensitäts-Intervalltraining, kurz HIIT. Sie geben dabei in kurzer Zeit eine maximale Leistung, fordern auf diese Weise neben der Muskulatur auch das Herz-Kreislauf-System in hohem Maße und kurbeln schließlich auch den Stoffwechsel ordentlich an. Toll, dass Sie so in gut 20 Minuten (plus Warm-up und Cool-down) eine Menge Kalorien loswerden.

Der Plan

Führen Sie die vier Übungen, die Sie auf den folgenden Seiten sehen, für jeweils 60 Sekunden direkt nacheinander aus. Wie intensiv die Belastung für Sie dabei ausfallen soll, hängt von Ihrer Leistungszuordnung ab; Genaueres dazu steht unten. Nach den einzelnen Durchgängen haben Sie sich in jedem Fall zwei Minuten Pause verdient – die Sie aber bitte ebenfalls aktiv gestalten. Absolvieren Sie insgesamt vier Durchgänge dieses Zirkels. Und so sehen die 60 Sekunden eines jeden Satzes aus:

Einsteiger trainieren die ersten 30 Sekunden richtig intensiv und die folgenden 30 Sekunden dann moderat.
Fortgeschrittene geben zunächst 40 Sekunden Vollgas und fahren anschließend 20 Sekunden locker fort.
Profis powern sich 50 Sekunden lang ordentlich aus, bevor sie die letzten 10 Sekunden locker beschließen.

Der Zeitaufwand

Für Einsteiger (inklusive zehn Minuten Warm-up zu Beginn und fünf Minuten Cool-down am Ende): 37 Minuten.
Für Fortgeschrittene und Profis (inklusive zehn Minuten Warm-up und fünf Minuten Cool-down): 41 Minuten (je einmal die doppelte Satzlänge durch einseitige Ausführung).

Das Warm-up

Zehn Minuten: jeweils zwei Minuten auf der Stelle laufen, Arm- und Beckenkreisen und Vierfüßlergang, dann drei Minuten Seilspringen, am Ende je drei Wiederholungen aller anstehenden Übungen.

Das Cool-down

Fünf Minuten: Führen Sie das Auf-der-Stelle-Laufen, das Arm- und Beckenkreisen sowie den Vierfüßlergang je eine Minute aus, danach zum Abschluss noch zwei Minuten lang lockeres Seilspringen.

Schema

Warm-up	Übung 6	Übung 6	Übung 6	Übung 6	Cool-down
	Übung 7	Übung 7	Übung 7	Übung 7	
	Übung 8	Übung 8	Übung 8	Übung 8	
	Übung 9	Übung 9	Übung 9	Übung 9	
	Durchgangspause	Durchgangspause	Durchgangspause		

Einsteiger

Burpees ohne Liegestütz

Führen Sie die Übung wie in der Fortgeschrittenen-variante beschrieben durch, aber lassen Sie bei jeder Wiederholung die Ausführung des Liegestützes weg.

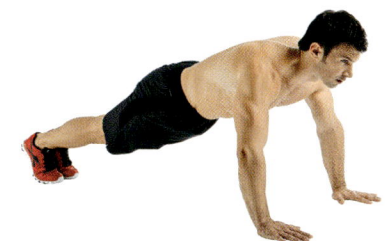

Fortgeschrittene

Burpees

TRAINIEREN den ganzen Körper.

A

- Gehen Sie in eine Liegestütz-position (siehe Seite 182) und halten Sie Ihren Körper auf einer Linie. Rumpfspannung auf-bauen, dann die Ellenbogen beugen, bis die Brust fast den Boden berührt.

B

- Dynamisch hochdrücken, dann die Füße vom Boden lösen und die Knie unter die Brust ziehen. Sofort die Hände vom Bo-den lösen und den Körper aus den Bei-nen mit geradem Rücken hochdrücken.

C

- In der aufrechten Position nicht verhar-ren, sondern dynamisch nach oben hüp-fen, sodass die Füße einige Zentimeter in der Luft sind. Die Arme dabei schwung-voll über den Kopf führen. Beim Auf-kommen sofort wieder in die Hocke ab-federn und in die Liegestützposition begeben. Ohne Pause den nächsten Lie-gestütz durchführen und fortfahren.

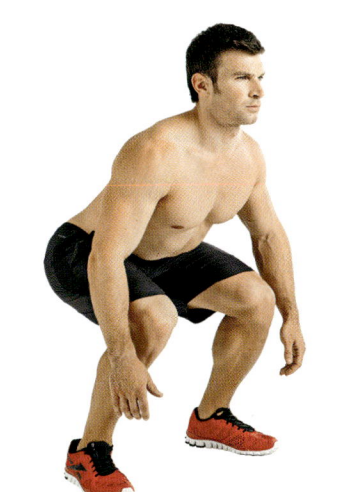

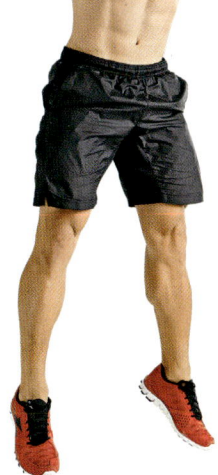

Profis

Burpees mit Ablegen und Klatschen

Wenn Sie beim Burpee den Liegestütz ausführen, legen Sie den Körper auf dem Boden ab und klatschen kurz hinter dem Rücken in die Hände. Dann die Hände wieder normal aufsetzen und den Körper gerade nach oben drücken, ohne das Becken durchhängen zu lassen.

INTENSITÄTS-BOOSTER: Führen Sie die Strecksprünge bei jedem Burpee noch dynamischer aus und spreizen Sie Arme und Beine wie beim Hampelmann in der Luft auseinander.

Einsteiger

Ausfallschritte

TRAINIEREN Beine und Gesäß.

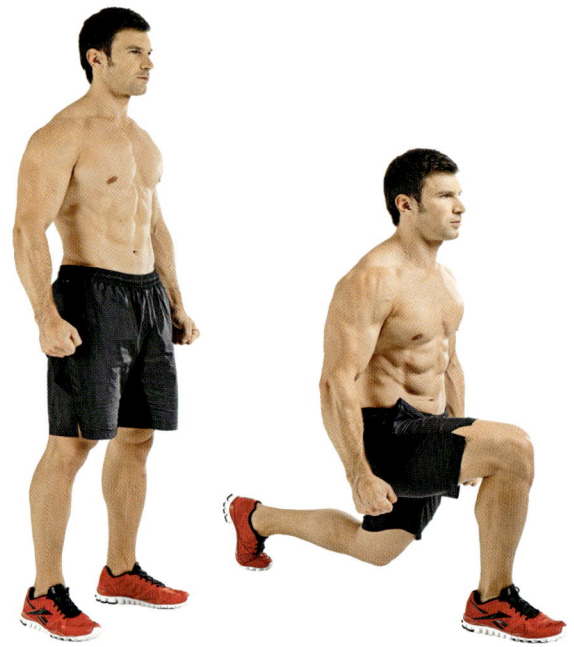

A

- Stellen Sie sich aufrecht und hüftbreit hin und spannen Sie die Muskeln in Rumpf, Beinen und Armen an.

B

- Mit rechts einen großen Schritt nach vorn machen und das rechte Knie beugen, bis der Oberschenkel etwa waagerecht steht und das linke Knie knapp über dem Boden ist. Die linke Ferse löst sich bei dem Schritt vom Boden. Die Schrittweite sollte so bemessen sein, dass der Unterschenkel des vorderen Beins senkrecht steht. Das vordere Knie bleibt stets auf einer Ebene mit dem Hüft- und Fußgelenk.

- Zurück in die Ausgangsposition drücken, mit links einen Schritt nach vorn machen und dann im Wechsel fortführen.

Fortgeschrittene

Ausfallschritte mit Drehung

Führen Sie die Übung wie beschrieben aus, aber strecken Sie zu Beginn die Arme gerade nach vorn aus, wobei die Daumen nach oben zeigen. In der Endposition drehen Sie den Oberköper so weit es geht in Richtung des vorderen Beins zur Seite. Der Rumpf bleibt dabei aufrecht, die Arme gestreckt auf Schulterhöhe (ziehen Sie durchgängig die Schulterblätter zusammen).

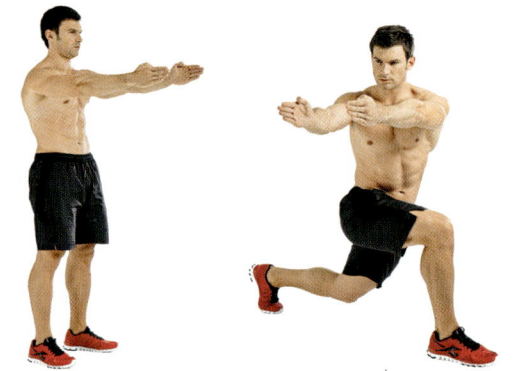

Profis

Ausfallschritt-Wechselsprünge

Beginnen Sie in der Endposition der Einsteigervariante, aber in etwas weiterer Schrittstellung. Zusätzlich den linken Arm angewinkelt nach vorn, den rechten nach hinten führen, als wollten Sie lossprinten.

Tatsächlich drücken Sie sich dynamisch ab und landen so, dass das linke Bein und der rechte Arm vorn sind. Ohne Pause sofort wieder abdrücken und wechselseitig fortfahren.

INTENSITÄTS-BOOSTER: Führen Sie die Übung mit zusätzlichem Gewicht aus. Am besten eignet sich ein Rucksack, den Sie beliebig, zum Beispiel mit Büchern, füllen und sich auf den Rücken schnallen können.

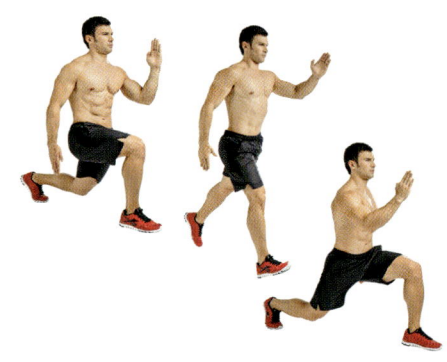

Einsteiger

Liegestütz-Wechselsprünge

TRAINIEREN den ganzen Körper.

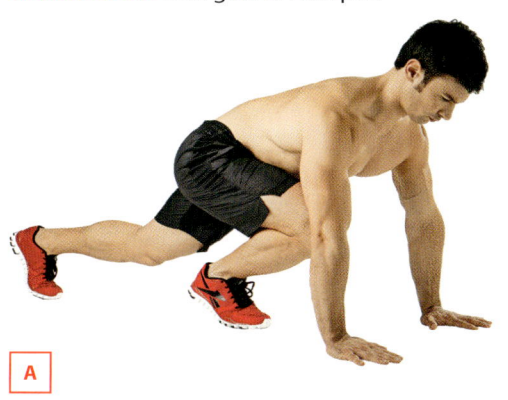

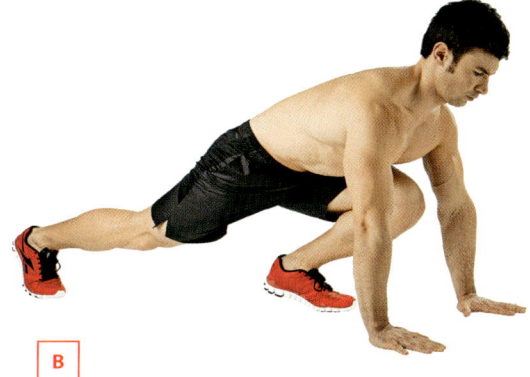

A

- Gehen Sie in eine Liegestützposition (siehe auch Seite 182) und achten Sie darauf, dass sich die Hände unterhalb der Schultern befinden und der ganze Körper eine gerade Linie bildet. Das rechte Bein anziehen, sodass das Knie unterhalb der Brust ist.

B

- Nun dynamisch mit beiden Füßen abdrücken und diese in der Luft so wechseln, dass sich beim Aufsetzen das linke Knie unter der Brust befindet und das rechte Bein gestreckt ist. Ohne Pause sofort wieder abdrücken und die Beine abermals wechseln, im Wechsel fortfahren. Der Rücken sollte während der gesamten Übung gerade und der Kopf in der Verlängerung zur Wirbelsäule sein.

Fortgeschrittene

Beidbeinige Liegestütz-Wechselsprünge

Führen Sie die Übung beidbeinig aus, indem Sie aus der Liegestützposition beide Knie gleichzeitig unter die Brust bringen und umgekehrt beide Beine gleichzeitig wieder in einem Sprung in die gestreckte Ausgangsposition setzen.

Profis

Einbeinige Liegestütz-Wechselsprünge

Starten Sie aus der Ausgangsposition der Einsteigervariante, aber heben Sie den rechten Fuß an und halten Sie ihn für den gesamten Satz in der Luft. Dann springen Sie einbeinig mit dem linken Fuß ab, ziehen so auch das linke Knie unter die Brust. Zurück auf dem linken Bein in die Ausgangsposition. Wenn der Satz abgeschlossen ist, führen Sie sofort einen weiteren mit dem rechten Bein durch (= doppelte Satzlänge!).

INTENSITÄTS-BOOSTER: Immer dann, wenn das jeweilige Standbein gestreckt ist, führen Sie einen Liegestütz aus.

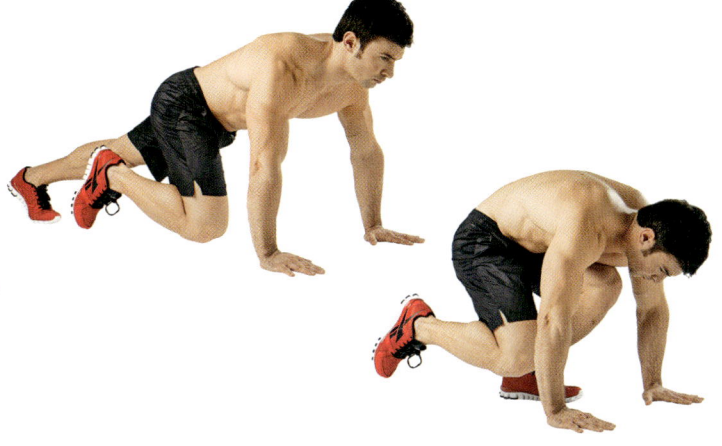

Einsteiger

Vorgebeugtes Seitheben

TRAINIERT den oberen und unteren Rücken sowie die Schultern.

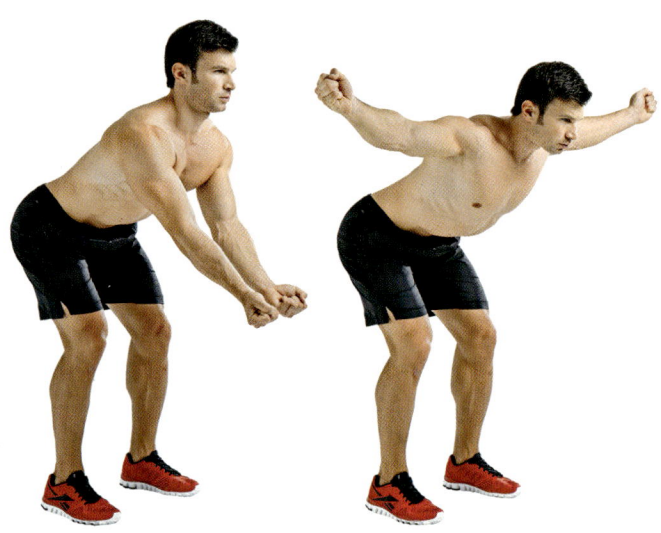

A

- Stellen Sie sich schulterbreit und aufrecht hin. Das Gesäß nach hinten schieben, leicht in die Knie gehen und den Oberkörper mit geradem Rücken nach vorn beugen. Die Arme rechtwinklig zum Oberkörper nach vorn unten ausstrecken, dabei die Handflächen nach oben drehen und die Hände zu Fäusten ballen. Den gesamten Körper anspannen.

B

- Die Arme unter maximaler Spannung gestreckt seitlich bis auf Schulterhöhe anheben. In der Endposition nochmals die Schulterblätter so weit wie möglich zusammenziehen. Zwei bis drei Sekunden halten, dann langsam zurück, ohne jemals die Spannung in Armen, Schultern und Rücken zu vernachlässigen. Der Rücken bleibt durchgängig gerade, der Kopf in der Verlängerung zur Wirbelsäule.

Fortgeschrittene

Vorgebeugtes einbeiniges Seitheben mit Gewicht

Nehmen Sie zusätzlich jeweils ein Gewicht in die Hände (Buch, gefüllte Wasserflasche, Stein oder Ähnliches).

Positionieren Sie sich rücklings etwa eine Schrittlänge vor einer Wand oder Tür. Drücken Sie einen Fuß so dagegen, dass der Unterschenkel waagerecht ist. Das Knie des Standbeins sollte in der Startposition nicht über die Fußspitze hinauswandern. Die Übung so ausführen, direkt im Anschluss an den Satz einen weiteren auf dem anderen Bein absolvieren (= doppelte Satzlänge!).

Profis

Umgekehrtes Rudern

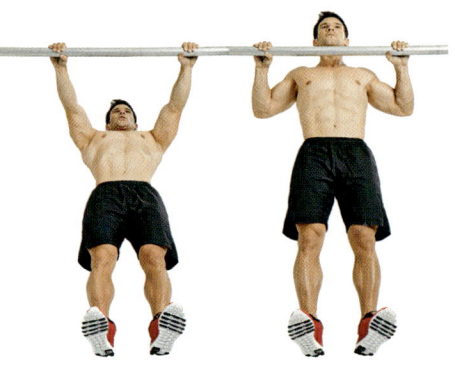

Hängen Sie sich beidhändig im etwas mehr als schulterbreiten Griff an einen hüfthohen Ast, einen Absperrbügel oder eine stabile Tischkante. Die Daumen zeigen nach innen. Die Beine so weit ausstrecken, dass die Arme senkrecht unter den Händen positioniert sind. Die Füße auf den Fersen aufstellen. Arme, Rumpf und Hüfte anspannen. Das Becken oben halten, sodass der ganze Körper in einer geraden Linie ausrichtet ist.

Nun die Ellenbogen beugen und die Brust zur Halterung hochziehen, ohne die gerade Körperhaltung aufzulösen. Zwei bis drei Sekunden bei maximaler Anspannung der Muskeln oben halten, dann langsam zurück.

INTENSITÄTS-BOOSTER: Setzen Sie auch hier zusätzliches Gewicht ein. Ideal: Ein auf dem Rücken aufgesetzter Rucksack mit Füllung nach Wahl.

Kraftprogramm 3: Das muskelpushende Superfit-Supersatz-Set

Dieses Trainingsprogramm ist ein wenig umfangreicher, denn es besteht aus viermal zwei Übungen, die Sie jeweils direkt nacheinander durchführen. Ein solches Übungspaar ist ein sogenannter Verbund- oder Supersatz. Es liegt auf der Hand, dass diese doppelte Anstrengung ohne zwischenzeitliche Erholung mehr Einsatz fordert, mehr „Körner" kostet und somit einen großen Effekt auf Ihre Energie- und Abnehmbilanz hat. Ganz nebenbei profitiert natürlich auch Ihre Leistungsfähigkeit und im Idealfall bauen Sie auch noch zusätzliche Muskelmasse auf.

Der Plan

Hier sitzen Einsteiger, Fortgeschrittene und Profis in einem Boot, denn für jeden gilt: Ein Supersatz besteht aus zwei Übungen, die Sie direkt nacheinander für jeweils 30 Sekunden ausführen. Der Unterschied: Sie absolvieren die Übungsvarianten, die zu Ihrem jeweiligen Leistungslevel passen. Absolvieren Sie in jedem Fall entweder so viele saubere Wiederholungen wie möglich oder halten Sie sich, sofern vorhanden, an die expliziten Zeitangaben zu Bewegungsabläufen in einer Übungsbeschreibung. Nach einem solchen Supersatz haben Sie verdientermaßen 60 Sekunden Zeit, sich zu erholen und Kräfte zu sammeln für den nächsten Satz. Führen Sie vier solcher Sätze durch, anschließend gehen Sie nach einer 90-sekündigen Pause zum nächsten Übungspaar über.

Der Zeitaufwand

Inklusive zehn Minuten Warm-up und abschließend fünf Minuten Cool-down: 47 Minuten 30 Sekunden.

Das Warm-up

Zehn Minuten: jeweils zwei Minuten Arm- und Beckenkreisen, Liegestütz-Wechselsprünge, Vierfüßlergang und Liegestütz-Strecksprung-Kombinationen (Burpees), danach folgen jeweils drei Wiederholungen aller anstehenden Übungen.

Das Cool-down

Fünf Minuten: Kreisen Sie zunächst wie im Warm-up zwei Minuten lang die Arme und das Becken, danach laufen Sie für drei Minuten locker aus.

Schema

Warm-up	Übung 10 / Übung 11	Übung 12 / Übung 13	Übung 14 / Übung 15	Übung 16 / Übung 17	Cool-down
	Pause	Pause	Pause	Pause	
	Übung 10 / Übung 11	Übung 12 / Übung 13	Übung 14 / Übung 15	Übung 16 / Übung 17	
	Pause	Pause	Pause	Pause	
	Übung 10 / Übung 11	Übung 12 / Übung 13	Übung 14 / Übung 15	Übung 16 / Übung 17	
	Pause	Pause	Pause	Pause	
	Übung 10 / Übung 11	Übung 12 / Übung 13	Übung 14 / Übung 15	Übung 16 / Übung 17	
	Supersatzpause	Supersatzpause	Supersatzpause		

Einsteiger

Umgekehrtes Schulterdrücken

TRAINIERT Schultern und Trizeps.

- Suchen Sie sich eine stabile Erhöhung (Tisch- oder Bettkante, Stuhl, Parkbank oder Ähnliches), stellen Sie die Füße darauf ab und stützen Sie sich davor am Boden so mit den Händen ab, dass Gesäß, Oberkörper und Arme etwa senkrecht übereinanderstehen. Den gesamten Körper anspannen.

- Die Arme beugen und den Körper langsam absenken, bis der Kopf fast den Boden berührt. Zwei bis drei Sekunden halten, dann kräftig wieder hochdrücken.

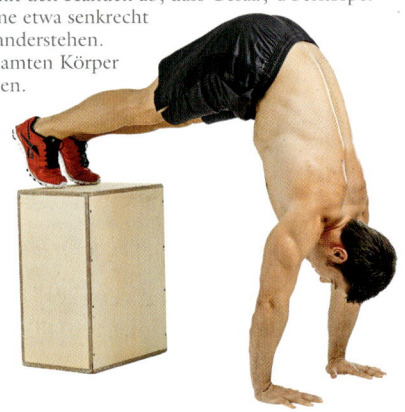

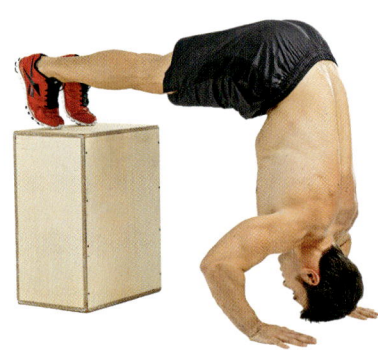

Fortgeschrittene

Einbeiniges umgekehrtes Schulterdrücken

Bevor Sie die Übung wie beschrieben ausführen, heben Sie einen Fuß so weit an, dass die Sohle zur Decke zeigt. In dieser Position halten Sie das Bein über die halbe Zeit, dann wechseln Sie zügig die Beine und führen den Rest des Satzes mit dem anderen Bein in der Luft aus.

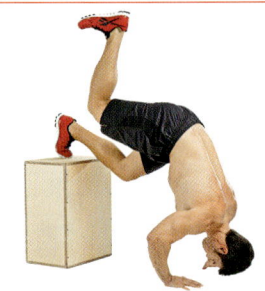

Profis

Umgekehrtes Schulterdrücken im Dreieck

Setzen Sie die Hände in der Ausgangsposition etwas mehr als schulterbreit auf den Boden. Bei der Bewegungsausführung senken Sie den Oberkörper zunächst in Richtung der linken Hand ab, dann schieben Sie den Oberkörper in der tiefen Position parallel zum Boden rüber zur rechten Hand. Von dort aus zurück nach oben drücken. Die nächste Wiederholung andersherum ausführen, dann die Richtung immer wechseln.

INTENSITÄTS-BOOSTER: Versuchen Sie, bei dieser Übung abwechselnd einen Fuß von der Erhöhung zu lösen und in der Luft zu halten.

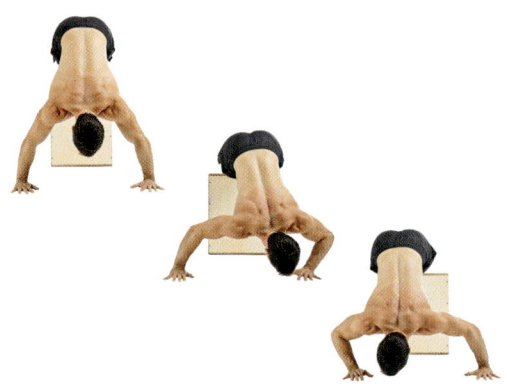

Einsteiger

Liegestütze mit Ablegen

TRAINIEREN Brust, Trizeps und Schultern.

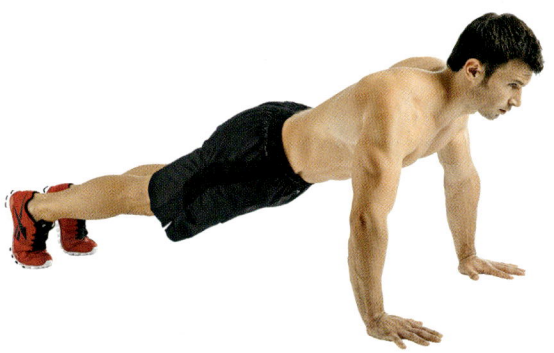

 A

- Nehmen Sie eine saubere Liegestützposition ein (siehe auch Seite 182), bei der der gesamte Körper von Kopf bis Fuß eine gerade Linie bildet. Gesäß, Rumpf und Arme anspannen.

 B

- Die Ellenbogen beugen und den Körper langsam absenken, schließlich auf dem Boden ablegen – dabei bis zum letzten Moment die Spannung aufrechterhalten.

- Die Hände vom Boden lösen und die Schulterblätter maximal zusammenziehen, sodass die Hände einige Zentimeter nach oben wandern.

- Spannung eine Sekunde halten, dann die Hände zurück auf den Boden setzen, Körperspannung aufbauen, langsam den Körper gestreckt minimal vom Boden drücken, dann zügig in die Ausgangsposition hochstemmen.

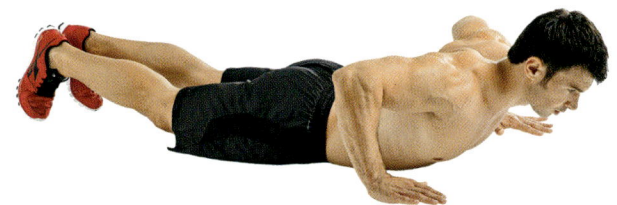

Fortgeschrittene

Liegestütze mit Ruderbewegungen und Beinpendeln

Führen Sie die Übung wie beschrieben aus. In der obersten Position absolvieren Sie zusätzlich folgende Bewegungen: Zunächst mit jeweils einem Arm eine Ruderbewegung ausführen – dazu den Ellenbogen zur Decke drücken und das jeweilige Schulterblatt für ein bis zwei Sekunden maximal anziehen. Hand wieder absetzen, mit dem anderen Arm wiederholen.

Dann ein Knie anziehen und unter dem gestreckten anderen Bein zur Seite pendeln. Dasselbe zur anderen Seite, dann die nächste Liegestütze ausführen. Der Körper bleibt auch bei allen Zusatzbewegungen stets in einer geraden Linie ausgerichtet.

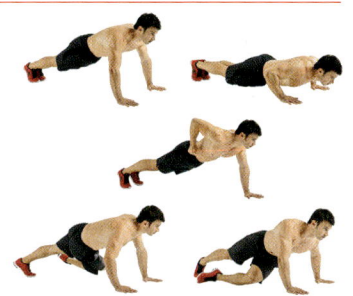

Profis

Diamant-Liegestütze

Führen Sie normale Liegestütze (ohne Ablegen oder Zusatzbewegungen) mit enger Handposition aus: Dazu setzen Sie die Hände unter der Brust so auf, dass sich jeweils die Daumen und die Zeigefinger berühren. Diese sogenannten Diamant-Liegestütze fordern in besonderer Weise den Trizeps – Sie werden es schon merken.

INTENSITÄTS-BOOSTER: Diese Liegestützvariante (und natürlich auch jede andere) können Sie mit Zusatzgewicht intensivieren. Dazu schnallen Sie sich einen individuell schwer gepackten Rucksack auf den Rücken.

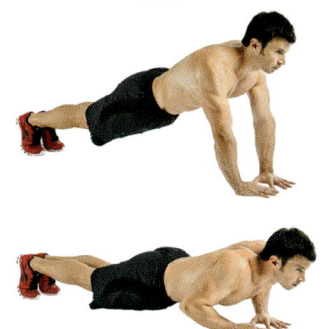

Einsteiger

Gerade Crunches

Führen Sie die Crunchbewegung in klassischer Weise aus: rücklings hinlegen, die Füße so aufstellen, dass die Knie etwa rechtwinklig gebeugt sind. Die Finger locker an den Hinterkopf legen, sodass die Ellenbogen zu den Seiten zeigen – sie bleiben unbewegt in dieser Position und werden nicht nach vorn zusammengedrückt. Nachdem Sie Kopf und Schulterbereich leicht angehoben haben, spannen Sie den Bauch an und führen den Crunch aus. Die Bewegung fällt nicht groß aus – wichtig ist die Spannung, die Sie im Bauchbereich spüren. Auch hier die Endposition zwei bis drei Sekunden halten, dann zurück, ohne abzulegen.

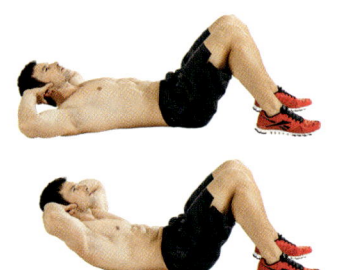

Fortgeschrittene

Crunches mit Knieanziehen

TRAINIEREN die geraden Bauchmuskeln.

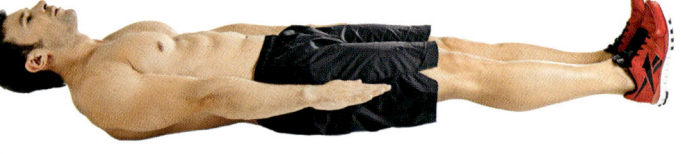

A

- Legen Sie sich mit dem Rücken gestreckt auf den Boden. Die Fußspitzen anziehen, dann die gestreckten Beine, ebenso wie die angelegten Arme, parallel zum Boden in der Luft halten. Den Kopf und die Schulterpartie leicht vom Boden lösen und halten.

B

- Den Bauch anspannen und den Rumpf beugen, sodass sich Schultern und Kopf nach oben bewegen. Dabei strecken Sie die Fingerspitzen so weit wie möglich in Richtung der Füße. Gleichzeitig ziehen Sie die Knie an, bis die Oberschenkel etwa senkrecht stehen. Die Endposition für zwei bis drei Sekunden halten, dann langsam zurück, ohne einen der zuvor aktivierten Bereiche wieder abzulegen.

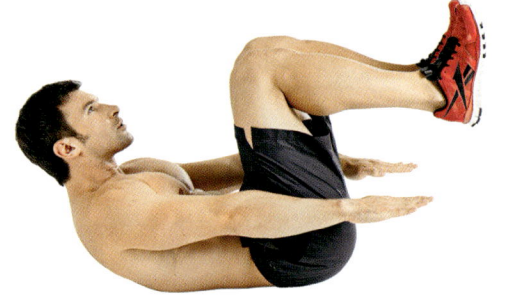

Profis

Sit-ups mit Abklatschen

Bei Sit-ups heben Sie den ganzen Rücken vom Boden ab. Dazu rücklings hinlegen, die Beine gestreckt über dem Boden halten. Die Arme können Sie auf der Brust ablegen.

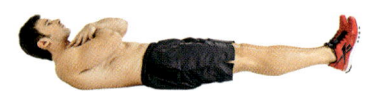

Rumpfspannung aufbauen, dann aus der Kraft der Bauchmuskeln den Oberkörper anheben, sodass er am Ende etwa in einem 45-Grad-Winkel zum Boden steht. Wichtig: Den Rücken gerade halten! Gleichzeitig die Knie anziehen und geschlossen halten. Mit den Händen an die Unterschenkel klatschen, dann zurück. Ohne Pause fortfahren.

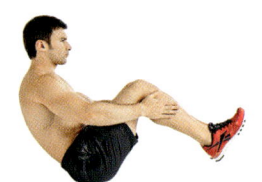

INTENSITÄTS-BOOSTER: Führen Sie die Sit-ups als Klappmesser aus: Dazu die Arme durchgängig über den Kopf strecken. Auch die Beine beugen Sie nicht, sodass in der Endposition Rumpf plus Arme im rechten Winkel zu den gestreckten Beinen stehen.

Einsteiger

Rumpfdrehen im Sitzen

TRAINIERT den gesamten Bauch.

A

- Setzen Sie sich auf den Boden. Die Beine rechtwinklig beugen und die Füße auf den Fersen aufstellen. Den Oberkörper mit geradem Rücken etwas zurückneigen und die Arme gestreckt parallel nach vorn ausstrecken.

B

- Den Rumpf nach rechts drehen, die Arme gehen automatisch mit und bleiben ansonsten unverändert. Die Spannung am Endpunkt der Drehung spüren und für ein, zwei Sekunden halten, dann kontrolliert zur linken Seite drehen. Im Wechsel fortfahren und den geraden Oberkörper stets im gleichen Winkel zurückgeneigt lassen.

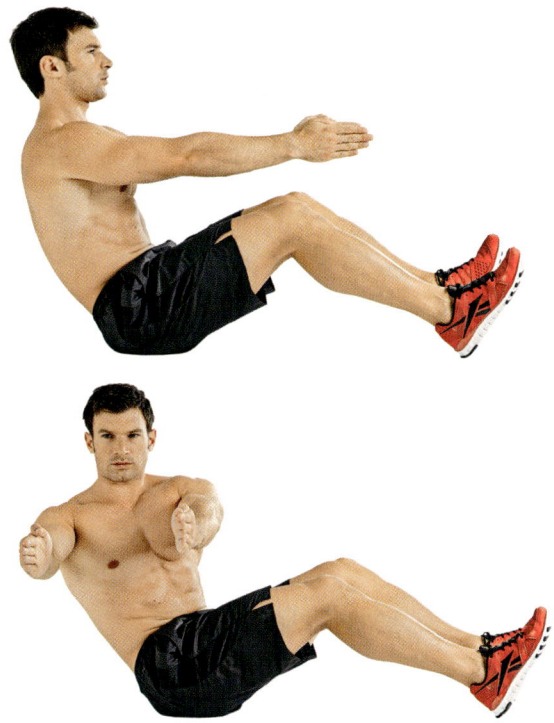

Fortgeschrittene

Rumpfdrehen im Sitzen mit schnellen Bodenkontakten

Greifen Sie mit beiden Händen einen Ball (Fuß-, Basket-, Medizinball oder als Alternative ein zum Ball zusammengeknülltes Handtuch oder ein festes Kissen) und halten Sie ihn in der angegebenen Startposition an den nach vorn ausgestreckten Armen.

Nun drehen Sie den Rumpf zügig zur rechten Seite und drücken den Ball dreimal nacheinander schnell und spürbar in den Boden neben Ihrer Hüfte. Sofort zur anderen Seite drehen und dort den Ball wieder in den Boden drücken. Wechselseitig zügig fortfahren, dabei stets mit geradem Rücken im Oberkörper zurückgeneigt bleiben.

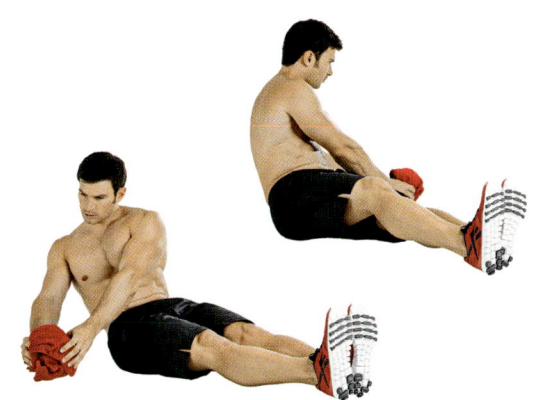

Profis

Rumpfdrehen mit Gewicht

Führen Sie die Übung wie in der Einstiegsvariante aus, wobei Sie ein Gewicht mit den gestreckten Armen halten (Buch, Flasche, Stein, gepackte Tasche oder Ähnliches).

INTENSITÄTS-BOOSTER: Klemmen Sie ein kleines Buch zwischen die Füße und halten Sie sie den ganzen Satz lang dicht über dem Boden in der Luft, ohne dass das Buch rausrutscht.

Einsteiger

Wandsitzen

Stellen Sie sich mit dem Rücken etwa 30 Zentimeter vor eine Wand, die Füße sind schulterbreit auseinander. Mit dem Rücken und dem Gesäß an die Wand anlehnen, dann so weit runterrutschen, bis die Oberschenkel waagerecht stehen. Die Unterschenkel sollten nun senkrecht stehen und die Knie genau oberhalb der Füße sein. Die Oberschenkel parallel halten und die Arme gerade vorstrecken. Die Position durchgängig halten und darauf achten, dass stets der ganze Rücken Kontakt zur Wand hat.

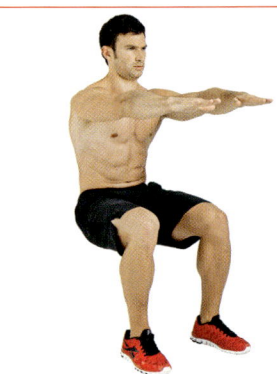

Fortgeschrittene

Einbeiniges Aufstehen

Stellen Sie sich vor einen stabilen Stuhl und setzen Sie sich auf die Kante. Den Rücken gerade halten, die Arme sowie das rechte Bein gerade vorstrecken. Der linke Unterschenkel steht etwa senkrecht, das Knie ist genau oberhalb des Fußes. Mit links kontrolliert hochdrücken, bis Sie aufrecht auf dem linken Bein stehen. Langsam das Knie wieder beugen und hinsetzen, aber nicht fallen lassen. Den Oberkörper stets gerade halten. Nach der halben Zeit das Bein wechseln.

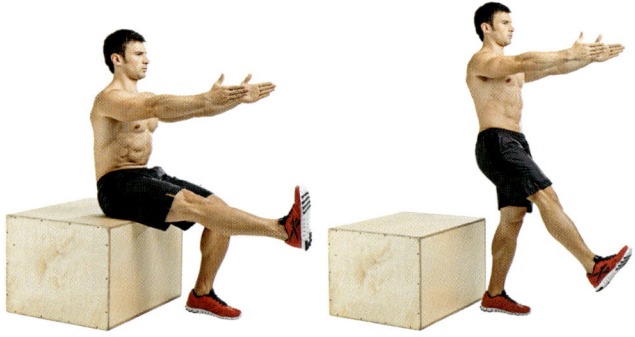

Profis

Vorwärtsgehen in der Kniebeuge

TRAINIERT den ganzen Körper, vorrangig Beine und Gesäß.

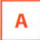

- Stellen Sie sich schulterbreit hin und legen Sie die Hände locker an den Hinterkopf, sodass die Ellenbogen zu den Seiten zeigen. Das Gesäß nach hinten schieben und in die Knie gehen, bis die Beine etwa rechtwinklig gebeugt sind. Der Rücken ist gerade, der Kopf in der Verlängerung zur Wirbelsäule – beides bis zum Ende des Satzes unbedingt beibehalten. Die Knie zeigen stets in Richtung der Füße und wandern nicht nach vorn über die Fußspitzen hinaus.

- Mit rechts einen Schritt nach vorn machen, ohne ansonsten die Körperhaltung zu verändern. Mit links einen weiteren Schritt machen und so bis zum Ende des Satzes ohne Pause durch den Raum schreiten. Der Hüftbereich sollte dabei stets auf derselben Höhe bleiben.

INTENSITÄTS-BOOSTER: Setzen Sie sich bei dieser Übung einen Rucksack auf, den Sie individuell mit Gewicht bestücken.

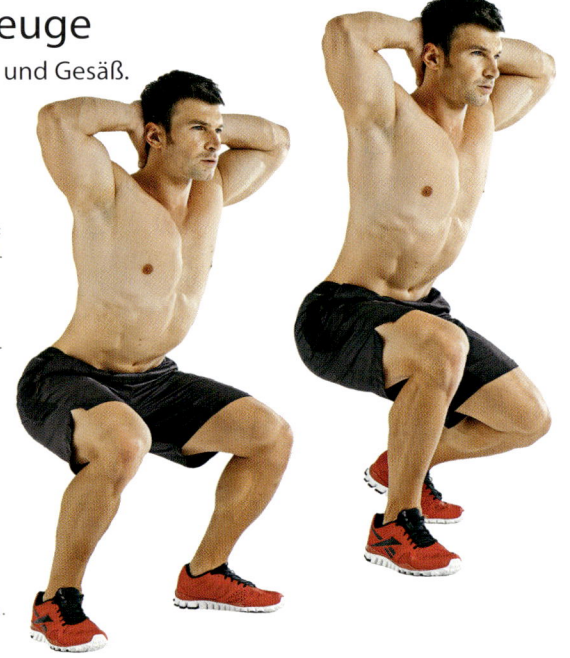

Einsteiger

Schnelle, tiefe Schrittwechsel

Gehen Sie in eine Schrittstellung: Der rechte Fuß ist vorn, der linke hinten. Den Oberkörper gerade halten, dann die Knie etwas beugen.

Mit beiden Füßen abdrücken und in der Luft die Schrittstellung wechseln: Nun ist der linke Fuß vorn, der rechte hinten. Sofort wieder abdrücken und auf dem gleichen Weg zurück. Wechselweise mit Tempo fortfahren.

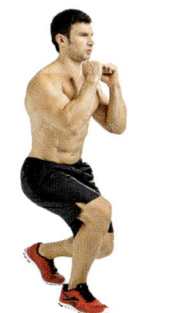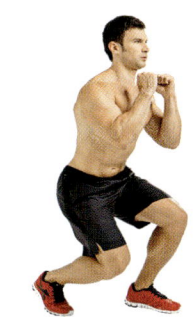

Fortgeschrittene

Schnelle Step-ups

TRAINIEREN Beine und Gesäß, auch den Rumpf.

A

- Stellen Sie sich vor eine Erhöhung wie eine Treppenstufe oder auch eine Parkbank und platzieren Sie den rechten Fuß darauf. Zugleich den linken Arm angewinkelt nach vorn, den rechten nach hinten führen, als wollten Sie lossprinten. Den gesamten Körper anspannen.

B

- Dynamisch mit beiden Füßen abstoßen, dabei die Fußpositionen wechseln: Der linke Fuß landet auf der Erhöhung, der rechte auf dem Boden. Sofort wieder abdrücken und abermals wechseln, so im Wechsel temporeich fortfahren. Die Arme stets aktiv mitführen.

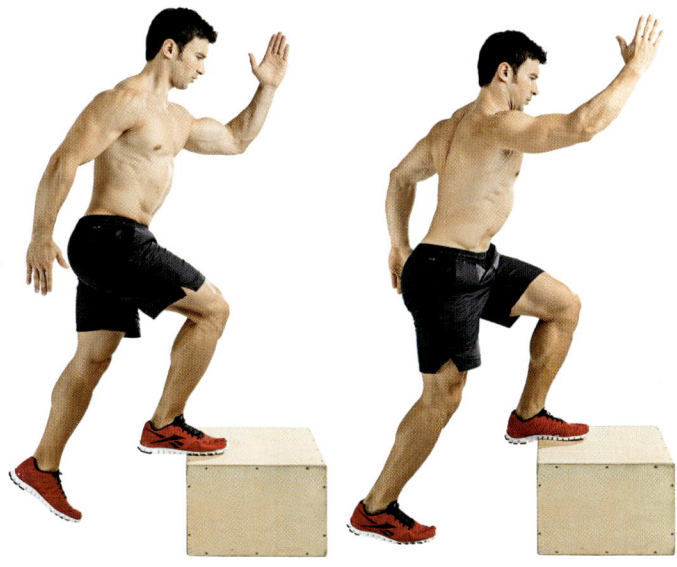

Profis

Explosive Step-ups

Nehmen Sie die Startposition wie in der Fortgeschrittenenvariante beschrieben ein. Nun explosiv so weit wie möglich nach oben drücken. Dabei kräftig mit dem Fuß auf der Erhöhung abstoßen und das Knie des anderen Beins kraftvoll nach oben wuchten, ohne dass der Körper die aufrechte Haltung verliert. Die Arme gehen dynamisch gegengleich zu den Knien mit. In der Ausgangsposition landen, sofort wieder hochdrücken. Nach der Hälfte der Zeit die Beine wechseln.

INTENSITÄTS-BOOSTER: Nehmen Sie jeweils ein Gewicht in die Hände. Ideal: zwei gefüllte Plastikwasserflaschen.

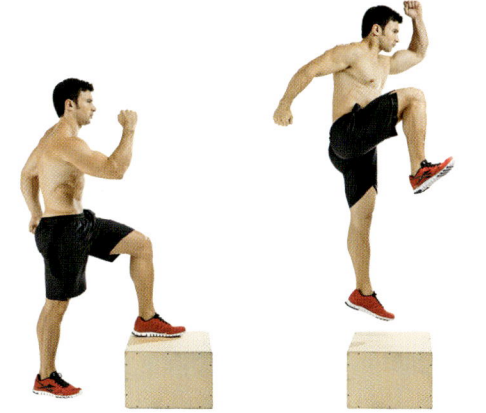

Einsteiger

Seitlicher Unterarmstütz

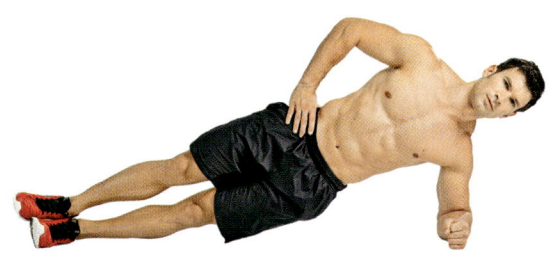

Gehen Sie in die Ausgangsposition, die in der Fortgeschrittenenvariante beschrieben ist. Anstatt den Arm nach oben zu strecken, stemmen Sie ihn in die Hüfte. Nun die Position halten, ohne dass die Beckenpartie absackt.

Im nächsten (Super-)Satz das Gleiche mit der anderen Seite durchführen.

Fortgeschrittene

Seitlicher Unterarmstütz mit Rumpfrotationen

TRAINIERT Rumpf und Schultern.

- Legen Sie sich auf den Boden und drehen Sie sich auf die linke Seite. Den linken Ellenbogen unterhalb der Schulter auf dem Boden platzieren und die Beine strecken. Den Rumpf anspannen, dann die Hüfte nach oben drücken, bis der ganze Körper von Kopf bis Fuß eine gerade Linie bildet.

- Den rechten Arm senkrecht hochstrecken.

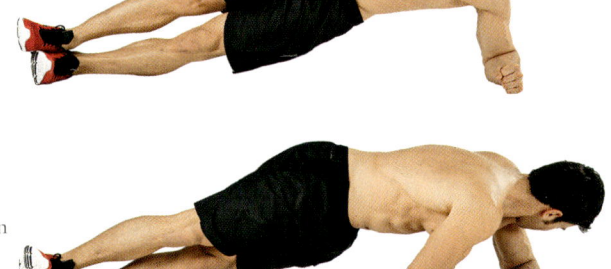

- Die Brust in Richtung Boden drehen, dabei den rechten Arm vor dem Körper nach unten und dann so weit es geht unter dem Körper hindurchstrecken. Der Kopf folgt der Bewegung, die Hüfte bleibt oben. Ein bis zwei Sekunden halten, dann langsam zurück in die Ausgangsposition.

- Im nächsten (Super-)Satz die Seite wechseln.

Profis

Seitstütz mit Rumpfrotationen

Führen Sie die in der Fortgeschrittenenvariante beschriebene Übung aus, aber stützen Sie sich im Seitstütz mit gestrecktem Arm auf der Hand ab, nicht auf dem Ellenbogen. Dabei darauf achten, dass der Arm senkrecht unter der Schulter steht.

Im nächsten (Super-)Satz die Seite wechseln.

INTENSITÄTS-BOOSTER: Halten Sie das obere Bein waagerecht in der Luft oder heben Sie es immer wieder an.

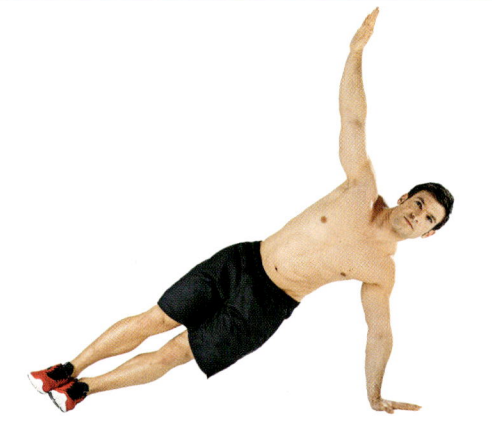

Einsteiger

Arm-Bein-Heben in Bauchlage

Legen Sie sich bäuchlings auf den Boden. Die Arme am Kopf vorbei nach vorn strecken und ebenso wie die gestreckten Beine parallel zum Boden in der Luft halten.

Nun für drei Sekunden Arme und Beine so weit wie möglich nach oben drücken. Lockern, ohne Arme und Beine abzulegen, dann die nächste Wiederholung durchführen.

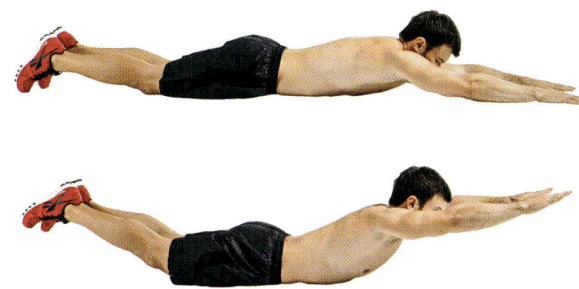

Fortgeschrittene

Diagonales Arm-Bein-Heben in Bauchlage

Nehmen Sie die gleiche Ausgangsposition wie in der Einsteigervariante ein.

Nun heben Sie abwechselnd das linke Bein zusammen mit dem rechten Arm sowie das rechte Bein zusammen mit dem linken Arm so weit es geht nach oben. Die jeweiligen Extremitäten für ein bis zwei Sekunden in der oberen Position halten, dann wechseln. Weder Beine noch Arme während des Satzes ablegen.

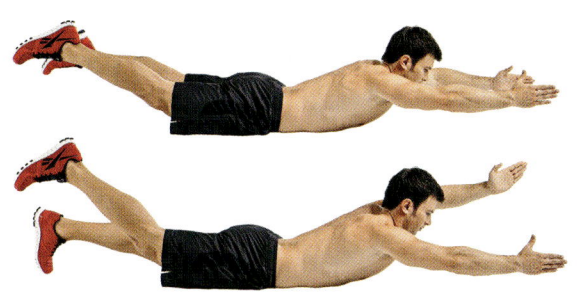

Profis

Delfin-Schwimmen auf dem Boden

TRAINIERT den unteren und oberen Rücken sowie die Schultern.

- Legen Sie sich auf den Bauch, heben Sie die gestreckten Beine parallel zueinander leicht an und halten Sie die Arme nah am Körper und parallel zum Boden.

B **C**

- Gleichzeitig den Rumpf und die gestreckten Beine nach oben drücken, dabei die Arme in einem großen Bogen seitlich nach oben führen, drehen und dann weit nach vorn strecken. Halten Sie den Körper in einer maximalen Streckung und Rumpf, Beine und Arme für drei Sekunden so hoch wie möglich. Dann die Arme in die Startposition zurückführen.

INTENSITÄTS-BOOSTER: Nehmen Sie jeweils ein kleines Gewicht in die Hand, zum Beispiel zwei gefüllte Halbliter-Plastikflaschen.

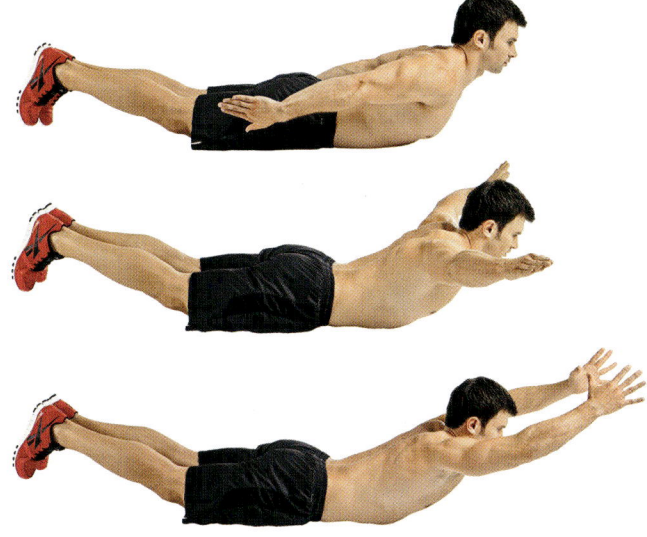

Kraftprogramm 4: Das energiegeladene Tabata-Turbo-Training

Dieses letzte Trainingsprogramm ist die Krönung des Hochintensitäts-Intervalltrainings, das Ihnen im zweiten Monat bereits begegnet ist. Das Tabata-Training ist benannt nach dem japanischen Sportwissenschaftler Izumi Tabata, der diese Form in den 1990er-Jahren entwickelt hat. Jede der diesmal anstehenden Übungen wird Sie nur vier Minuten lang beschäftigen – die Sie aber jede Menge Atem, Schweiß und Kalorien kosten werden. Tabata hat einen nachgewiesenermaßen hohen Ausdauertrainingseffekt und bringt Ihr Herz-Kreislauf-System in Grenzbereiche, die auch nach längerer Zeit noch für einen erhöhten Energieverbrauch sorgen.

Der Plan

Die hochintensiven vier Minuten jeder Übung sind aufgeteilt in acht 30-Sekunden-Intervalle. Sind alle acht Intervalle einer Übung absolviert, dürfen Sie zwischen zwei Übungen zwei Minuten pausieren.

Einsteiger geben zehn Sekunden lang alles und machen dann 20 Sekunden aktive Pause. **Fortgeschrittene** powern sich 15 Sekunden lang aus, haben dann 15 Sekunden aktive Pause. **Profis** geben 20 Sekunden lang echte 100 Prozent, nach denen sie sich nur für je 10 Sekunden aktiv erholen dürfen.

Der Zeitaufwand

Inklusive zehn Minuten Warm-up und fünf Minuten Cool-down: 37 Minuten.

Das Warm-up

Zehn Minuten: Eine Minute auf der Stelle laufen, dann jeweils zwei Minuten Hampelmann, Vierfüßlergang, Arm- und Beckenkreisen sowie Liegestütz-Wechselsprünge. Am Ende je drei Wiederholungen aller Übungen.

Das Cool-down

Fünf Minuten: drei Minuten auf der Stelle laufen, zwei Minuten Hampelmann.

Schema

Warm-up	Übung 18	Übung 19	Übung 20	Übung 21	Cool-down
	Pause	Pause	Pause	Pause	
	Übung 18	Übung 19	Übung 20	Übung 21	
	Pause	Pause	Pause	Pause	
	Übung 18	Übung 19	Übung 20	Übung 21	
	Pause	Pause	Pause	Pause	
	Übung 18	Übung 19	Übung 20	Übung 21	
	Pause	Pause	Pause	Pause	
	Übung 18	Übung 19	Übung 20	Übung 21	
	Pause	Pause	Pause	Pause	
	Übung 18	Übung 19	Übung 20	Übung 21	
	Pause	Pause	Pause	Pause	
	Übung 18	Übung 19	Übung 20	Übung 21	
	Pause	Pause	Pause	Pause	
	Übung 18	Übung 19	Übung 20	Übung 21	
	Pause	Pause	Pause	Pause	
	Übungspause	Übungspause	Übungspause		

Einsteiger

Kniebeugen

TRAINIEREN die Beine und das Gesäß.

A

- Stellen Sie sich schulterbreit hin und legen Sie die Finger locker an den Hinterkopf, sodass die Ellenbogen zu den Seiten zeigen. Die Schulterblätter zusammenziehen und den Rumpf anspannen.

B

- Das Gesäß nach hinten drücken und die Knie langsam beugen, bis die Oberschenkel waagerecht sind. Der Oberkörper neigt ein wenig nach vorn, wobei der Rücken unbedingt gerade bleibt. Beide Füße halten mit ganzer Sohle Kontakt zum Boden, die Knie zeigen in Richtung der Füße und wandern nicht über die Position der Zehen hinaus. Zügig hochdrücken und mit der nächsten Wiederholung fortfahren.

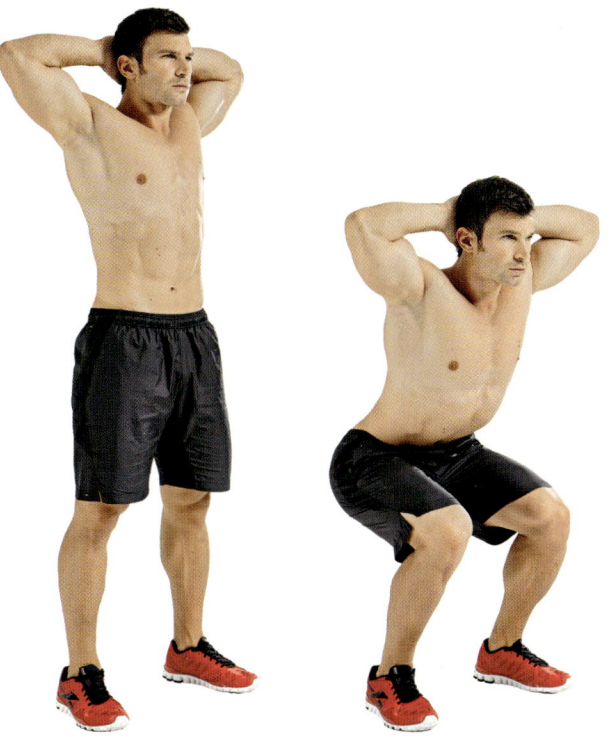

Fortgeschrittene

Sumo-Kniebeugen

Stellen Sie die Füße etwa in doppelter Schulterbreite auf und führen Sie aus diesem Stand wie beschrieben die Kniebeugen aus. Sie können dabei auch, wie hier zu sehen, die Hände vor der Brust geballt halten.

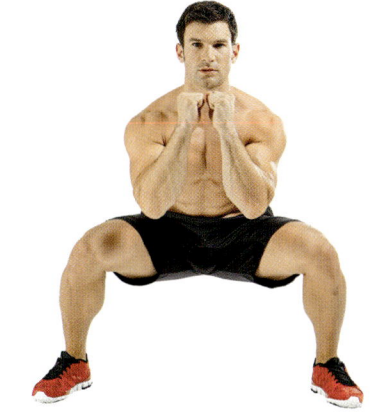

Profis

Tiefe Kniebeugen

Führen Sie die Übung wie in der Einsteigervariante beschrieben aus, aber gehen Sie so tief wie möglich in die Knie. Hier ist es besonders wichtig, dass der Rücken gerade bleibt. Die Fersen halten Bodenkontakt, zudem sollten die Knie nicht nach vorn über die Zehen hinausragen. Zügig wieder hochdrücken.

INTENSITÄTS-BOOSTER: Schnallen Sie sich einen Rucksack mit zusätzlichem Gewicht auf den Rücken. Gut Trainierte ohne Knieprobleme können auch einbeinige Kniebeugen ausführen.

Einsteiger

Eselstritte

TRAINIEREN den ganzen Körper.

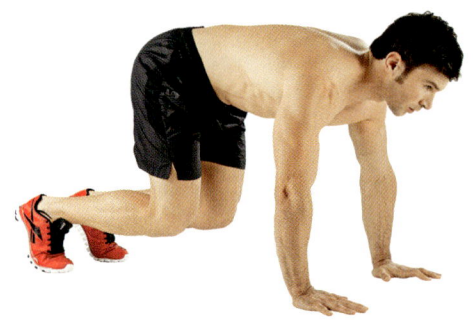
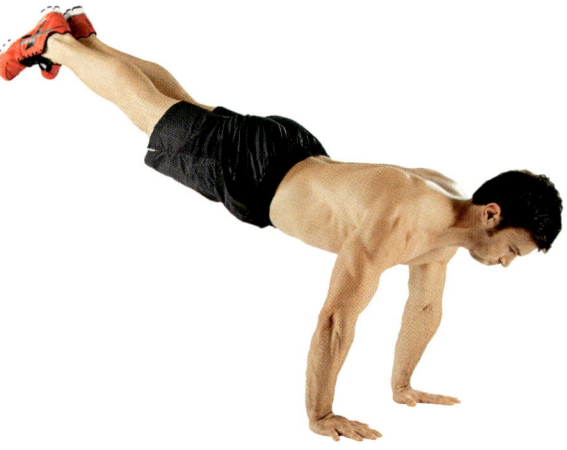

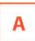 **A**

 B

- Gehen Sie in einen Vierfüßlerstand: Dazu hüftbreit auf den Boden knien und die Hände unterhalb der Schultern auf den Boden setzen, sodass Oberschenkel und Arme senkrecht stehen. Den Kopf in der Verlängerung zur Wirbelsäule halten. Körperspannung aufbauen, dann die Knie leicht anheben und oben halten.

- Explosiv mit beiden Füßen abdrücken und die Beine nach hinten oben strecken, bis die Beine etwa in der Verlängerung zum Rumpf stehen. Sofort die Knie wieder anziehen und in der Ausgangsposition landen, ohne die Knie abzusetzen. Ohne Pause schnell in den nächsten Sprung übergehen.

Fortgeschrittene

Eselstritte und Kniestöße

Erweitern Sie die Übung, indem Sie sich nach jeder Eselstritt-Wiederholung aus der Landeposition ganz aufrichten und im Stand mit einem Knie einen kräftigen Stoß nach vorn oben machen. Zügig aus dem Stand wieder in die Ausgangsposition begeben und den nächsten Eselstritt durchführen, danach mit dem anderen Knie stoßen und so wechselweise fortfahren.

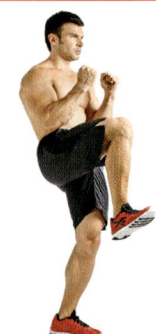

Profis

Eselstritte und hohe Tritte

Erweitern Sie die Übung nicht mit Kniestößen, sondern mit hohen Tritten nach vorn oder zur Seite. Dazu kicken Sie mit jeweils einem Fuß bei gestrecktem Bein so hoch wie möglich in die Luft. Danach geht es fix zurück in die Ausgangsposition für den nächsten Eselstritt. Auch diese Variante flüssig bei hohem Tempo durchführen und die kickenden Beine wechseln.

INTENSITÄTS-BOOSTER: Schnallen Sie sich einen Rucksack als Zusatzgewicht auf den Rücken.

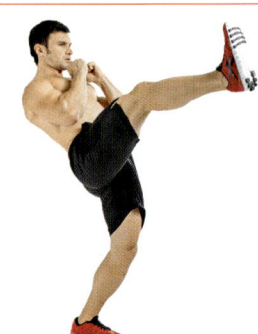

Einsteiger

Rumpfstrecken

TRAINIERT den Rumpf,
vorrangig den unteren Rücken.

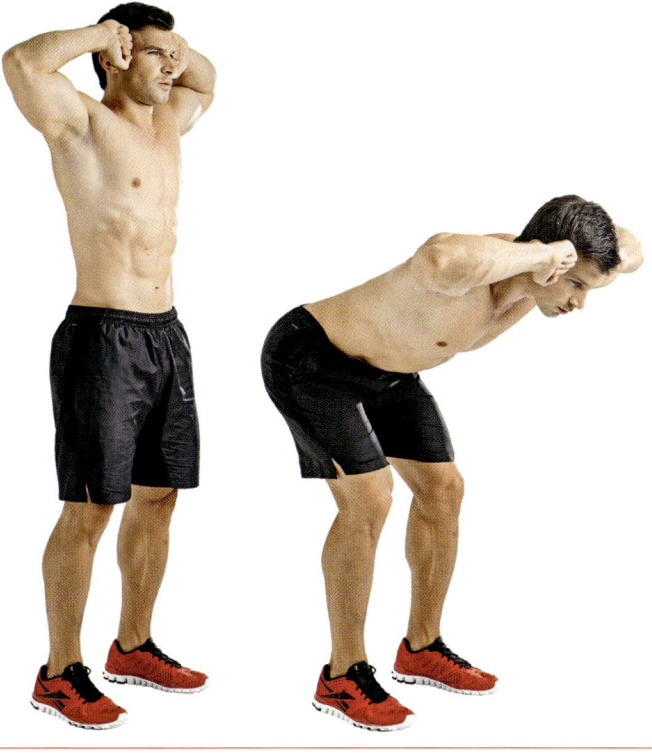

A

- Stellen Sie sich schulterbreit und aufrecht hin, ballen Sie die Hände zu Fäusten und legen Sie diese an die Schläfen. Die Schulterblätter zusammenziehen, sodass die Ellenbogen zu den Seiten zeigen.

B

- Körperspannung aufbauen, dann das Gesäß nach hinten schieben und leicht in die Knie gehen. Dabei den Oberkörper mit geradem Rücken langsam um etwa 60 Grad vorneigen. Die Spannung im ganzen Körper für zwei bis drei Sekunden halten, dann zügig den Oberkörper wieder aufrichten.

Fortgeschrittene

Rumpfstrecken auf einem Bein

Führen Sie die Übung wie beschrieben aus, aber heben Sie zu Beginn ein Bein leicht an und halten Sie es dann durchgängig über dem Boden. Nach der Hälfte der Zeit wechseln Sie das Standbein.

Profis

Rumpfstrecken mit Drehung

Bei dieser Variante halten Sie in der Startposition die Arme waagerecht und parallel vorgestreckt. Dabei die Arme fest anspannen und die Hände zu Fäusten ballen. Dann wie beschrieben den Oberkörper vorneigen. Diese Position zwei bis drei Sekunden halten, dann den Rumpf nach rechts aufdrehen und den rechten Arm nach oben strecken, bis er in der Verlängerung zum linken, unveränderten Arm steht. Die Spannung für ein bis zwei Sekunden halten, zurück und sofort gleichermaßen zur linken Seite aufdrehen. Der Winkel des Oberkörpers zum Boden bleibt stets erhalten. Zurück zur Startposition. Das ist eine Wiederholung.

INTENSITÄTS-BOOSTER: Für jede dieser Varianten gilt: Sie können die Übung erschweren, wenn Sie einen individuell gepackten Rucksack auf den Rücken schnallen.

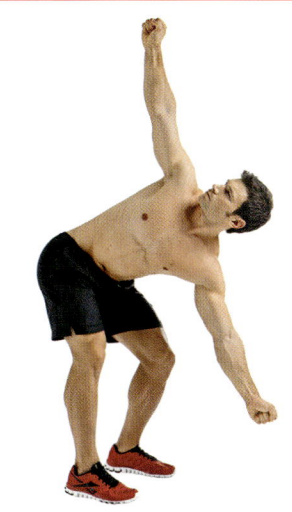

Einsteiger

Dips

Führen Sie die in der Fortgeschrittenenvariante beschriebene Übung ohne Erhöhung der Füße aus: Dazu rücklings auf einem Stuhl abstützen (den Sie zum Beispiel vor eine Wand stellen, damit er nicht wegrutschen kann). Die Beine sind gestreckt, die Füße auf dem Boden. Den Oberkörper dabei möglichst vertikal bewegen.

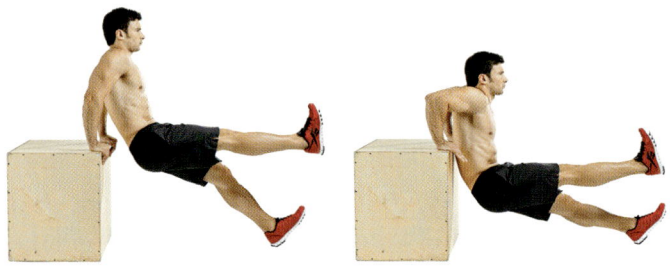

Fortgeschrittene

Dips mit erhöhten Beinen

TRAINIEREN Trizeps, Schultern und Rumpf.

- Stellen Sie zwei stabile Stühle (alternativ: einen Stuhl vor eine Bettkante, einen Tisch oder Ähnliches) im Abstand von etwa einem Meter auf. Mit dem Rücken vor einen Stuhl stellen und rücklings darauf mit beiden Händen abstützen. Auf der anderen Erhöhung die Fersen ablegen, sodass das Gesäß frei in der Luft schwebt.

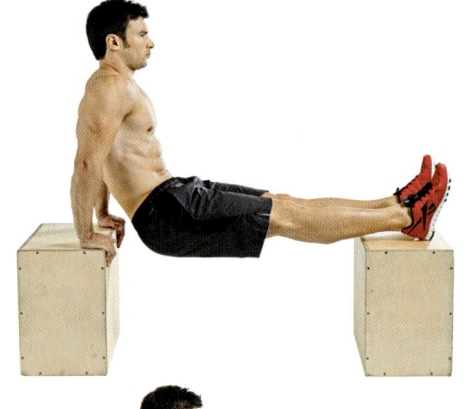

- Die Arme langsam beugen und so den Oberkörper möglichst senkrecht absenken, bis die Ellenbogen einen rechten Winkel bilden und die Oberarme parallel zum Boden sind. Den Rücken dabei gerade halten. Die Position für zwei bis drei Sekunden halten, dann zügig wieder hochdrücken.

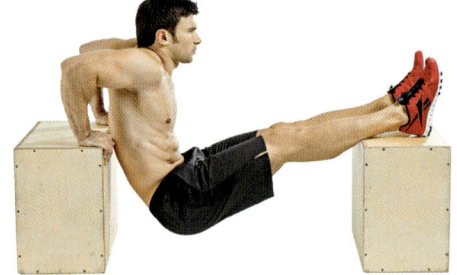

Profis

Einarmige Dips

Führen Sie die Einsteigervariante einarmig aus. Dazu stützen Sie sich rücklings nur mit einer Hand auf dem gesicherten Stuhl ab, die andere legen Sie beispielsweise auf die Brust. Nach der halben Zeit die Arme wechseln.

INTENSITÄTS-BOOSTER: Heben Sie bei jeder dieser Varianten zusätzlich ein Bein gestreckt an und halten Sie es während der Übungsausführung in der Luft.

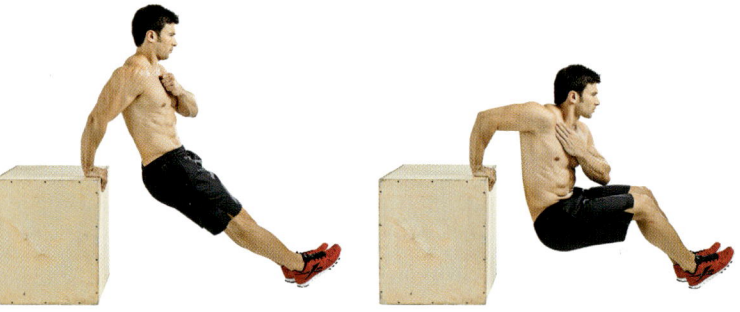

Ausdauerprogramm 1: Der fettver-brennende Ausdauerklassiker

Diese Einheit verschafft Ihnen eine hervorragende Grundlagenausdauer und ist ein wunderbarer Fatburner-Baustein! Denn sie kurbelt (wie die folgenden drei Ausdauerpläne) nicht nur den Stoffwechsel auch für die Zeit nach dem Training mächtig an, sondern verbrennt schlichtweg eine Menge Kalorien – damit geht es den Fettdepots gehörig an den Kragen!

Der Plan

Das schafft wirklich jeder: Bewegen Sie sich 40 Minuten lang am Stück. Wie genau, entnehmen Sie den folgenden Beschreibungen der Einsteiger, Fortgeschrittenen- und Profi-Kategorie. Das war's!

Einsteiger laufen, fahren Rad oder schwimmen einfach 40 Minuten am Stück. Wer nicht so lange durchgehend laufen kann, wechselt Laufen und zügige Gehphasen ab oder geht walken – dabei sollten Sie aber deutlich schneller sein als beim Sonntagsspaziergang und die Arme angewinkelt aktiv einsetzen, nicht schlaff am Körper hängen lassen.

Sie sollten eine Anstrengung spüren und dabei gern ins Schwitzen kommen, sich aber noch ohne große Probleme in ganzen Sätzen artikulieren können. Beim Schwimmen sollten Sie sich die ganze Zeit über moderat gefordert fühlen und damit die 40 Minuten durchhalten können.

Fortgeschrittene bewegen sich auch dauerhaft 40 Minuten am Stück, trainieren dabei in Vier-Minuten-Blöcken: Laufen Sie drei Minuten lang im moderaten Tempo, dann ziehen Sie für eine Minute das Tempo an. Nach dieser Minute dürfen Sie ein wenig keuchen, sollten sich aber keinesfalls verausgabt fühlen. Das Ganze zehnmal nacheinander ohne Pause.

Profis trainieren ebenfalls in aneinandergereihten Vier-Minuten-Blöcken, dafür etwas intensiver: eine Minute in moderatem Tempo, drei Minuten in zügigem Tempo, bei denen Sie durchaus ein wenig heftiger atmen dürfen, ohne sich völlig verausgabt zu fühlen. Von diesen Vier-Minuten-Einheiten absolvieren Sie insgesamt zehn am Stück, natürlich auch ohne Pause – fertig ist der intensivierte 40-Minuten-Jog!

Der Zeitaufwand

Inklusive zehn Minuten Warm-up und fünf Minuten Cool-down: 55 Minuten.

Das Warm-up

Zehn Minuten: Fünf Minuten auf der Stelle laufen, dann jeweils zwei Minuten Schattenboxen und Arm- und Beckenkreisen, am Ende eine Minute Liegestütz-Strecksprung-Kombinationen (Burpees).

Das Cool-down

Fünf Minuten: Zwei Minuten auf der Stelle laufen, dann jeweils eine Minute Schattenboxen, Arm- und Beckenkreisen und Liegestütz-Strecksprung-Kombinationen (Burpees).

Schema

| Warm-up | 40 Minuten | Cool-down |

Ausdauerprogramm 2: Das schlank machende Seilspring-Workout

Begrüßen Sie Ihren zweitbesten Trainingspartner (der beste ist Ihr eigener Körper!) auf dem Weg zur Traumfigur: Das Springseil ist das Cardio-Power-Tool überhaupt. Das Hüpfen auf der Stelle fordert die Koordination, verbraucht mehr Energie als ein herkömmliches Ausdauertraining (bis zu 1000 Kilokalorien bei zügigem Tempo) und schult das Zusammenspiel vieler Muskeln im ganzen Körper. Am besten trainiert es sich auf einem federnden Boden wie Rasen oder Teppich.

Der Plan

Auch dieses Trainingskonzept ist so simpel wie effektiv und besteht aus vier Blöcken à 4×1 Minute (= 16 Minuten Springzeit). Dazwischen dürfen Sie natürlich pausieren: Einsteiger und Fortgeschrittene jeweils 30 Sekunden zwischen den Einheiten und 90 Sekunden zwischen den Blöcken; Profis pausieren zwischen den Einheiten jeweils nur 20 Sekunden. Anstelle eines Cool-downs gehen Sie direkt danach ohne Pause 15 Minuten locker laufen – am besten springen Sie also schon in Laufbekleidung Seil.

Einsteiger springen in moderatem Tempo, bei dem sie ins Schwitzen kommen, aber noch ohne großes Gekeuche sprechen können. Ihr Ziel: ein Sprung pro Sekunde.
Fortgeschrittene absolvieren die Blöcke schon etwas schneller als die Einsteiger. Hüpfen Sie in zügigem Tempo, das Ihnen durchaus ein wenig den Atem raubt, Sie aber nicht völlig fertigmacht.
Profis geben richtig Gas: Springen Sie explosiv in einem hohen Tempo mit kurzen Bodenkontaktzeiten, als würden Sie auf glühenden Kohlen hüpfen. Zusätzlich sind auch noch die Pausenzeiten gekürzt (siehe oben).

Der Zeitaufwand

Für Einsteiger und Fortgeschrittene inklusive zehn Minuten Warm-up: 51 Minuten 30 Sekunden. Für Profis inklusive zehn Minuten Warm-up: 49 Minuten 30 Sekunden.

Das Warm-up

Zehn Minuten: zweimal abwechselnd je zwei Minuten Seilspringen und zwei Minuten Schattenboxen, am Ende zwei Minuten Liegestütz-Strecksprung-Kombinationen (Burpees).

Schema

Warm-up	Springen	Springen	Springen	Springen	15 Minuten locker laufen
	Pause	Pause	Pause	Pause	
	Springen	Springen	Springen	Springen	
	Pause	Pause	Pause	Pause	
	Springen	Springen	Springen	Springen	
	Pause	Pause	Pause	Pause	
	Springen	Springen	Springen	Springen	
	Blockpause	Blockpause	Blockpause		

Ausdauerprogramm 3: Die speck-sprengenden Sprint-Intervalle

Dieses fordernde Intervalltraining mit Sprinteinlagen wirkt nicht nur als Fett-weg-Booster, sondern setzt auch noch intensive Reize für die Verbesserung Ihrer Kondition: Sie werden ausdauernder und explosiver und erhöhen Ihre Schnellkraft – die perfekte Ergänzung zum Grundlagenausdauertraining aus dem ersten Monat.

Der Plan

Das folgende Trainingsschema mit wechselnder kurzer Sprintbelastung und anschließender längerer Aktivpause gilt für Einsteiger, Fortgeschrittene und Profis gleichermaßen: Sprinten Sie nach einem ordentlichen Warm-up viermal für vier Sekunden, dazwischen gibt's jeweils für 40 Sekunden eine aktive Erholungsphase. An diese vierfache Sprinteinheit schließen sich vier Minuten Pause an (die Sie aktiv gestalten und zum Beispiel gehen, nicht stehen oder sitzen). Anschließend das Ganze noch dreimal, dann sofort danach anstelle des Cool-downs 20 Minuten am Stück locker bewegen. Biker nutzen als Intensivierungsmittel unterschiedlich steile Steigungen, Schwimmer verschiedene Stile (zum Beispiel Delfin statt Kraul) oder setzen als Profi Paddles ein.

Einsteiger geben so richtig Vollgas und sprinten bei höchster Belastungsintensität. In der 40-sekündigen Erholungsphase traben Sie ganz, ganz langsam.
Fortgeschrittene: Für die Sprints suchen Sie sich eine Strecke mit leichter Steigung, in den 40-sekündigen Erholungsphasen traben Sie rückwärts locker bergab. Beim Sprinten geben auch Sie alles.
Profis: Suchen Sie sich für die Sprints eine Treppe (alternativ: einen steilen Hügel), auf der Sie die vier Sekunden im höchsten Tempo hochsprinten. Nehmen Sie dabei abwechselnd in einem Vier-Sekunden-Intervall jede Stufe einzeln, im nächsten Sprintintervall immer zwei Stufen pro Schritt. Zurück traben Sie in der 40-sekündigen Erholungsphase die Treppe Stufe für Stufe hinab, unten laufen Sie die restliche Zeit bis zum nächsten Sprintintervall in sehr lockerem Hopserlauf hin und her.

Der Zeitaufwand

Inklusive zehn Minuten Warm-up: 51 Minuten 4 Sekunden.

Das Warm-up

Zehn Minuten: vier Minuten Laufen auf der Stelle, dann jeweils zwei Minuten Hampelmann und Liegestütz-Wechselsprünge, am Ende je eine Minute Vierfüßlergang und nochmals (schnelleres) Laufen auf der Stelle.

Schema

Warm-up	Sprint	Sprint	Sprint	Sprint	20 Minuten locker laufen
	Pause	Pause	Pause	Pause	
	Sprint	Sprint	Sprint	Sprint	
	Pause	Pause	Pause	Pause	
	Sprint	Sprint	Sprint	Sprint	
	Pause	Pause	Pause	Pause	
	Sprint	Sprint	Sprint	Sprint	
	Blockpause	Blockpause	Blockpause		

Ausdauerprogramm 4: Der kalorienzehrende Ausdauer-Workout-Mix

Zeit für ein Trimm-Dich-Pfad-Revival: Der Mix aus Kraft- und Ausdauertraining an der frischen Luft wirkt und macht Spaß! So wie dieses Programm – das Sie überall durchführen können, wo sich ein Baum, eine Wand oder eine Mauer befindet!

Der Plan

Absolvieren Sie abwechselnd Ihre Ausdauersportart und eine kurze Workout-Einheit. Der Plan ist am besten beim Laufen umzusetzen, funktioniert aber auch beim Radfahren und Schwimmen. Beim Schwimmen müssen Sie sich auf den Beckenrand hochdrücken und dort Ihre Übungen machen, beim Radfahren kurz absteigen. So geht's – am Beispiel Laufen: Laufen Sie zehn Minuten am Stück, dann führen Sie für jeweils 60 Sekunden die unten genannten vier Übungen ohne Pause durch. Beides (Lauf und Übungen) absolvieren Sie viermal nacheinander – ebenfalls ohne Pause. Hier sind Ihre Trimm-Dich-Übungen:

1. Ausfallschritte (Seite 188)
2. Liegestütz-Wechselsprünge (Seite 189)
3. Strecksprünge (Seite 183)
4. umgekehrtes Schulterdrücken (Seite 192)

Für die letzte Übung stemmen Sie die Füße etwa gegen einen Baumstamm oder eine Wand oder platzieren sie auf einer Bank. Die Schwimmer (ohne Wand) führen alternativ Dips (siehe Seite 204) am Beckenrand aus. Dazu die Beine auf der Wasserlinie ausstrecken.

Einsteiger laufen, schwimmen oder radeln durchgehend moderat und führen die Übungen in der Einsteigervariante aus.
Fortgeschrittene laufen (schwimmen, radeln) die ersten sechs Minuten der Zehn-Minuten-Ausdauerblöcke moderat, die letzten vier Minuten zügig. Die Übungen in der Fortgeschrittenenvariante ausführen.
Profis laufen (schwimmen, radeln) abwechselnd eine Minute moderat und zwei Minuten zügig. Sie absolvieren die Profi-Variante der jeweiligen Übung.

Der Zeitaufwand

Inklusive zehn Minuten Warm-up und fünf Minuten Cool-down: 71 Minuten.

Das Warm-up

Zehn Minuten: Je zwei Minuten auf der Stelle laufen, Arm- und Beckenkreisen, Schattenboxen, nochmals drei Minuten laufen, am Ende eine Minute Liegestütz-Strecksprung-Kombinationen (Burpees).

Das Cool-down

Fünf Minuten: Die Übungen wie im Warm-up beschrieben, aber nur halb so lange ausführen.

Schema

Warm-up	Laufen	Übung 1 Übung 2 Übung 3 Übung 4	Laufen	Übung 1 Übung 2 Übung 3 Übung 4	Laufen	Übung 1 Übung 2 Übung 3 Übung 4	Laufen	Übung 1 Übung 2 Übung 3 Übung 4	Cool-down

Kapitel 4

Die Rezepte

Im Abschlusskapitel der 4x4-Fett-weg-Formel wird es gleichermaßen gesund und lecker: Hier finden Sie alle Rezepte versammelt, die in den 4x4 Wochen zum Einsatz kommen. Es gibt Fisch-, Fleisch-, vegetarische sowie vegane Gerichte. Jedes davon kommt wenigstens einmal vor – und steht Ihnen natürlich auch nach Ablauf der 16 Wochen nach Belieben zur Verfügung, um Ihren neu gewonnenen Fett-weg-Alltag zu gestalten. Die Rezeptauswahl soll eine Idee von der riesigen Bandbreite geben, die Ihre Ernährung jetzt und in Zukunft bereichern kann. Natürlich gibt es noch Zigtausend andere Möglichkeiten, sich gesund und nach den Regeln der 4x4-Fett-weg-Formel zu bekochen. Werden Sie kreativ – die Lebensmittellisten in Kapitel 1 und alle weiteren Tipps helfen Ihnen bei der Orientierung. Noch ein paar Hinweise zum Rezeptteil – und dann können Sie draufloskochen!

DIE REZEPTE

Zubereitung leicht gemacht

Alle Gerichte sind vollkommen männerkompatibel, soll heißen: leicht zuzubereiten! Für alle (selbst ernannten) Küchenchefs und Sterneköche: Wer immer viel Spaß und Erfahrung in der Küche hat, kann sich sehr gerne (ebenfalls nach den Richtlinien der 4x4-Fett-weg-Formel) mit ausgefeilteren Rezept-Alternativen beschäftigen.

Orientierung in den Kategorien

Die Reihenfolge, in der die Gerichte vorgestellt werden, ist nicht beliebig, sondern wie folgt angelegt: Erst finden Sie in jeder Kategorie die Fischgerichte, dann folgen Fleisch-, Geflügel-, vegetarische und vegane Gerichte. Bei einigen der Fisch- und Fleischgerichte gibt es zudem vegetarische und vegane Alternativen.

Austausch nach Nährwerten

Sie dürfen in Ausnahmefällen die Gerichte im 4x4-Fett-weg-Plan austauschen, und zwar im Rahmen der Kalorienvorgaben. Das geht ganz leicht, richten Sie sich einfach nach den entsprechenden Farben:

■ = bis 300 Kilokalorien

■ = bis 400 Kilokalorien

■ = bis 500 Kilokalorien

■ = bis 600 Kilokalorien

Also: Ein „blaues" Gericht darf ein anderes „blaues" ersetzen usw. Achten Sie darauf, dass auch die Nährstoffwerte möglichst ähnlich sind, also beispielsweise ebenso viel Eiweiß in Ihrem Alternativgericht steckt. Tauschen Sie Gerichte innerhalb der jeweiligen Kategorie (Frühstück, Snack, Mittagessen, Abendessen). Ausnahme: Sie dürfen jedes Abendbrot zu einem Mittagessen machen, doch bitte nicht umgekehrt. Der Grund: Die Abendrezepte sind kohlenhydratreduziert – siehe dazu den nächsten Punkt.

Nährwerte der verschiedenen Mahlzeiten

Alle Gerichte sind eiweißbetont und nach den Regeln aus Kapitel 1 zusammengestellt. Seltene Ausnahmen (wie der gelegentliche Einsatz von Weißbrot, Croûtons oder Ähnlichem) kommen vor und dienen dem Genusserlebnis.

Kein Gericht hat mehr als 600 Kalorien. Die abendlichen Gerichte sind kalorien- und vor allem kohlenhydratreduziert: Alle haben unter 30 Gramm Kohlenhydrate und nicht mehr als 380 Kalorien. Bei den Zwischenmahlzeiten gibt es kein Gericht, das mehr als 300 Kalorien und 30 Gramm Kohlenhydrate aufweist.

Orientierung innerhalb der Gerichte

Dies finden Sie bei jedem Gericht: eine Liste der Zutaten, eine Anleitung zur Zubereitung, eine grobe zeitliche Vorgabe, wie lange die Zubereitung etwa dauern wird, sowie eine Zusammenfassung der Nährwertangaben.

Die Zutaten und die Nährwertangaben beziehen sich immer auf eine Person. Wenn Sie für sich und die Liebste kochen wollen, nehmen Sie die Zutaten einfach mal zwei.

Neben dem Namen eines jeden Gerichts finden Sie ein Icon zur schnelleren Auswahl: Ein Fisch steht – völlig überraschend – für Fischgerichte, ein Steak für Gerichte mit rotem Fleisch (Rind, Schwein, Lamm), ein Huhn für Geflügelgerichte, ein Ei für vegetarische sowie eine Tomate für vegane Speisen. Zusätzliche Icons in Klammern weisen auf eine Alternative hin.

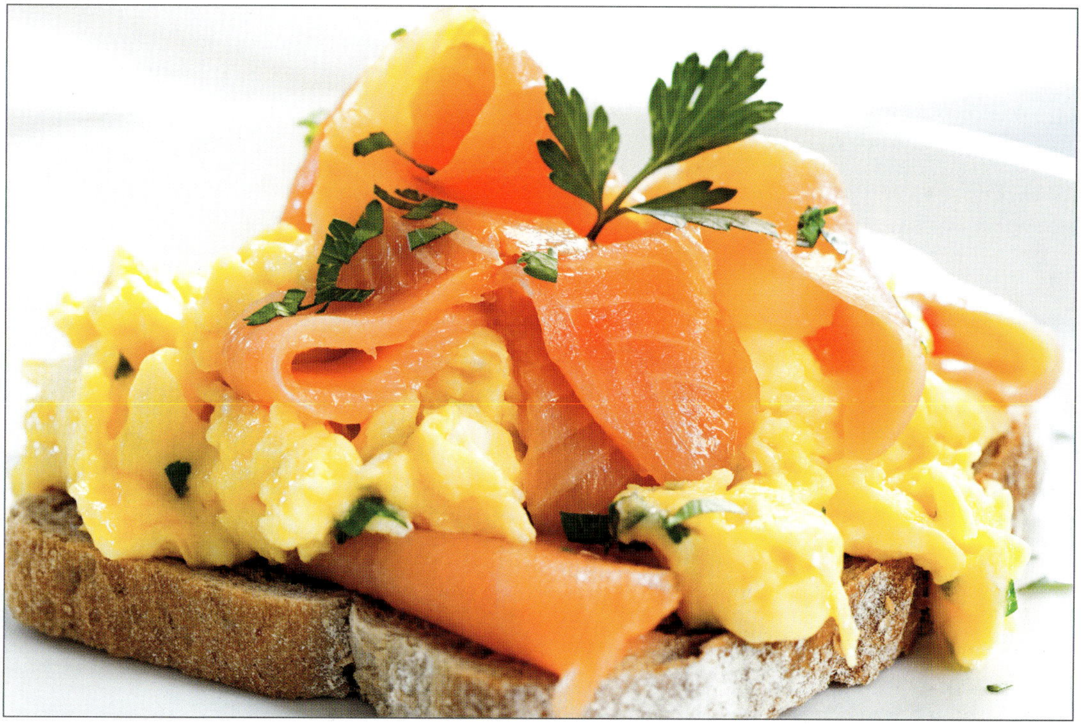

Frühstück

RÜHREI MIT RÄUCHERLACHS

ZUBEREITUNGSZEIT: ca. 10 Minuten

ZUTATEN

2	Eier
1 EL	Milch
	Salz
	Pfeffer
1 TL	Butter
1 Scheibe	Toastbrot (Vollkorn)
2 Scheiben	Räucherlachs (ca. 50 g, in Streifen geschnitten)

ZUBEREITUNG

- Eier, Milch sowie etwas Salz und Pfeffer in einer Schüssel verrühren. Die Butter in einer beschichteten Pfanne erhitzen, die Eimasse dazugeben und zum Rührei braten.

- Das Toastbrot rösten, dann das Rührei und den Lachs darauflegen. Bei Bedarf mit Petersilie anrichten.

NÄHRWERTE

Kilokalorien: 360
Eiweiß: 26 g
Fett: 21 g
Kohlenhydrate: 17 g

DIE REZEPTE

ROASTBEEF-SANDWICH

ZUBEREITUNGSZEIT: ca. 10 Minuten

ZUTATEN

2 EL	Hummus (frisch oder aus dem Glas)
2 Scheiben	Mehrkornbrot (z. B. mit Mohn, Sesam und Sonnenblumenkernen – oder das Eiweiß-Brot auf Seite 218)
2 EL	Zucchino (geraspelt)
100 g	Roastbeef (Aufschnitt)
1 Handvoll	Babyspinat (frisch)
2 EL	Möhren (geraspelt)
1 EL	Koriander (gehackt)

ZUBEREITUNG

- Den Hummus auf einer Brotscheibe großzügig verteilen und mit geraspeltem Zucchino bestreuen. Das Ganze mit Roastbeef-Aufschnitt belegen und den Babyspinat darauflegen.
- Die Möhrenraspeln und den gehackten Koriander darauf verteilen, dann die zweite Brotscheibe als Deckel obendrauf legen.

NÄHRWERTE

Kilokalorien: 420
Eiweiß: 41 g
Fett: 8 g
Kohlenhydrate: 44 g

STRAMMER MAX AUF VOLLKORNBROT

ZUBEREITUNGSZEIT: ca. 10 Minuten

ZUTATEN

1 Scheibe	Vollkornbrot
½ TL	Butter
1	Ei
	Salz
	Pfeffer
1 TL	Kräuterfrischkäse (fettarm)
1 Scheibe	Kochschinken
1 TL	Schnittlauch (fein geschnitten) oder Petersilie
250 ml	Buttermilch

ZUBEREITUNG

- Das Vollkornbrot im Toaster bräunen.
- Die Butter in einer beschichteten Pfanne erhitzen und aus dem Ei ein Spiegelei zubereiten. Mit Salz und Pfeffer würzen.
- Das Vollkornbrot dünn mit Kräuterfrischkäse bestreichen, den Schinken und das Spiegelei daraufgeben und mit Schnittlauch bestreuen.

Zusammen mit einem Glas Buttermilch genießen.

NÄHRWERTE

Kilokalorien: 350
Eiweiß: 26 g
Fett: 13 g
Kohlenhydrate: 30 g

Tipp: Lecker auch als Sandwich mit einem extra Salatblatt, Tomaten und einem Vollkornbrötchen anstelle der Scheibe Brot.

HÜTTENKÄSE-KRAFT-MÜSLI MIT FRÜCHTEN ()

ZUBEREITUNGSZEIT: ca. 15 Minuten

ZUTATEN

1	Orange
100 g	körniger Frischkäse
1	Banane (in Scheiben geschnitten)
3 EL	Haferflocken
100 g	Mango (gewürfelt)
1 EL	Kürbiskerne
1 EL	Walnusskerne

ZUBEREITUNG

- Die Orange rundherum schälen, die weiße Innenhaut entfernen und das Fruchtfleisch zwischen den Trennhäuten herauslösen. Den Saft dabei auffangen und am Ende eventuell zum Süßen verwenden. Die Fruchtfilets klein schneiden.
- Den Frischkäse mit der Orange, der Mango, der Banane und den Haferflocken mischen. Danach die Kürbiskerne und die Nüsse darauf verteilen.

NÄHRWERTE

Kilokalorien: 550
Eiweiß: 25 g
Fett: 24 g
Kohlenhydrate: 55 g

Tipp für Veganer: Lassen Sie den Frischkäse weg und trinken Sie stattdessen ein Glas Sojamilch zum Obst-Flocken-Nuss-Mix.

KNÄCKEBROT MIT AVOCADO UND GURKENDIP

ZUBEREITUNGSZEIT: ca. 5 Minuten

ZUTATEN

½	Salatgurke (gewürfelt)
150 g	Naturjoghurt (1,5 % Fett)
	Salz
	Pfeffer
½	Avocado (100 g, in Scheiben geschnitten)
2 Scheiben	Knäckebrot
250 ml	Buttermilch

ZUBEREITUNG

- Die Gurke und den Joghurt in eine Schüssel geben, verrühren und mit Salz und Pfeffer abschmecken.
- Die Avocado auf die Knäckebrote legen und den Dip dazu reichen.

Zusammen mit einem Glas Buttermilch genießen.

NÄHRWERTE

Kilokalorien: 380
Eiweiß: 18 g
Fett: 17 g
Kohlenhydrate: 36 g

APFEL-QUARKSPEISE MIT MANDELN UND ZIMT ( )

ZUBEREITUNGSZEIT: ca. 10 Minuten

ZUTATEN

1	Apfel
2	TL Zitronensaft
6 EL	Magerquark
2 EL	Wasser (mit Kohlensäure)
½ TL	Zimt
1 EL	Heidelbeeren (frisch oder angetaut)
1 EL	Mandelsplitter

ZUBEREITUNG

- Den Apfel schälen, vierteln und entkernen. Die Hälfte davon zu Mus pürieren und mit einem Teelöffel Zitronensaft beträufeln. Die andere Hälfte würfeln und auch einen Teelöffel Zitronensaft drübergeben.

- Den Magerquark mit dem Wasser, dem Apfelmus und dem Zimt cremig rühren. Heidelbeeren und Apfelstücke dazugeben, zum Schluss die Mandelsplitter darauf verteilen.

NÄHRWERTE

Kilokalorien: 340
Eiweiß: 29 g
Fett: 9 g
Kohlenhydrate: 34 g

Tipp für Veganer: Den Magerquark durch ein Sojaprodukt ersetzen.

BANANENMÜSLI MIT ERDNUSSBUTTER

ZUBEREITUNGSZEIT: ca. 5 Minuten

ZUTATEN

200 ml	Milch (fettarm)
50 g	Haferflocken
1	kleine Banane (in Scheiben geschnitten)
1 EL	Erdnussbutter
1 TL	Honig
1 TL	Leinsamen
1 Prise	brauner Zucker

ZUBEREITUNG

- Alle Zutaten in eine Schüssel geben und gut miteinander vermischen. Wer mag, erwärmt das Müsli in der Mikrowelle.

NÄHRWERTE

Kilokalorien: 480
Eiweiß: 19 g
Fett: 15 g
Kohlenhydrate: 66 g

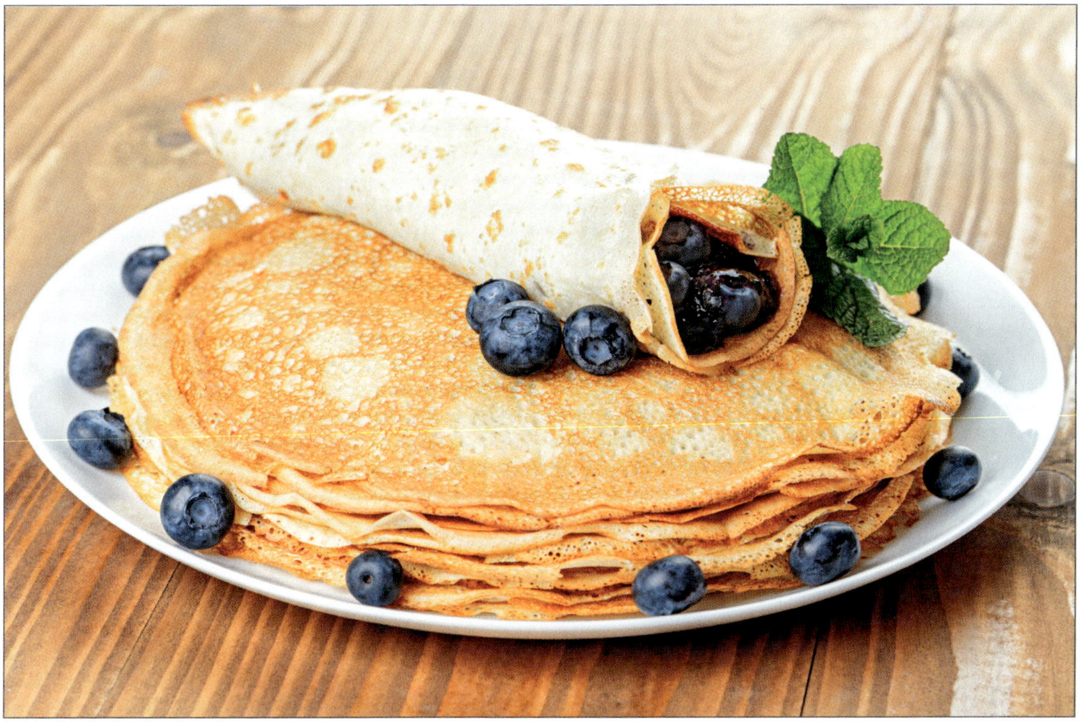

HEIDELBEER-CRÊPES

ZUBEREITUNGSZEIT: ca. 10 Minuten

ZUTATEN

60 g	Vollkornmehl
2 TL	Rapsöl
100 ml	Buttermilch
1 Prise	Salz
2	Eiweiß
2 TL	Butter
1 EL	Ricotta (fettarm)
100 g	Heidelbeeren
1 TL	Mandelblättchen
1 TL	Piment (gemahlen)

ZUBEREITUNG

- Das Vollkornmehl, das Rapsöl und die Buttermilch zusammen mit einer Prise Salz in eine Schüssel geben und alles mit dem Mixer zu einem glatten Teig verrühren. Das Eiweiß steif schlagen und unterheben.

- In einer beschichteten Pfanne einen Teelöffel Butter erhitzen und die Hälfte des Teigs hineingeben. Von einer Seite ca. eine Minute braten, wenden und eine Minute weiterbraten. Herausnehmen, warm halten und aus dem restlichen Teig im zweiten Teelöffel Butter eine zweite Crêpe zubereiten.

- Beide Crêpes mit Ricotta und Heidelbeeren belegen, zusammenrollen und – falls gewünscht – zum Schluss mit Mandelblättchen und Piment garnieren.

NÄHRWERTE

Kilokalorien: 440
Eiweiß: 21 g
Fett: 14 g
Kohlenhydrate: 54 g

TOAST MIT RICOTTA UND GRANATAPFEL

ZUBEREITUNGSZEIT: ca. 15 Minuten

ZUTATEN

1	Orange
50 g	Ricotta (fettarm)
2 TL	Honig
2 Prisen	Muskatnuss (gerieben)
1 Scheibe	Toastbrot
1 EL	Granatapfelkerne oder Cranberrys
250 ml	Buttermilch

ZUBEREITUNG

- Die Orange rundum schälen, die weiße Innenhaut entfernen und das Fruchtfleisch zwischen den Trennhäuten herausschneiden.
- Den Ricotta mit dem Honig und der Muskatnuss verrühren. Das Brot toasten und dann mit dem Ricotta bestreichen. Anschließend mit den Orangenfilets und den Granatapfelkernen belegen.

Zusammen mit einem Glas Buttermilch genießen.

NÄHRWERTE

Kilokalorien: 360
Eiweiß:19 g
Fett: 7 g
Kohlenhydrate: 53 g

WARMES HAFERFLOCKEN-BEEREN-NUSS-MÜSLI

ZUBEREITUNGSZEIT: ca. 10 Minuten

ZUTATEN

200 ml	Milch
30 g	Haferflocken
15 g	Pekannüsse (gehackt)
15 g	Walnüsse (gehackt)
70 g	Himbeeren
70 g	Heidelbeeren

ZUBEREITUNG

- Die Milch in einem Topf erhitzen und die Haferflocken einrühren.
- Noch ein paar Minuten lang warm halten, dann in eine Schale füllen und die restlichen Zutaten dazugeben.

NÄHRWERTE

Kilokalorien: 500
Eiweiß: 16 g
Fett: 31 g
Kohlenhydrate: 36 g

Tipp: Je nach Saison oder Vorlieben können Sie auch andere Beeren oder die tiefgekühlte Variante verwenden.

MAGERQUARK MIT HONIG UND NÜSSEN

ZUBEREITUNGSZEIT: ca. 5 Minuten

ZUTATEN

250 g	Magerquark
2 TL	Honig
20 g	Walnüsse (grob gehackt)
10 g	Paranüsse (grob gehackt)

ZUBEREITUNG

- Den Quark und den Honig verrühren. Die Nüsse zugeben und untermischen.

NÄHRWERTE

Kilokalorien: 450
Eiweiß: 39 g
Fett: 22 g
Kohlenhydrate: 25 g

QUARK-TOMATEN-BROT

ZUBEREITUNGSZEIT: ca. 5 Minuten

ZUTATEN

75 g	Quark (20 % Fett)
75 g	Magerquark
½ Bund	Schnittlauch (fein geschnitten)
1 Prise	Jodsalz
	Pfeffer
1 Scheibe	Vollkornbrot
1	mittelgroße Tomate (in Scheiben geschnitten)
	frische Kresse
250 ml	Buttermilch

ZUBEREITUNG

- Den Quark mit dem Schnittlauch verrühren und mit Salz und Pfeffer abschmecken.
- Das Brot damit dick bestreichen und mit den Tomatenscheiben belegen. Am Ende die frisch geschnittene Kresse drüberstreuen.

Das Ganze zusammen mit einem Glas Buttermilch genießen.

NÄHRWERTE

Kilokalorien: 350
Eiweiß: 33 g
Fett: 6 g
Kohlenhydrate: 37 g

SELBST GEBACKENES EIWEISS-BROT

ZUBEREITUNGSZEIT: ca. 40 Minuten
(plus 40 Minuten Backzeit)

ZUTATEN FÜR 1 BROT

150 g	Magerquark
4	Eier
50 g	Mandeln (gemahlen)
50 g	Leinsamen (geschrotet)
2 EL	Weizenkleie
1 EL	Mehl
½ Pck.	Backpulver
	Salz
50 g	Haselnüsse
1 EL	Kürbiskerne
1 EL	Sonnenblumenkerne

ZUBEREITUNG

- Den Backofen auf 150° C Umluft vorheizen und diese Temperatur 15 Minuten halten, bevor Sie den Brotteig in den Ofen schieben.

- Eine Brotbackform (ca. 21 cm lang) dünn mit Butter einfetten.

- Den Quark und die Eier verrühren. Die Mandeln, den Leinsamen, Weizenkleie, Mehl, Backpulver und Salz mischen und unterheben. Die Haselnüsse und die Kürbiskerne zugeben und ebenfalls unterrühren. Anschließend den Teig fünf Minuten ruhen lassen.

- Alles in die Backform geben und darin glatt streichen. Den Teig gleichmäßig mit den Sonnenblumenkernen bestreuen und dann im Ofen auf der mittleren Position 40 Minuten backen. Danach abkühlen lassen, aus der Form stürzen und auf einem Rost endgültig auskühlen lassen. Ergibt etwa 20 Scheiben.

NÄHRWERTE PRO SCHEIBE:

Kilokalorien: 80
Eiweiß: 5 g
Fett: 5 g
Kohlenhydrate: 2 g

Tipp: Schneiden Sie das Brot nicht gleich ganz auf und bewahren Sie es am besten in einer Brottüte vom Bäcker auf. Dort bleibt es einige Tage frisch.

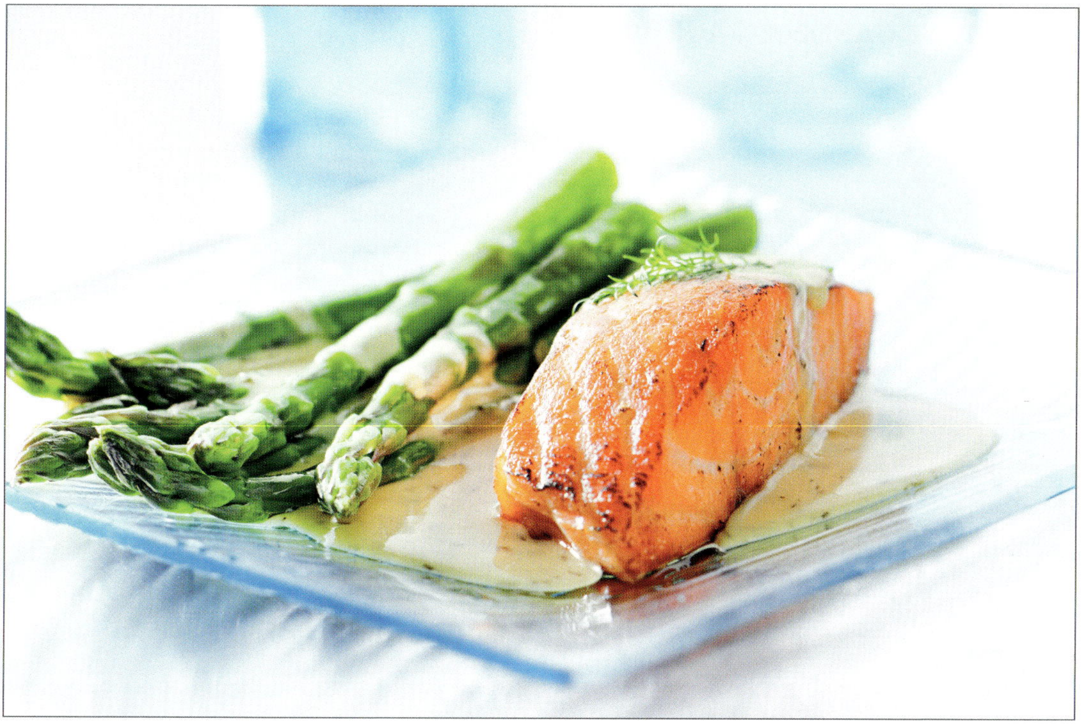

Mittagessen

LACHS MIT GRÜNEM SPARGEL UND HONIG-SENF-BUTTER

ZUBEREITUNGSZEIT: ca. 20 Minuten

ZUTATEN

1 TL	Butter
1 TL	brauner Zucker
1 TL	Dijon-Senf
1 TL	Honig
1 TL	Sojasoße
250 g	grüner Spargel
2 TL	Olivenöl
1 TL	Parmesan (gerieben)
	Salz, Pfeffer
125 g	Lachsfilet (mit Haut)

NÄHRWERTE

Kilokalorien: 440, Eiweiß: 30 g, Fett: 30 g, Kohlenhydrate: 13 g

ZUBEREITUNG

- Die Butter zum Schmelzen bringen, dann den Zucker, den Senf, den Honig und die Sojasoße unterrühren.

- Den geschälten und beschnittenen Spargel in einer Auflaufform mit einem Teelöffel Öl bestreichen und mit Parmesan bestreuen. Nach Bedarf pfeffern und salzen, dann in den Backofen (200° C) stellen.

- Den Fisch waschen, trocken tupfen, die Haut leicht einschneiden, dann salzen und pfeffern. Das restliche Öl in einer für den Backofen geeigneten Grillpfanne auf höchster Stufe erhitzen. Das Fischfilet mit der Hautseite nach oben drei Minuten scharf anbraten. Wenden und auf die gebräunte Seite die Hälfte der Honig-Senf-Butter geben. Den Lachs eine Minute weiterbraten lassen. Die Pfanne vom Herd nehmen und auch für fünf Minuten in den Backofen stellen.

- Auf dem Teller das Fischfilet mit der übrigen Buttermischung bestreichen.

DIE REZEPTE

GEBRATENE GARNELEN AUF WILDREIS

ZUBEREITUNGSZEIT: ca. 20 Minuten

ZUTATEN

50 g	Wildreis
150 g	Garnelen (roh, mit Schale)
150 g	Mangold
150 g	Zucchino (in Scheiben geschnitten)
	Salz
	Pfeffer
1 EL	Olivenöl
2 TL	Koriander (gehackt)
2 TL	Limettensaft

ZUBEREITUNG

- Den Wildreis nach Packungsanweisung zubereiten.
- Die Garnelen schälen, längs am Rücken einschneiden und den Darm entfernen. Anschließend waschen und trocken tupfen.
- Den Mangold putzen, waschen und trocken tupfen. Gemeinsam mit dem Zucchino für fünf bis sieben Minuten im Kochtopf dämpfen. Anschließend mit Salz und Pfeffer abschmecken.
- Die Garnelen in heißem Öl beiseitig drei bis vier Minuten anbraten. Am Ende mit Koriander, Limettensaft, Salz und Pfeffer würzen und mit dem Gemüse servieren.

NÄHRWERTE

Kilokalorien: 460
Eiweiß: 41 g
Fett: 14 g
Kohlenhydrate: 43 g

GEGRILLTER THUNFISCH AM SPIESS

ZUBEREITUNGSZEIT: ca. 35 Minuten

ZUTATEN

1 TL	Erdnussöl
1	kleine Knoblauchzehe (gehackt)
1 EL	frischer Ingwer (gehackt)
1 TL	Erdnussbutter
75 ml	Kokosmilch
1 TL	Sojasoße
1 TL	Chilisoße
1 EL	Limettensaft
125 g	Thunfischfilet
1 EL	Lauch (gehackt)

ZUBEREITUNG

- Drei Holzspieße für wenigstens 20 Minuten in kaltem Wasser einweichen, damit sie später nicht verbrennen.
- Für die Soße das Öl in einer Pfanne bei mittlerer Stufe erhitzen. Den Knoblauch und den Ingwer zugeben und anschwitzen. Anschließend die Erdnussbutter, die Kokosmilch und die Sojasoße hinzugeben und bei kleiner Flamme zehn Minuten köcheln lassen. Am Ende die Chilisoße und den Limettensaft dazugeben.
- Den Thunfisch waschen, trocken tupfen und in drei lange Streifen schneiden. Diese auf die Holzspieße stecken und mit der Soße bepinseln. Danach in einer heißen Grillpfanne oder unter dem vorgeheizten Grill von jeder Seite eine Minute braten, sodass der Fisch außen knusprig und braun, innen noch rosa ist. Schließlich mit dem Lauch garnieren und mit der restlichen Soße (als Dip) servieren.

NÄHRWERTE

Kilokalorien: 520
Eiweiß: 31 g
Fett: 43 g
Kohlenhydrate: 3 g

GESCHMORTE DORADE IN SCHARFEM TOMATENSUD

ZUBEREITUNGSZEIT: ca. 30 Minuten

ZUTATEN

1	Dorade (küchenfertig, ca. 400 g)
	Meersalz
	Pfeffer
2 EL	Olivenöl
1	Knoblauchzehe (in Scheiben geschnitten)
1 TL	Chiliflocken
150 g	Cherrytomaten (halbiert oder geviertelt)
1 EL	Petersilie (grob geschnitten)
250 ml	Wasser

NÄHRWERTE

Kilokalorien: 480
Eiweiß: 40 g
Fett: 34 g
Kohlenhydrate: 4 g

ZUBEREITUNG

- Den Backofen auf 225° C vorheizen. Die Dorade innen und außen waschen, danach trocken tupfen und mit Salz und Pfeffer würzen.
- Die Hälfte des Öls in einer ofentauglichen Bratform zusammen mit dem Knoblauch und den Chiliflocken auf dem Herd erhitzen. Wenn sich der Knoblauch hellbraun färbt, die Tomaten dazugeben und auf kleiner Flamme anbraten.
- Die Dorade dazugeben und fünf Minuten braten, das Wasser zugießen und alles für etwa 20 bis 25 Minuten abgedeckt im Ofen backen, bis der Fisch eine Innentemperatur von 60° C erreicht hat beziehungsweise das Fischfleisch innen nicht mehr glasig ist. Anschließend den Fisch aus der Bratform nehmen.
- Die verbleibende Soße bei mittlerer Hitze auf dem Herd kochen, bis etwa ein Drittel davon verdunstet ist. Die Petersilie und das restliche Olivenöl dazugeben. Nach Geschmack mit Salz und Pfeffer würzen.

ZANDER AN BRATGEMÜSE

ZUBEREITUNGSZEIT: ca. 20 Minuten

ZUTATEN

200 g	Zanderfilet mit Haut
	Salz
	Pfeffer
1 TL	Zitronensaft
2 EL	Olivenöl
1	kleine Zwiebel (fein gewürfelt)
300 g	Ofengemüse (TK, pur)

NÄHRWERTE

Kilokalorien: 460
Eiweiß: 42 g
Fett: 22 g
Kohlenhydrate: 23 g

ZUBEREITUNG

- Den Fisch waschen, trocken tupfen und die Haut an einigen Stellen einritzen. Mit Salz und Pfeffer würzen und mit dem Zitronensaft beträufeln.
- Einen Esslöffel Öl in einer Pfanne erhitzen und die Zwiebel darin anschwitzen. Das Ofengemüse hinzugeben und unter Rühren nach Packungsanleitung braten, bis es knusprig und gar ist.
- Das restliche Öl in einer beschichteten Pfanne erhitzen und das Fischfilet auf der Hautseite etwa zwei Minuten anbraten. Wenden und auf der anderen Seite weitere zwei bis drei Minuten braten. Das Gemüse abschmecken, den Fisch aus der Pfanne nehmen und beides gemeinsam servieren.

GEGRILLTES ASADO-STEAK VOM RIND

ZUBEREITUNGSZEIT: ca. 20 Minuten

ZUTATEN

1	Rindersteak (200 g, z. B. aus der Hochrippe oder Hüfte)
250 g	Tomaten
1	kleine Zwiebel (fein gewürfelt)
2 EL	Olivenöl
	Salz
	Pfeffer
	Chili
1	kleine Knoblauchzehe (gehackt)
1 EL	gehackte Petersilie
1 Messerspitze	Thymian
1 Messerspitze	Oregano
1–2 TL	Zitronensaft

ZUBEREITUNG

- Den Grill anheizen. Das Fleisch mit kaltem Wasser abspülen, danach trocken tupfen. Ist ein Fettrand vorhanden, diesen mehrmals einschneiden.

- Die Tomaten häuten und grob hacken. Die Zwiebelwürfel in einem Esslöffel heißen Öls anschwitzen. Die Tomaten dazugeben, alles mit Salz, Pfeffer und Chili abschmecken und für fünf bis zehn Minuten einkochen lassen. Die Knoblauchzehe mit dem restlichen Öl, den Kräutern und dem Zitronensaft zu einer Vinaigrette verrühren. Mit Salz und Pfeffer abschmecken.

- Den Rost etwa zehn Zentimeter über den Kohlen platzieren. Die Hitze muss so stark sein, dass Sie in zehn Zentimetern Abstand über dem Rost die Hand nicht länger als drei Sekunden halten können. Die Steaks auf jeder Seite etwa drei Minuten medium grillen. Dann in Alufolie packen und acht bis zehn Minuten am Rand des Grills bei niedriger Temperatur noch etwas ruhen lassen, damit sich der Fleischsaft optimal verteilt.

- Das Steak etwas würzen, mit der heißen Tomatensoße anrichten. Die Kräutervinaigrette daraufgeben.

NÄHRWERTE

Kilokalorien: 500
Eiweiß: 48 g
Fett: 30 g
Kohlenhydrate: 9 g

Tipp: Wer keinen Holzkohlegrill hat, kann das Steak auch in einer Grillpfanne zubereiten. Die Garzeit verändert sich nicht. Garprobe: Drücken Sie mit dem Finger auf das Steak. Gibt es leicht federnd nach, ist es medium.

Die besten Kochtechniken zum Abnehmen

Eine kurze Übersicht über die besten Strategien für eine schonende, fettfreie Zubereitung:

Backen	*Garen in heißer Umgebung – auch in Folie*
Braten	*Garen durch Kontakthitze, ohne Fett in beschichteter Pfanne*
Dämpfen	*Garen im Wasserdampf*
Dünsten	*Garen in wenig Wasser*
Grillen	*Garen durch Kontakt- oder Strahlungshitze – auch in Folie*
Pochieren	*Garen in nicht siedender Flüssigkeit*

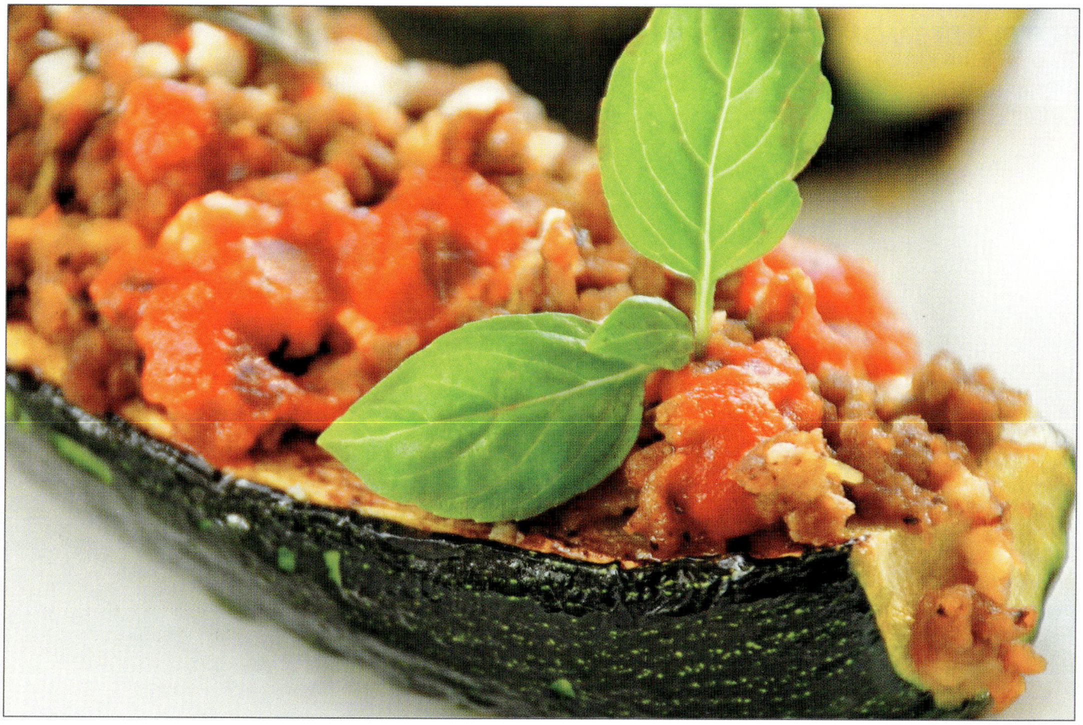

GEFÜLLTER ZUCCHINO

ZUBEREITUNGSZEIT: ca. 45 Minuten

ZUTATEN

1	großer Zucchino (250 g)
1	kleine Zwiebel (fein gewürfelt)
1	Knoblauchzehe (fein gewürfelt)
10 g	schwarze Oliven (entsteint, fein gewürfelt)
1	kleine Tomate (gehackt)
1 TL	Olivenöl
100 g	Lammhackfleisch
1 TL	Petersilie (gehackt)
1 TL	Pfefferminze (gehackt)
1 TL	Dill (gehackt)
1 EL	Naturjoghurt
	Salz
	Pfeffer
⅛ l	Gemüsefond

ZUBEREITUNG

- Den Backofen auf 180° C vorheizen. Den Zucchino waschen, putzen, der Länge nach halbieren und danach bis auf einen Rand von etwa einem halben Zentimeter aushöhlen. Das herausgelöste Fruchtfleisch hacken.

- Die Zwiebel, die Knoblauchzehe, die Oliven und die Tomate im heißen Olivenöl anbraten. Das Lammhackfleisch dazugeben und krümelig anbraten. Die gehackten Kräuter, das Innere des Zucchinos und den Joghurt dazugeben, dann das Ganze mit Salz und Pfeffer abschmecken.

- Die Hackfleischmasse in die Zucchinohälften füllen und festdrücken. Anschließend den Zucchino in eine ofenfeste Form geben, den Gemüsefond angießen, alles mit Alufolie abdecken und 35 bis 40 Minuten im Backofen garen.

NÄHRWERTE

Kilokalorien: 410
Eiweiß: 25 g
Fett: 28 g
Kohlenhydrate: 10 g

KOTELETTS VOM LAMM IN JOGHURT-ZITRONEN-SOSSE

ZUBEREITUNGSZEIT: ca. 15 Minuten

ZUTATEN

150 g	Naturjoghurt
1 EL	Zitronensaft
75 g	Salatgurke (entkernt, fein gewürfelt)
½ TL	Kreuzkümmel
1 Prise	Paprikapulver
	Salz
	Pfeffer
3	Lammkoteletts (à ca. 75 g)

ZUBEREITUNG

- Den Joghurt mit Zitronensaft, Gurke und Gewürzen verrühren und mit Salz und Pfeffer abschmecken.
- Die Lammkoteletts waschen, trocken tupfen und den Fettrand, sofern vorhanden, mehrmals einschneiden. Das Fleisch mit Salz und Pfeffer würzen, dann von jeder Seite rund drei Minuten grillen und zusammen mit der Zitronen-Joghurt-Soße servieren.

NÄHRWERTE

Kilokalorien: 460
Eiweiß: 36 g
Fett: 31 g
Kohlenhydrate: 8 g

RINDFLEISCH-SPINAT-TOMATEN-TOAST

ZUBEREITUNGSZEIT: ca. 20 Minuten

ZUTATEN

2 EL	Fischsoße
3 TL	Sojasoße
120 g	Rinderfilet
1 TL	Öl
50 g	junger Spinat
2 Scheiben	Vollkornbrot oder Vollkorntoast
1	Tomate (in Scheiben geschnitten)
1 Prise	Zucker

ZUBEREITUNG

- Einen Esslöffel Fischsoße und zwei Teelöffel Sojasoße verrühren und das Rinderfilet darin für zehn Minuten einlegen. Das Öl in einer beschichteten Pfanne erhitzen. Das Fleisch aus der Marinade nehmen und etwa fünf Minuten braten. Herausnehmen und kurz ruhen lassen, dann in Scheiben schneiden.
- Den Spinat putzen, waschen und trocken tupfen. Das Brot toasten und mit dem Spinat, den Tomatenscheiben und dem Fleisch belegen. Die restlichen Zutaten verrühren und das Fleisch damit beträufeln.

NÄHRWERTE

Kilokalorien: 410
Eiweiß: 37 g
Fett: 13 g
Kohlenhydrate: 36 g

HÄHNCHENBRUST MIT ZITRUS-THYMIAN-SOSSE

ZUBEREITUNGSZEIT: ca. 20 Minuten

ZUTATEN

1	Zitrone (bio)
½	Orange
½	Grapefruit
200 g	Hähnchenbrustfilet
	Salz
	Pfeffer
2 EL	Olivenöl
½	kleine Knoblauchzehe (gehackt)
1	kleine Zwiebel (gehackt)
1 Zweig	Thymian (frisch)

ZUBEREITUNG

- Für die Soße die Zitrone waschen, trocknen und die Schale abreiben. Zitrone, Orange und Grapefruit jeweils schälen, dabei die weiße Innenhaut mit entfernen. Die Fruchtfilets zwischen den Trennwänden herausschneiden und den Saft dabei auffangen.

- Das Fleisch waschen, trocken tupfen und mit Salz und Pfeffer würzen. Einen Esslöffel Öl erhitzen und das Fleisch darin etwa zehn Minuten braten.

- Das restliche Öl ebenfalls erhitzen und darin den Knoblauch und die Zwiebel anschwitzen. Die Fruchtfleisch-Filets und die Thymianblätter dazugeben und alles etwa sechs Minuten ziehen lassen. Mit der Zitrussoße servieren.

NÄHRWERTE

Kilokalorien: 490
Eiweiß: 50 g
Fett: 22 g
Kohlenhydrate: 21 g

SCHARFER HÄHNCHEN-BURGER MIT ANANAS

ZUBEREITUNGSZEIT: 10 Minuten
MARINIERZEIT: 12 Stunden

ZUTATEN

1	Hähnchenbrustfilet (150 g)
3 EL	Teriyaki-Soße
1 Scheibe	Gouda
1 Scheibe	Ananas
1	Brötchen
1	kleine rote Zwiebel (in Ringe geschnitten)
½	Jalapeño-Schote (in Ringe geschnitten)

ZUBEREITUNG

- Das Hähnchenbrustfilet waschen, trocken tupfen und zusammen mit der Teriyaki-Soße in einen Gefrierbeutel geben. Diesen verschließen und im Kühlschrank zwölf Stunden ziehen lassen (für ganz Eilige: Zur Not reichen auch 30 Minuten).

- Das Fleisch aus der Marinade nehmen und ca. fünf Minuten grillen. Dann den Käse darauflegen und kurz anschmelzen lassen. Anschließend alles vom Grill nehmen.

- Die Ananasscheibe und das aufgeschnittene Brötchen auf jeder Seite ca. zwei Minuten grillen, dann herunternehmen. Die untere Brötchenhälfte mit etwas Teriyaki-Soße bepinseln. Fleisch, Ananas, Zwiebelringe und Jalapeño darauflegen und zum Schluss mit dem Oberteil des Brötchens abdecken.

NÄHRWERTE

Kilokalorien: 440
Eiweiß: 48 g
Fett: 11 g
Kohlenhydrate: 37 g

INDISCHER GEMÜSETOPF MIT PUTENFLEISCH

ZUBEREITUNGSZEIT: ca. 45 Minuten

ZUTATEN

½	Pastinake (in Stücke geschnitten)
1	Möhre (in Scheiben geschnitten)
1	Kartoffel (in Stücke geschnitten)
150 g	Putenbrustfilet
1 TL	Erdnussöl
1	kleine Zwiebel (gewürfelt)
¼ TL	Paprikapulver
¼ TL	Galgant
1 TL	Worcestersoße
1 TL	Senf
100 g	Kidneybohnen (aus der Dose)
1 Stange	Staudensellerie (in Scheiben geschnitten)
200 g	geschälte Tomaten (aus der Dose)
	Salz

ZUBEREITUNG

- Die Pastinake, die Möhre und die Kartoffel zehn Minuten dämpfen.

- Den Backofen auf 200° C vorheizen. Das Putenfleisch waschen, trocken tupfen und in mundgerechte Stücke schneiden. Das Öl erhitzen und das Fleisch darin für eine Minute kräftig anbraten. Die Zwiebel zugeben und kurz mitbraten. Anschließend Paprikapulver, Galgant, Worcestersoße und Senf in den Topf geben.

- Die Bohnen abspülen und abtropfen lassen. Zusammen mit dem Sellerie und den Tomaten ebenfalls in den Topf geben und untermischen. Das Ganze mit Salz abschmecken, mit dem vorgegarten Gemüse bedecken und 15 bis 20 Minuten im Ofen backen.

NÄHRWERTE

Kilokalorien: 450
Eiweiß: 45 g
Fett: 8 g
Kohlenhydrate: 47 g

Für die exotischen Momente im Leben

Gewürze haben keine Kalorien, sondern heizen oft vielmehr den Stoffwechsel an. Acht Gewürze, mit denen Sie gerne experimentieren dürfen:

1. Currypulver: kein Gewürz, sondern eine fertige Mischung aus gut einem Dutzend Gewürzen wie Kurkuma, Koriander, Kreuzkümmel und Pfeffer. Der Geschmack hat sich bei uns schon etabliert – siehe gegenüber!
2. Kurkuma: Das gelbe Pulver entstammt einer Pflanze, die zu den Ingwergewächsen gehört. Es färbt nicht nur intensiv gelb, sondern hat durchaus auch einen (für unsere Zungen) exotischen Geschmack.
3. Gewürznelken: Die getrockneten Knospen mit ihrem sehr speziellen Geschmack können Sie auf zweierlei Art verwenden. Sie werfen sie zu Beginn (wie Lorbeerblätter beispielsweise) ins Essen und fischen sie vor dem Verzehr wieder heraus. Oder Sie zerstoßen eine Knospe zu Pulver und würzen das Gericht damit beim Kochen.
4. Kardamom: Es gibt grünen und schwarzen Kardamom. Der grüne Kardamom ist milder und wird auch für Süßspeisen verwendet (bei uns zu Weihnachten in Spekulatius und Lebkuchen). Der schwarze Kardamom ist deutlich herber, mit rauchigem Geschmack (durch Trocknung über Feuer). Schon die Samen einer Kapsel reichen in den meisten Fällen zur Zubereitung eines Gerichts.
5. Korianderpulver: Ebenso wie die frischen Blätter hat das Pulver aus den Samen einen intensiven Geschmack. Beliebt ist es in Indien, zum Beispiel zum Marinieren von Fleisch. Kaufen Sie statt Pulver ganze Körner, die Sie bei Bedarf selbst mahlen.
6. Kreuzkümmel: in Indien zum Beispiel für Linsengerichte beliebt. Ihnen ist der unverwechselbare Geschmack bei uns sicher schon in arabischen Falafel-Gerichten begegnet – und natürlich im Currypulver. Hat nichts mit Kümmel gemein.
7. Safran: ein sehr teures Gewürz, das wie Kurkuma eine gelbliche Färbung verursacht. Safran schmeckt bitter-herb und scharf. Zum Einsatz kommt es in Europa traditionell in Bouillabaisse und Paella. Da Safran beim Kochen seinen Geschmack verliert, sollten Sie es beim Kochen nicht zu früh beimischen.
8. Zimt: Ist nicht nur zur Weihnachtszeit in Plätzchen zu finden, sondern auch in exotischen, gesunden Speisen – und passt gut zu Fleischgerichten mit dem gewissen Etwas. Zimt ist recht aromatisch, experimentieren Sie also vorsichtig.

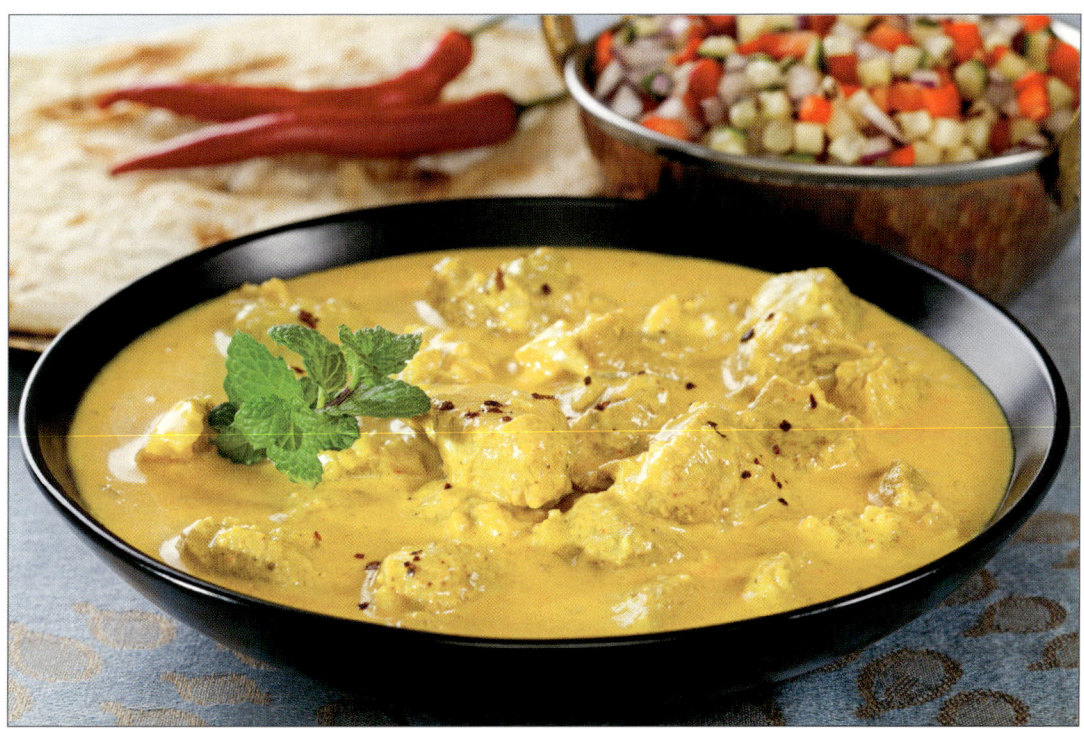

CHICKEN-CURRY MIT COUSCOUS

ZUBEREITUNGSZEIT: ca. 30 Minuten

ZUTATEN

150 g	Hähnchenbrustfilet
1 TL	Olivenöl
1	kleine Zwiebel oder 2 Lauchzwiebeln
½ TL	Currypulver
200 ml	Gemüsefond
50 g	Couscous
100 ml	Wasser
½ TL	Salz
½ TL	Kurkuma
½ TL	Speisestärke
1 EL	Naturjoghurt
1 Messerspitze	Ingwer
	Pfeffer

NÄHRWERTE

Kilokalorien: 440, Eiweiß: 43 g, Fett: 8 g, Kohlenhydrate: 47 g

ZUBEREITUNG

• Das Fleisch waschen, trocken tupfen und in mundgerechte Stücke schneiden. Das Olivenöl in einer Pfanne erhitzen und das Fleisch darin fünf bis sechs Minuten anbraten. Mit Salz und Pfeffer würzen, aus der Pfanne nehmen.

• Die Zwiebel im Bratfett kurz anschwitzen, dann herausnehmen. Das Currypulver in die Pfanne geben und ein bis zwei Minuten anrösten. Mit dem Gemüsefond ablöschen, aufkochen und dann etwa sechs Minuten köcheln lassen.

• Derweil den Couscous in einem Sieb mit kaltem Wasser abspülen und in eine Schüssel geben. Das Wasser mit Salz und Kurkuma aufkochen und den Couscous damit übergießen. Zugedeckt mindestens fünf Minuten quellen lassen, danach mit einer Gabel auflockern.

• Die Stärke mit ein wenig Wasser glatt rühren, dann in die Currysoße geben, noch einmal aufkochen und ein paar Minuten köcheln lassen. Joghurt, Hähnchenfleisch und Zwiebel in die Soße geben und erwärmen. Mit Ingwer, Salz und Pfeffer abschmecken.

• Das Hähnchen-Curry anrichten und mit dem Couscous servieren.

HÄHNCHENBRUST AUS DEM OFEN MIT PILZEN

ZUBEREITUNGSZEIT: ca. 30 Minuten

ZUTATEN

1	Hähnchenbrustfilet (150 g)
1	Süßkartoffel (in dünne Scheiben geschnitten)
100 g	Champignons (in Scheiben geschnitten)
	Salz
	Pfeffer
1 TL	Olivenöl
2 Zweige	Rosmarin
1 EL	Schnittlauchröllchen

NÄHRWERTE

Kilokalorien: 380
Eiweiß: 41 g
Fett: 7 g
Kohlenhydrate: 37 g

ZUBEREITUNG

- Den Backofen auf 175° C vorheizen. Das Hähnchenbrustfilet waschen, trocken tupfen und auf ein mit Backpapier belegtes Backblech legen. Danach die Süßkartoffel und die Champignons dazugeben. Alles salzen, pfeffern und mit Olivenöl beträufeln.

- Den Rosmarin waschen, trocken tupfen, die Nadeln abzupfen und über Fleisch, Süßkartoffel und Pilze streuen. Alles zusammen im Ofen etwa 20 Minuten garen.

- Vor dem Servieren mit den Schnittlauchröllchen bestreuen.

Tipp für Vegetarier: Einfach die Hähnchenbrust durch eine zweite Süßkartoffel ersetzen (Achtung: Eiweiß-Verlust und mehr Kohlenhydrate!) und wie beschrieben zubereiten. Dazu einen Joghurt-Dip reichen: 100 g Naturjoghurt, 1 zerdrückte Knoblauchzehe und 1 EL gehackte Petersilie oder Schnittlauch verrühren. Mit Salz, Pfeffer und einem Spritzer Zitronensaft abschmecken.

Nährwerte: 100 Kilokalorien, 6 g Eiweiß, 6 g Fett, 7 g Kohlenhydrate

---

Fleischlos glücklich – Alternativen für Vegetarier und Veganer

Fleisch ist für Sie keine Option? Dann probieren Sie eine der folgenden Alternativen.
Für alle Produkte gilt: Herstellerangaben beachten, die Nährwerte schwanken teils beträchtlich!

Lupine	*Entstammt der heimischen Hülsenfrucht Süßlupine, ist leicht faserig und vielseitig einsetzbar – als Schnitzel, Burger, Würstchen etc. Die ungefähren Durchschnitts-Nährwerte von 100 g (als Lupinenfilet): ca. 255 kcal, 25 g Eiweiß, 9 g Kohlenhydrate, 13 g Fett, 5,5 g Ballaststoffe*
Quorn	*Das cholesterinarme Produkt auf Basis eines fermentierten Schimmelpilzes ist teilweise kaum von hellem Fleisch zu unterscheiden. Quorn enthält Anteile von Hühnerei (ist also keine vegane Alternative). In Deutschland noch schwer zu bekommen. Die Nährwerte von 100 g: im Schnitt 120 kcal, 14 g Eiweiß, 6 g Kohlenhydrate, 3 g Fett, 5,5 g Ballaststoffe*
Seitan	*Wird aus Weizen gewonnen und ist stark glutenhaltig (nichts für Allergiker). Durch Marinieren erhält das cholesterinarme Weizeneiweiß fleischartige Konsistenz und Geschmack, teils zum Verwechseln ähnlich mit tierischen Produkten. Die Top-Nährwerte von 100 g: ca. 145 kcal, 28 g Eiweiß, 2 g Kohlenhydrate, 3 g Fett*
Sojafleisch	*Ein Produkt aus bearbeitetem Sojaeiweiß, wird als getrocknetes Produkt (Granulat für Hack, Würfel für Gulasch, Scheiben für Schnitzel) angeboten. Die Trockenmasse legen Sie vor der eigentlichen Zubereitung ein. Die stark schwankenden Nährwerte im Schnitt (auf 100 g): 250 kcal, 44 g Eiweiß, 13 g Kohlenhydrate, 2 g Fett*
Tempeh	*Wird aus fermentierten Sojabohnen gewonnen. Der Geschmack des bissfesten, nicht faserigen Tempeh ist nussigwürzig, dabei nicht zu aufdringlich. Die hochwertigen Nährwerte im Überblick (auf 100 g): ca. 175 kcal, 20 g Eiweiß, 12 g Kohlenhydrate, 6 g Fett, 6,5 g Ballaststoffe*
Tofu	*Der Klassiker wird aus Sojabohnen gewonnen. Tofu gibt's in vielseitiger Form (ohne faserige Fleischkonsistenz): natürlich, geräuchert oder mit Zusätzen wie Kräutern, Gemüse etc. Die Nährwerte (durchschnittlich auf 100 g – die erhältlichen Produkte variieren stark): 160 kcal, 16 g Eiweiß, 1 g Kohlenhydrate, 10 g Fett*

BAUERNSALAT MIT FETA UND MELONE

ZUBEREITUNGSZEIT: ca. 20 Minuten

ZUTATEN

50 g	Blattsalat (z. B. Salatmix, Feldsalat, Rucola oder Eisberg)
1	rote Paprika (gewürfelt)
1	kleine rote Zwiebel (in Ringe geschnitten)
3	Kirschtomaten (halbiert)
100 g	Wassermelonenfruchtfleisch (gewürfelt)
einige	Blättchen Minze
50 g	Feta (gewürfelt)
1 EL	Kräuteressig
½ TL	Honig
1 TL	Olivenöl
	Salz
	Pfeffer
250 ml	Buttermilch

ZUBEREITUNG

- Den Blattsalat putzen, waschen, trocken schleudern und dann zerpflücken. Anschließend Paprika, Zwiebel, Tomaten, Melone und Minze dazugeben. Zum Schluss den Feta drüberstreuen.
- Für das Dressing Essig, Honig und Öl verrühren. Mit Salz und Pfeffer abschmecken, dann über den Salat geben und servieren.

Trinken Sie dazu ein Glas Buttermilch.

NÄHRWERTE

Kilokalorien: 400
Eiweiß: 21 g
Fett: 19 g
Kohlenhydrate: 31 g

EXOTISCHES AUBERGINEN-BAUERNFRÜHSTÜCK 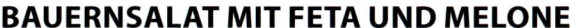 MIT KORIANDER

ZUBEREITUNGSZEIT: ca. 15 Minuten

ZUTATEN

1 EL	Olivenöl
100 g	rote Paprika (gewürfelt)
100 g	Aubergine (gewürfelt)
	Salz
	Pfeffer
2	Eier
1 Prise	Paprikapulver
1 TL	Koriander (gehackt)
1 EL	Naturjoghurt
1 Stück	Fladenbrot (ca. 50 g)

ZUBEREITUNG

- Das Olivenöl auf mittlerer Stufe in einer beschichteten Pfanne erhitzen. Das Gemüse zugeben, mit Salz und Pfeffer würzen und etwa sieben Minuten lang braten.
- Die Eier mit Paprikapulver, Salz und Pfeffer verrühren, in die Pfanne geben und unter gelegentlichem Rühren stocken lassen. Die Eiermasse aus der Pfanne nehmen, mit gehacktem Koriander garnieren. Dann mit dem Joghurt und dem Fladenbrot servieren.

NÄHRWERTE

Kilokalorien: 410
Eiweiß: 20 g
Fett: 22 g
Kohlenhydrate: 33 g

GRATINIERTER ZIEGENKÄSE AUF FELDSALAT

ZUBEREITUNGSZEIT: ca. 15 Minuten

ZUTATEN

75 g	Feldsalat
100 g	Ziegenkäserolle
1 TL	Honig (flüssig, klar)
1 EL	Sesam
1 TL	Butter
100 g	Champignons (in Scheiben geschnitten)
150 g	Cocktailtomaten (halbiert)
2 EL	Balsamico-Essig
1 TL	Dijon-Senf
1 EL	Olivenöl
	Salz, Pfeffer

NÄHRWERTE

Kilokalorien: 460
Eiweiß: 21 g
Fett: 34 g
Kohlenhydrate: 18 g

ZUBEREITUNG

- Den Backofen auf 180° C vorheizen. Den Feldsalat verlesen, waschen, trocken tupfen und auf einem Teller anrichten.

- Den Ziegenkäse in Scheiben schneiden und auf ein mit Backpapier belegtes Backblech legen. Den Käse oben mit Honig bepinseln und mit dem Sesam bestreuen. Danach im Ofen anbacken, bis der Käse zu zerlaufen beginnt.

- Die Butter zerlassen und darin die Champignons etwa drei Minuten dünsten. Mit Salz und Pfeffer würzen und gemeinsam mit den Tomaten sowie dem Sesam-Ziegenkäse auf dem Feldsalat anrichten.

- Für die Vinaigrette den Essig mit einer Prise Salz, dem Dijon-Senf und dem Olivenöl verrühren. Am Ende den Salat mit der Vinaigrette beträufeln und nach Geschmack mit Salz und Pfeffer würzen.

OFENGEMÜSE MIT KRÄUTERQUARK

ZUBEREITUNGSZEIT: ca. 60 Minuten

ZUTATEN FÜR DAS OFENGEMÜSE

500 g	gemischtes Gemüse (nach Wahl, beispielsweise Möhren, Brokkoli, Sellerie, Kartoffeln oder Rote Bete)
2 EL	Olivenöl
4–5 EL	Gemüsebrühe
2 Zweige	Rosmarin
	Salz, Pfeffer

ZUTATEN FÜR DEN KRÄUTERQUARK

200 g	Magerquark
1 EL	Petersilie (gehackt)
1 EL	Basilikum (gehackt)
	Zitronensaft
	Salz , Pfeffer

NÄHRWERTE (INKL. KRÄUTERQUARK):

Kilokalorien: 480, Eiweiß: 35 g
Fett: 21 g, Kohlenhydrate: 34 g

ZUBEREITUNG

- Den Backofen auf 200° C vorheizen.
- Den Kräuterquark zubereiten wie auf Seite 243 beschrieben.
- Das Gemüse waschen, putzen beziehungsweise schälen und anschließend in etwa fünf Zentimeter große Stücke schneiden. Die harten Gemüsesorten (wie Kartoffeln, Möhren, Rote Bete, Sellerie) mit einem Esslöffel Olivenöl in eine Schüssel geben und vermengen. Die Rosmarinzweige auf einem mit Backpapier belegtem Blech verteilen und das Gemüse darauflegen. Alles im Ofen ca. 20 Minuten garen.
- In der Zwischenzeit die weichen Gemüsesorten (wie Spargel und Brokkoli) mit dem restlichen Öl mischen. Das harte Gemüse wenden und dann das weiche dazugeben. Sollte das Gemüse trocken aussehen oder kleben, geben Sie etwas Brühe dazu. Anschließend das Gemüse für weitere 20 Minuten in den Ofen schieben, bis es goldbraun geröstet und gar ist.
- Herausnehmen, Rosmarinnadeln vom Zweig zupfen und über das Gemüse streuen. Abschließend mit Salz und Pfeffer würzen.

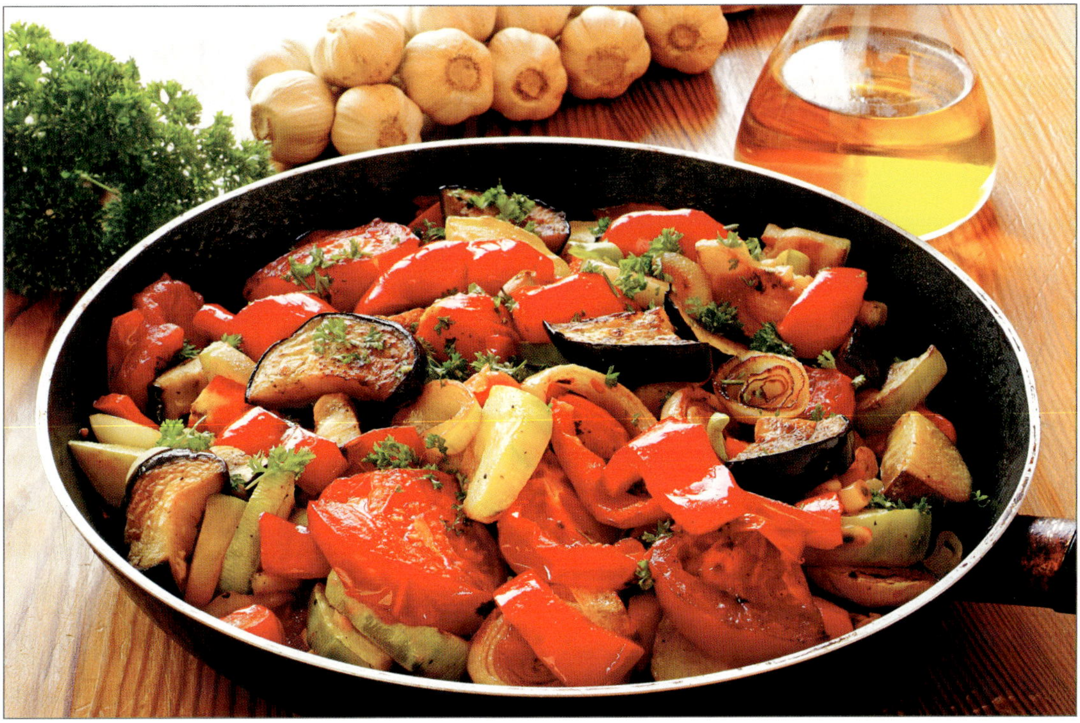

RATATOUILLE

ZUBEREITUNGSZEIT: ca. 30 Minuten

ZUTATEN

1 EL	Olivenöl
1	kleine Zwiebel (gewürfelt)
je 1 rote und 1 gelbe	Paprika (gewürfelt)
1	kleine Aubergine (gewürfelt)
1	Knoblauchzehe
1	kleiner Zucchino (gewürfelt)
einige	Thymianblättchen
2 TL	Petersilie (gehackt)
1	Tomate (geviertelt)
	Salz, Pfeffer
250 ml	Buttermilch (vegan: Sojamilch)

NÄHRWERTE

Kilokalorien: 310, Eiweiß: 17 g
Fett: 13 g, Kohlenhydrate: 29 g

ZUBEREITUNG

- Das Olivenöl im Topf erhitzen. Die Zwiebel darin anschwitzen, dann die Paprika und Aubergine zugeben und ca. zwei Minuten mitbraten.

- Den Knoblauch hinzufügen und kurz anschwitzen, dann den Zucchino zugeben und ebenfalls anschwitzen. Schließlich den Thymian, einen Teelöffel Petersilie und die Tomaten zugeben, mit Salz und Pfeffer würzen und im geschlossenen Topf ca. 15 Minuten schmoren. Nochmals mit Salz und Pfeffer abschmecken, dann mit der restlichen Petersilie bestreuen.

Zum Essen ein Glas Buttermilch trinken.

Tipp: Dieses Gericht schmeckt nicht nur allen Veganern (die lassen natürlich die Buttermilch weg oder trinken ein wenig Sojamilch), sondern auch allen Gästen, die eigentlich bekennende Fleischesser sind. Dann einfach eine entsprechend große Menge zubereiten. Als Beilage passt (ein wenig) Weißbrot.

VEGETARISCHES CHILI MIT LINSEN

ZUBEREITUNGSZEIT: ca. 50 Minuten

ZUTATEN

50 g	grüne Linsen
	Salz
1	kleine Zwiebel (gewürfelt)
1	Paprika (gewürfelt)
1 TL	Rapsöl
1	Knoblauchzehe (gehackt)
200 g	geschälte Tomaten (aus der Dose)
125 g	Kidneybohnen (aus der Dose)
50 g	Mais (aus der Dose)
½ TL	Paprikapulver
	Chilipulver
	Pfeffer
1 Prise	Zucker

ZUBEREITUNG

• Die Linsen rund 45 Minuten in Salzwasser kochen.

• Die Zwiebel und Paprika in einer beschichteten Pfanne im heißen Öl anbraten. Den Knoblauch zugeben und kurz mitdünsten. Schließlich die Tomaten hinzufügen und ca. fünf Minuten köcheln lassen.

• Die Bohnen und den Mais kurz abspülen, dann abtropfen lassen. Die Linsen abgießen und zu Bohnen und Mais dazugeben. Gemeinsam aufkochen lassen und mit Paprika und Chili würzen. Abschließend mit Salz, Pfeffer und Zucker abschmecken.

NÄHRWERTE

Kilokalorien: 320
Eiweiß: 19 g
Fett: 7 g
Kohlenhydrate: 44 g

TOFU IN KOKOSSOSSE

ZUBEREITUNGSZEIT: ca. 25 Minuten

ZUTATEN

½ TL	Currypaste
1 TL	Sojasoße
1 TL	Teriyaki-Soße
½ TL	Zucker
	Pfeffer
150 g	Tofu (in Streifen geschnitten)
1 EL	Öl
1	große Paprikaschote (in Streifen geschnitten)
2	Lauchzwiebeln (in Ringe geschnitten)
100 ml	Kokosmilch
1 TL	Cashewnüsse (grob gehackt)
1 TL	Walnüsse (grob gehackt)
1 TL	Koriander (gehackt)

ZUBEREITUNG

• Die Currypaste zusammen mit der Sojasoße, der Teriyaki-Soße und dem Zucker verrühren. Mit Pfeffer abschmecken und die Tofustreifen darin ca. 15 Minuten ziehen lassen.

• Die Tofustreifen wieder herausnehmen, abtropfen lassen und in heißem Öl anbraten. Danach wieder herausnehmen. Das Gemüse im Bratfett kurz anschwitzen, mit der Kokosmilch ablöschen, die restliche Marinade zugeben und anschließend alles etwa drei Minuten garen lassen.

• Die Tofustreifen unterheben, nochmals erhitzen und dann auf einem Teller anrichten. Mit den grob gehackten Nüssen und dem Koriander garnieren.

NÄHRWERTE

Kilokalorien: 470
Eiweiß: 29 g
Fett: 30 g
Kohlenhydrate: 19 g

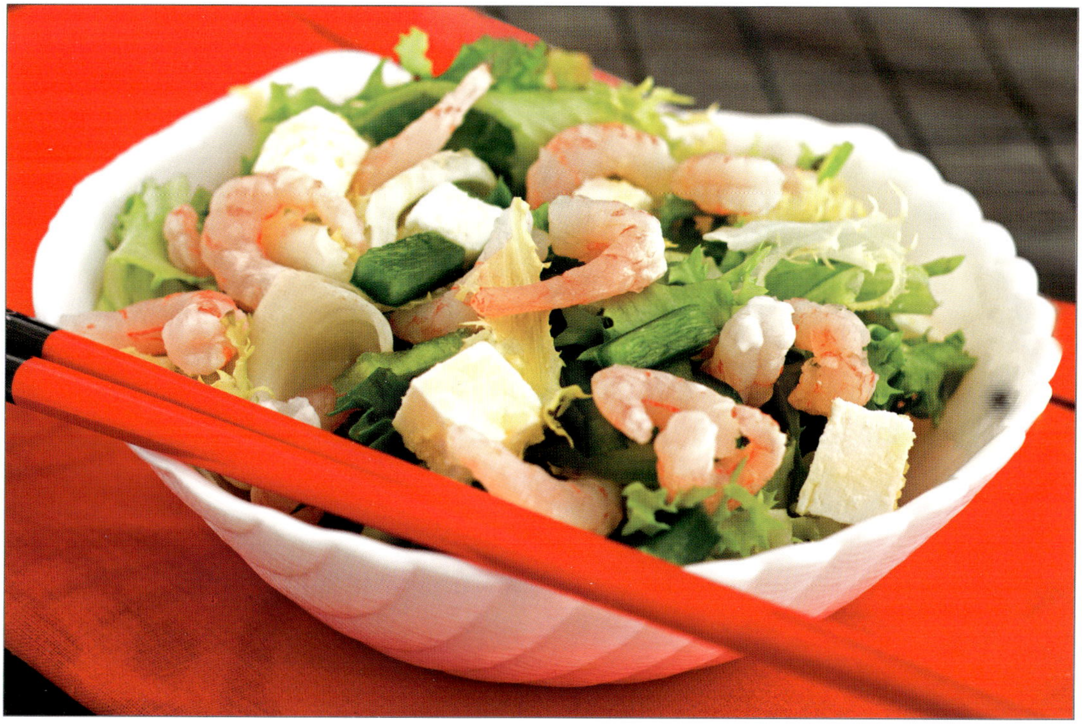

Abendessen

THAILÄNDISCHER GARNELEN-AVOCADO-SALAT

ZUBEREITUNGSZEIT: ca. 15 Minuten

ZUTATEN

75 g	Blattsalat
1	kleine grüne Paprikaschote (entkernt, fein geschnitten)
½	Avocado (klein, gewürfelt)
50 g	Tofu (gewürfelt)
1 TL	Koriander (fein gehackt)
2 EL	Limettensaft
	Salz
1 EL	Brühe
½ TL	Sesamöl
100 g	Garnelen (aus der Kühltheke, gegart)

ZUBEREITUNG

- Den Salat waschen, trocken schleudern und in mundgerechte Stücke zerteilen. Danach die Paprika, die Avocado und den Tofu dazugeben und vermischen.

- Koriander, Limettensaft, Salz, Brühe und Öl verrühren, dann über den Salat geben. Zum Schluss die Garnelen darüber verteilen.

NÄHRWERTE

Kilokalorien: 370, Eiweiß: 28 g
Kohlenhydrate: 10 g, Fett: 24 g

Tipp: Veganer und Vegetarier lassen die Garnelen weg und essen dafür statt der 50 Gramm Tofu 125 Gramm.

Extra-Tipp: Wer es gerne würzig mag, mariniert den Tofu 20 Minuten in einer Mischung aus einem Esslöffel Sojasoße und einem halben Teelöffel Chiliflocken. Dann einfach alles unter den Salat mischen. Dadurch nehmen Sie etwa 10 Kalorien mehr auf.

FLUSSKREBSSCHWANZ-SALAT MIT WALNUSS-HONIG-DRESSING

ZUBEREITUNGSZEIT: ca. 15 Minuten

ZUTATEN

75 g	Salat-Mix (nach Wahl)
75 g	Flusskrebsfleisch
2 TL	Olivenöl
1 TL	Honig (flüssig)
1 TL	Balsamico-Essig
1 EL	Walnüsse (gehackt)
	Pfeffer
	Salz
1	rote Paprikaschote (in Streifen geschnitten)
1 EL	Kresse

ZUBEREITUNG

- Den Salat waschen und trocken schleudern. Das Flusskrebsfleisch abspülen und trocken tupfen. Einen Teelöffel Öl in einer beschichteten Pfanne erhitzen, das Krebsfleisch darin eine Minute braten und wieder herausnehmen.
- Für das Dressing den Honig mit einem Teelöffel Wasser in einem Topf erwärmen, dann wieder etwas abkühlen lassen. Einen Teelöffel Olivenöl und den Balsamico-Essig unterrühren. Mit Pfeffer und Salz abschmecken, dann die Walnüsse dazugeben.
- Den Salat mit dem Dressing vermengen, dann die gebratenen Flusskrebsschwänze darauf verteilen und Kresse sowie Paprikastreifen darübergeben.

NÄHRWERTE

Kilokalorien: 330
Eiweiß: 20 g
Fett: 22 g
Kohlenhydrate: 14 g

MATJESBROT MIT TOMATEN-QUARK-CREME

ZUBEREITUNGSZEIT: ca. 5 Minuten

ZUTATEN

1 EL	Magerquark
1 EL	Petersilie (gehackt)
1 EL	Zwiebel (gewürfelt)
1 TL	Senf
1 Scheibe	Vollkornbrot
1	Tomate (in Scheiben)
1	Matjesfilet

ZUBEREITUNG

- Den Magerquark, die Petersilie, die Zwiebeln und den Senf in eine Schüssel geben und gut verrühren. Die Creme großzügig auf der Brotscheibe verteilen.
- Die Tomatenscheiben und das Matjesfilet auf dem Quarkbett übereinanderlegen.

NÄHRWERTE

Kilokalorien: 370
Eiweiß: 23 g
Fett: 19 g
Kohlenhydrate: 27 g

Tipp: Vegetarier und Veganer lassen das Matjesfilet und den Quark weg und belegen stattdessen das Brot mit 100 Gramm Tofu.

SEELACHS MIT KORIANDER UND KNOBLAUCHBUTTER

ZUBEREITUNGSZEIT: ca. 20 Minuten

ZUTATEN

1 EL	weiche Butter
1 TL	abgeriebene Schale und Saft von 1 Limette (bio)
1 EL	Koriander (gehackt)
1	Knoblauchzehe (gehackt)
200 g	Seelachsfilet
	Pfeffer
	Salz
1 TL	Rapsöl

ZUBEREITUNG

- Butter, Limettenschale und -saft, Koriander und Knoblauch verrühren.
- Das Seelachsfilet waschen, trocken tupfen, von beiden Seiten kräftig mit Pfeffer würzen und ganz leicht salzen. Das Öl in einer großen, gusseisernen Pfanne erhitzen, darin das Fischfilet drei bis vier Minuten braten. Die Hitze reduzieren, den Fisch wenden und weitere ein bis zwei Minuten braten.
- Den heißen Fisch mit der vorbereiteten Knoblauch-Limetten-Butter servieren, die darauf möglichst zerfließen sollte. Ein leichter Salat passt gut dazu (siehe den Kasten Seite 236).

NÄHRWERTE (OHNE SALATBEILAGE):

Kilokalorien: 330
Eiweiß: 39 g
Fett: 18 g
Kohlenhydrate: 0 g

SCHINKENSCHNITTEN MIT SCHARFEM KÖRNIGEM FRISCHKÄSE

ZUBEREITUNGSZEIT: ca. 10 Minuten

ZUTATEN

50 g	Salatgurke (gewürfelt)
50 g	Paprika (gewürfelt)
1 TL	Olivenöl
50 g	körniger Frischkäse
	Salz
	Cayennepfeffer
	Chilipulver
2 kleine Scheiben	Pumpernickel (à 30 g)
2 Stängel	Schnittlauch (in Ringe geschnitten)
1 TL	Butter
2 dünne Scheiben	Kochschinken

ZUBEREITUNG

- Die Gurke und die Paprika in eine Schüssel geben. Das Öl und den Frischkäse hinzufügen, dann alles pürieren und mit Salz, Cayennepfeffer und Chili würzen.
- Die Gemüsecreme auf eine Scheibe Pumpernickel streichen und mit Schnittlauch bestreuen. Die zweite Brotscheibe buttern und mit dem Schinken belegen.

NÄHRWERTE

Kilokalorien: 330
Eiweiß: 22 g
Fett: 15 g
Kohlenhydrate: 28 g

FELDSALAT-SUPPE MIT KNUSPRIGEN SCHINKENSTREIFEN

ZUBEREITUNGSZEIT: ca. 25 Minuten

ZUTATEN

100 g	Feldsalat
	Salz
1	Schalotte (fein gewürfelt)
1	kleine Knoblauchzehe (gehackt)
1 TL	Butter
1	kleine Kartoffel (50 g, geschält)
¼ l	Gemüsebrühe (ggf. glutenfrei)
	Pfeffer
1 Prise	Muskat
1 kleines Stück	Bio-Zitronenschale
1	Lorbeerblatt
100 g	roher fettarmer Schinken (in Streifen)
2 EL	Sahne
1 Prise	Zucker
1 Spritzer	Zitronensaft

NÄHRWERTE

Kilokalorien: 330, Eiweiß: 28 g, Fett: 19 g, Kohlenhydrate: 10 g

ZUBEREITUNG

- Den Feldsalat gründlich putzen und mehrmals waschen. In reichlich Salzwasser kurz blanchieren und anschließend kalt abschrecken, damit er die Farbe behält. Den Salat schleudern und grob hacken.

- Die Schalotte und den Knoblauch in der heißen Butter anschwitzen, dann die rohe Kartoffel als Binder dazureiben. Mit der Brühe ablöschen und mit Salz, Pfeffer sowie etwas Muskat würzen.

- Die Zitronenschale und das Lorbeerblatt hinzufügen. Langsam weich kochen, dann die Zitronenschale und das Lorbeerblatt wieder entfernen. Nun die Suppe mit einem Pürierstab pürieren.

- Den Schinken in einer beschichteten Pfanne ohne Fett knusprig braten.

- Den Feldsalat in die Suppe geben, dann nochmals pürieren. Aufkochen lassen, die Sahne zufügen und ein letztes Mal pürieren. Mit Salz, Zucker und Zitronensaft abschmecken. Schließlich den knusprigen Schinken drüberstreuen.

Tipp für Vegetarier und Veganer: Anstelle von Schinken können Sie auch einige wenige (!) geröstete Brotcroûtons über die Suppe streuen – und dazu ein kleines Glas Sojamilch (125 ml) trinken. Die Sahne können Sie auch weglassen oder gegen Sojasahne austauschen.

BEILAGENKÖNIG: EIN LEICHTER GEMISCHTER SALAT

ZUBEREITUNGSZEIT: ca. 5 Minuten

ZUTATEN

75 g	Blätter vom Kopfsalat
1	Frühlingszwiebel (in dünne Scheiben geschnitten)
1	Tomate (in Achtel geschnitten)
1	kleine Möhre (in Scheiben geschnitten)
100 g	Salatgurke (in Scheiben gehobelt)
100 ml	Kefir natur
1 EL	Zitronensaft
1 Spritzer	Süßstoff
	Salz
	Pfeffer

ZUBEREITUNG

- Die Salatblätter putzen, waschen, abtropfen lassen und in mundgerechte Stücke zerteilen. Zusammen mit Frühlingszwiebel, Tomate, Möhre und Gurke in einer Schüssel vermischen.

- Die restlichen Zutaten verrühren, abschmecken und über den Salat geben.

NÄHRWERTE

Kilokalorien: 110
Eiweiß: 6 g
Fett: 4 g
Kohlenhydrate: 11 g

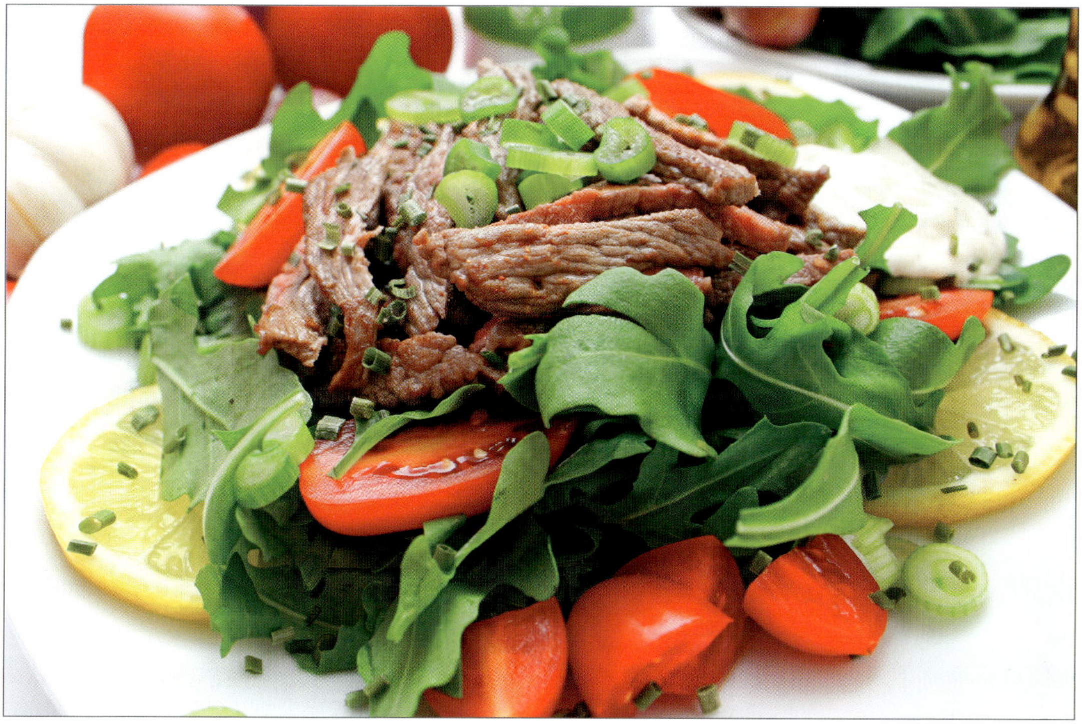

STEAK-GESCHNETZELTES IM RUCOLA-BETT

ZUBEREITUNGSZEIT: ca. 25 Minuten

ZUTATEN

250 g	Kirschtomaten
75 g	Rucola
1 TL	Olivenöl
175 g	Rinderhüfte
	Salz
	Pfeffer
2	Zitronenscheiben (bio)
1	Knoblauchzehe (gehackt)

NÄHRWERTE

Kilokalorien: 340
Eiweiß: 44 g
Fett: 14 g
Kohlenhydrate: 8 g

ZUBEREITUNG

- Die Kirschtomaten waschen und beiseitestellen. Den Rucola von den groben Stielen befreien, waschen und trocken schleudern.

- Eine Gusseisen- oder Edelstahl-Pfanne auf mittlerer Hitze erwärmen und das Öl hineingeben. Rindfleisch mit Salz und Pfeffer würzen und in dem heißen Öl beidseitig drei bis vier Minuten braten. Herausnehmen und kurz ruhen lassen.

- Die Kirschtomaten und den Knoblauch in die Pfanne geben und bei geringer Hitze ein bis zwei Minuten braten. Mit Salz und Pfeffer würzen. Bei Bedarf einen Schuss Balsamico dazugeben.

- Die Zitronenscheiben und den Rucola auf einen Teller geben. Das Steak dünn aufschneiden, auf dem Salat verteilen und mit den Knoblauch-Tomaten und dem Bratensaft anrichten. Nach Belieben noch dünne Lauchzwiebelringe darüberstreuen.

FILET VOM SCHWEIN MIT GERÖSTETEM GEMÜSE

ZUBEREITUNGSZEIT: ca. 20 Minuten

ZUTATEN

150 g	Rosenkohl (halbiert)
100 g	Kürbis (z. B. Butternut, gewürfelt)
3 Zweige	Thymian
1 TL	Olivenöl
	Salz
	Pfeffer
120 g	Schweinefilet
1 TL	Butter

ZUBEREITUNG

- Den Backofen auf 190° C vorheizen.
- Rosenkohl, Kürbis, Thymianblättchen und Öl mischen, dann mit Salz und Pfeffer abschmecken. In eine Auflaufform geben und im Ofen ca. 20 Minuten backen.
- Das Schweinefilet in der heißen Butter ca. fünf Minuten braten. Mit Salz und Pfeffer würzen. Gemeinsam mit dem ofenheißen Gemüse servieren.

NÄHRWERTE

Kilokalorien: 270
Eiweiß: 32 g
Fett: 12 g
Kohlenhydrate: 7 g

SPARGELSALAT MIT SCHINKEN UND PARMESAN

ZUBEREITUNGSZEIT: ca. 30 Minuten

ZUTATEN

250 g	weißer Spargel
250 g	grüner Spargel
50 g	Radicchio (in Streifen geschnitten)
2 EL	Apfelessig
2 EL	Apfelsaft
1 TL	Öl
	Salz
	Pfeffer
1 EL	Parmesan (gehobelt)
2 dünne Scheiben	Parmaschinken (in Streifen geschnitten)

NÄHRWERTE

Kilokalorien: 290
Eiweiß: 22 g
Fett: 16 g
Kohlenhydrate: 14 g

ZUBEREITUNG

- Den Spargel waschen. Den weißen ganz, den grünen nur im unteren Drittel schälen. Bei allen Stangen die Enden abschneiden, dann in Stücke schneiden und acht Minuten (den weißen) beziehungsweise fünf Minuten (den grünen) in kochendem Salzwasser garen.
- Abgießen, abtropfen lassen und zusammen mit dem Radicchio in eine Schüssel geben. Apfelessig, Apfelsaft, Öl, Salz und Pfeffer verrühren, dann über den Salat geben. Mit Parmesan und Schinken bestreuen.

Tipps für den Spargelkauf: Achten Sie auf geschlossene Köpfe, feste Stangen und weiße, nicht holzige Schnittstellen. Wenn Sie den Spargel in ein feuchtes Küchentuch hüllen, können Sie ihn im Gemüsefach des Kühlschranks für zwei bis drei Tage aufbewahren.

Sollte gerade keine Spargelsaison sein, können Sie notfalls auf Brokkoli anstelle des grünen Spargel und auf Schwarzwurzeln anstelle des weißen Spargel ausweichen (siehe den Kasten auf Seite 244).

HÄHNCHEN UND SALAT VOM GRILL () ()

ZUBEREITUNGSZEIT: ca. 15 Minuten

ZUTATEN

1	Hähnchenbrustfilet (150 g)
1 EL	Olivenöl
	Salz, Pfeffer
1	Chicoréestaude (halbiert)
½ Kopf	Radicchio
1	Zitrone (bio, halbiert)

NÄHRWERTE

Kilokalorien: 280
Eiweiß: 38 g
Fett: 12 g
Kohlenhydrate: 4 g

ZUBEREITUNG

- Das Hähnchenbrustfilet waschen, trocken tupfen und zwischen zwei Lagen Folie klopfen, bis es etwa einen halben Zentimeter dünn ist. Die Folie entfernen, dann das Fleisch mit einem Teelöffel Olivenöl bestreichen und mit Salz sowie Pfeffer würzen.

- Den Chicorée, den Radicchio und die Zitrone würzen, die Schnittseiten mit dem restlichen Öl bestreichen.

- Das Fleisch von jeder Seite ca. drei Minuten grillen. Die Salate und die Zitronen mit der Schnittfläche nach unten ca. vier Minuten auf den Rost legen. Die Zitronenhälften vor dem Servieren über dem Fleisch und dem Salat auspressen.

Tipp: Gegrillter Tofu ist für alle Vegetarier und Veganer die perfekte Alternative zur Hähnchenbrust (hier: 33 Kilokalorien, 8 g Fett und 4 g Kohlenhydrate mehr, dafür 12 g Eiweiß weniger).

ASIATISCHER PUTENBRUSTSALAT

ZUBEREITUNGSZEIT: ca. 50 Minuten
EINWEICHZEIT DER SOJABOHNEN: 6 – 8 Stunden

ZUTATEN

50 g	Sojabohnen
120 g	Putenbrustfilet
1 TL	Olivenöl
	Salz, Pfeffer
1	kleine Knoblauchzehe (gehackt)
80 g	Champignons (in Scheiben geschnitten)
1	Frühlingszwiebel (gehackt)
2 Blätter	Kopfsalat
½ EL	Hoisin-Soße
1 TL	Sojasoße
½ TL	Reisessig

NÄHRWERTE

Kilokalorien: 290
Eiweiß: 39 g
Fett: 10 g
Kohlenhydrate: 11 g

ZUBEREITUNG

- Die Sojabohnen waschen und über mehrere Stunden (zum Beispiel von morgens bis abends) in einer Schüssel mit Wasser einweichen. Danach zusammen mit dem Einweichwasser und etwas zusätzlichem Wasser in einen ausreichend großen Topf geben (die Sojabohnen quellen beim Kochen noch weiter auf). Insgesamt dreimal aufkochen und dann 45 Minuten weitergaren lassen. Das Bohnenwasser salzen, fünf Minuten später vom Herd nehmen und abgießen.

- Zeitgleich das Putenbrustfilet waschen, trocken tupfen und in mundgerechte Stücke schneiden. Das Öl erhitzen und das Fleisch darin vier Minuten braten. Mit Salz und Pfeffer würzen.

- Den Knoblauch und die Pilze zugeben und weitere vier Minuten braten lassen. Die abgegossenen Sojabohnen hinzufügen, dann alles zusammen inklusive der Frühlingszwiebeln in die Salatblätter füllen.

- Hoisin- und Sojasoße mit dem Reisessig vermischen, als Dressing darübergeben.

WIRSINGPFANNE MIT HÄHNCHENBRUST

ZUBEREITUNGSZEIT: ca. 25 Minuten

ZUTATEN

200 g	Hähnchenbrustfilet
1 TL	Öl
	Salz
	Pfeffer
300 g	Wirsing (in Streifen geschnitten)
1	kleine Zwiebel (gewürfelt)
100 g	Champignons
50 ml	Wasser

ZUBEREITUNG

* Das Hähnchenbrustfilet waschen, trocken tupfen und in mundgerechte Stücke schneiden. Das Öl erhitzen, dann das Fleisch darin ca. fünf Minuten braten. Mit Salz und Pfeffer würzen und herausnehmen.

* Nun den Wirsing und die Zwiebel in das Bratfett geben und anschwitzen. Die Pilze zugeben und kurz mitbraten. Das Wasser zugießen und alles zusammen für etwa zehn Minuten garen. Das Hähnchenfleisch untermischen und erhitzen, danach abschließend abschmecken.

NÄHRWERTE

Kilokalorien: 350
Eiweiß: 59 g
Fett: 8 g
Kohlenhydrate: 11 g

PUTENGESCHNETZELTES MIT ANANAS   UND INGWER

ZUBEREITUNGSZEIT: ca. 15 Minuten
MARINIERZEIT: 60 Minuten

ZUTATEN

150 g	Putenbrustfilet
10 g	frischer Ingwer (gehackt)
1	kleine Knoblauchzehe (gehackt)
2 EL	Sojasoße
	Salz
	Pfeffer
¼ TL	Chilipulver
1 TL	Rapsöl
2 Scheiben	frische Ananas (100 g, grob gewürfelt)
½	Jalapeño-Schote (in feinen Scheiben)

ZUBEREITUNG

* Das Putenbrustfilet waschen, trocken tupfen, in mundgerechte Stücke schneiden und dann in eine Schüssel legen. Ingwer, Knoblauch, Sojasoße, Salz, Pfeffer und Chili verrühren, über das Fleisch geben und dann abgedeckt eine Stunde im Kühlschrank marinieren.

* Das Öl in der Pfanne erhitzen und das Fleisch darin ca. fünf Minuten braten. Danach die Ananaswürfel untermischen und zum Schluss die Jalapeño drübergeben.

NÄHRWERTE

Kilokalorien: 300
Eiweiß: 40 g
Fett: 8 g
Kohlenhydrate: 16 g

Tipp für Vegetarier und Veganer: Anstelle des Putenfleischs passen zu den Gewürzen auch knackige Möhren und Seidentofu.

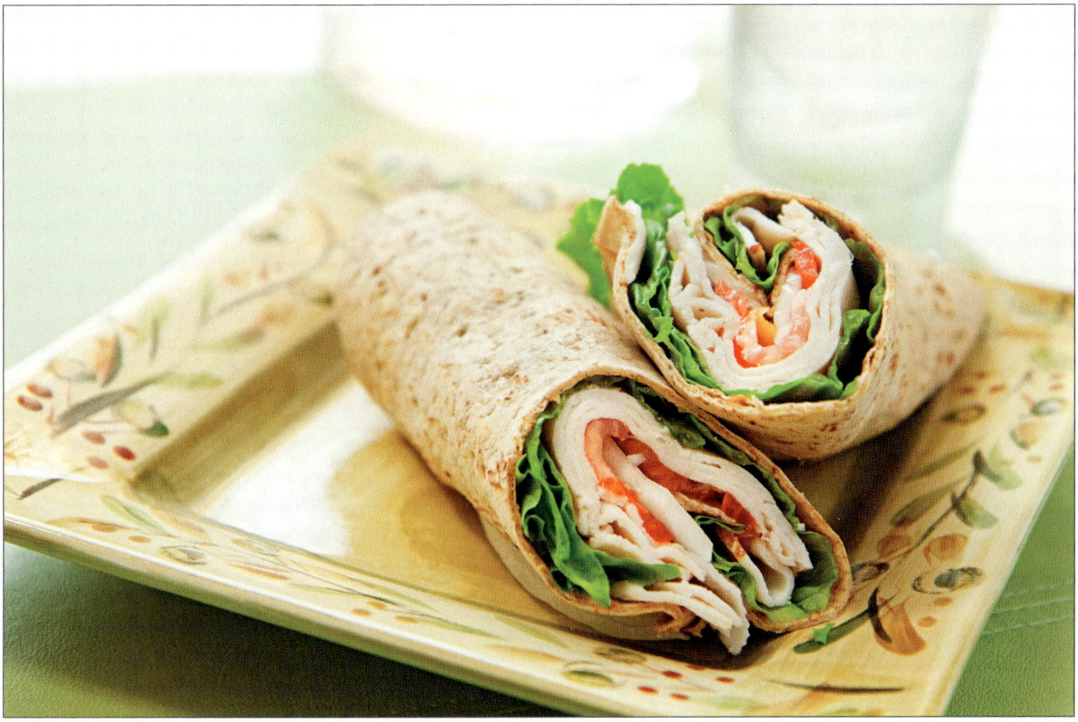

TORTILLA-WRAP MIT PUTE

ZUBEREITUNGSZEIT: ca. 10 Minuten

ZUTATEN

1	Vollkorn-Tortilla
1 EL	Senf (scharf)
2 Blatt	Kopfsalat
2 Scheiben	Putenbrust-Aufschnitt
½	Tomate (in dünne Scheiben geschnitten)
2 EL	Käse (fettarm, gerieben)

ZUBEREITUNG

- Die Tortilla mit dem Senf bestreichen. Danach die Salatblätter, die Putenbrust und die Tomate darauflegen und alles mit Käse bestreuen.
- Die Ränder über der Füllung einklappen und die Tortilla zusammenrollen. Vor dem Essen den Wrap noch quer halbieren.

NÄHRWERTE

Kilokalorien: 240
Eiweiß: 18 g
Fett: 7 g
Kohlenhydrate: 24 g

CHILI-OMELETT

ZUBEREITUNGSZEIT: ca. 10 Minuten

ZUTATEN

2	Eier (bio)
1 EL	Sahne
1 TL	Wasser (mit Kohlensäure)
1 Messerspitze	Paprikapulver
1 Messerspitze	Currypulver
1 Messerspitze	Chilipulver
	Salz
1 TL	Butter
1	Schalotte (gewürfelt)
1	kleine Knoblauchzehe (gewürfelt)
10 g	frischer Ingwer (gewürfelt)
einige	Schnittlauchhalme
150 ml	Buttermilch

ZUBEREITUNG

- Die Eier in einer Schüssel aufschlagen. Sahne, Mineralwasser, Paprikapulver, Curry, Chili und Salz zugeben und mit einem Schneebesen leicht verquirlen.
- Die Butter in einer beschichteten Pfanne erhitzen. Die Schalotten, den Knoblauch und den Ingwer zugeben und zwei bis drei Minuten anschwitzen. Herausnehmen.
- Die Eimasse in die Pfanne gießen und sofort das gewürfelte Gemüse gleichmäßig darauf verteilen, den Deckel auflegen und die Masse stocken lassen. Wenn der Rand fest geworden, das Omelett in der Mitte aber noch leicht flüssig ist, das Ganze wie eine Roulade einrollen. Jetzt die Pfanne vom Herd nehmen und das Omelett kurz ziehen lassen. Mit Schnittlauch garnieren. Tipp: Mit der Schere lässt sich der Schnittlauch am einfachsten portionieren.

Genießen Sie dazu ein kleines Glas Buttermilch.

NÄHRWERTE

Kilokalorien: 280
Eiweiß: 18 g
Fett: 9 g
Kohlenhydrate: 18 g

GEMÜSE-FRITTATA

ZUBEREITUNGSZEIT: ca. 10 Minuten

ZUTATEN

1 TL	Olivenöl
1	Tomate (gewürfelt)
1	Artischockenherz (eingelegt, aus der Dose, in Stücke geschnitten)
½	Schalotte (gewürfelt)
1	Ei
1	Eiweiß
	Salz
	Pfeffer
3 EL	Feta (45 g, gekrümelt)
1 Scheibe	Vollkornbrot

ZUBEREITUNG

- Das Öl in einer beschichteten Pfanne erhitzen. Die Tomate, die Artischocke und die halbe Schalotte zugeben und zwei Minuten bei mittlerer Hitze braten. Die Hitze reduzieren, dann Ei, Eiweiß, Salz und Pfeffer schaumig schlagen und hinzufügen. Die Pfanne mit dem Deckel schließen und die Masse drei Minuten stocken lassen.
- Die Frittata auf einen Teller geben und mit dem zerkrümeltem Feta bestreuen. Dazu das Brot servieren.

NÄHRWERTE

Kilokalorien: 380
Eiweiß: 22 g
Fett: 22 g
Kohlenhydrate: 25 g

GEBACKENER KÜRBIS MIT KRÄUTERQUARK

ZUBEREITUNGSZEIT: ca. 50 Minuten

ZUTATEN

400 g	Kürbis (Hokkaido, in ca. 1 cm dicke Scheiben geschnitten)
¼ TL	Fenchelsamen
½ TL	Korianderkörner
¼ TL	Oregano
1	kleine Chilischote
	Salz
	Pfeffer
1	kleine Knoblauchzehe (gehackt)
1 EL	Olivenöl

ZUBEREITUNG

- Den Backofen auf 200° C vorheizen. Fenchel, Koriander, Oregano und die Chilischote in einem Mörser zu Pulver zerstoßen. Salz , Pfeffer und Knoblauch unterrühren. Den klein geschnittenen Kürbis in eine Schüssel geben.

- Die Gewürzmischung und das Olivenöl zu dem Kürbis hinzufügen. Anschließend die Schüssel mit einem Deckel abdecken und kräftig durchschütteln, damit die Kürbisscheiben gleichmäßig bedeckt sind.

- Die Kürbisstücke auf einem mit Backpapier belegtem Backblech verteilen und im Ofen 30 bis 40 Minuten backen, bis sie weich sind.

- Den Kräuterquark inzwischen wie im Kasten beschrieben zubereiten.

NÄHRWERTE (INKL. KRÄUTERQUARK):

Kilokalorien: 340
Eiweiß: 31 g
Fett: 11 g
Kohlenhydrate: 25 g

EIWEISS-BOOSTER FÜR VIELE HERZHAFTE GERICHTE: KRÄUTERQUARK

So geht's: 200 Gramm Magerquark mit je einem Esslöffel gehackter Petersilie und Basilikum und einem Spritzer Zitronensaft verrühren. Mit Salz und Pfeffer abschmecken. Dieser Kräuterquark erfrischt nicht nur, sondern gibt obendrein auch noch den Eiweißkick – ein Plus von 27 Gramm Eiweiß, 150 Kilokalorien, 6 Gramm Kohlenhydraten und keinem einzigen Gramm Fett.

MARINIERTER GRÜNKOHL-SALAT
MIT GRANATAPFEL, PINIENKERNEN UND PARMESAN ()

ZUBEREITUNGSZEIT: ca. 10 Minuten
MARINIERZEIT: über Nacht ziehen lassen.

ZUTATEN

250 g	Grünkohl
1	Schalotte
2 EL	Weißweinessig
1 TL	Honig
1 TL	Olivenöl
½ TL	Salz
1 Prise	Pfeffer
2 EL	Granatapfelkerne
1 EL	Pinienkerne
25 g	Parmesan

NÄHRWERTE

Kilokalorien: 340
Eiweiß: 18 g
Fett: 22 g
Kohlenhydrate: 18 g

ZUBEREITUNG

- Den Grünkohl von den groben Stielen und Strünken befreien, dann gründlich waschen und zerkleinern.
- Die Schalotte schälen, fein hacken und mit dem Essig, dem Honig, Olivenöl, Salz und Pfeffer in eine große Schüssel geben. Den Grünkohl dazugeben, alles gut vermischen und dann abgedeckt über Nacht in den Kühlschrank stellen, sodass der Kohl zusammenfallen kann.
- Am nächsten Tag den Kohl auf einem Teller anrichten und die Granatapfelkerne darüber verteilen.
- Die Pinienkerne kurz ohne Fett in einer Pfanne anrösten. Dann streuen Sie sie über den Salat und reiben noch den frischen Parmesan darüber.

Tipp: Wer Grünkohl nicht mag, kann auch Weißkohl verwenden (minus 4 Gramm Eiweiß, plus 4 Gramm Kohlenhydrate). Diesen einfach in feine Streifen schneiden und mit der angegebenen Marinade mischen. Ca. 30 Minuten durchziehen lassen.

Tipp für Veganer: Den Parmesankäse weglassen und den Salat mit knackigen Möhrenstreifen ergänzen.

Grün zu jeder Jahreszeit

Kein Grünkohl griffbereit? Damit Sie gar nicht erst auf die Idee kommen, die Gemüsebeilage wegfallen zu lassen – hier kommt ein kleiner Überblick über die Verfügbarkeit verschiedener Gemüse im Jahresverlauf. Suchen Sie sich einfach eine für Sie passende Sorte aus.

Gemüse	J	F	M	A	M	J	J	A	S	O	N	D
Blattspinat												
Blumenkohl												
Brokkoli												
Fenchel												
Grünkohl												
Rosenkohl												
Schwarzwurzeln												
Spargel												
Weißkohl												
Wirsing												
Zucchini												

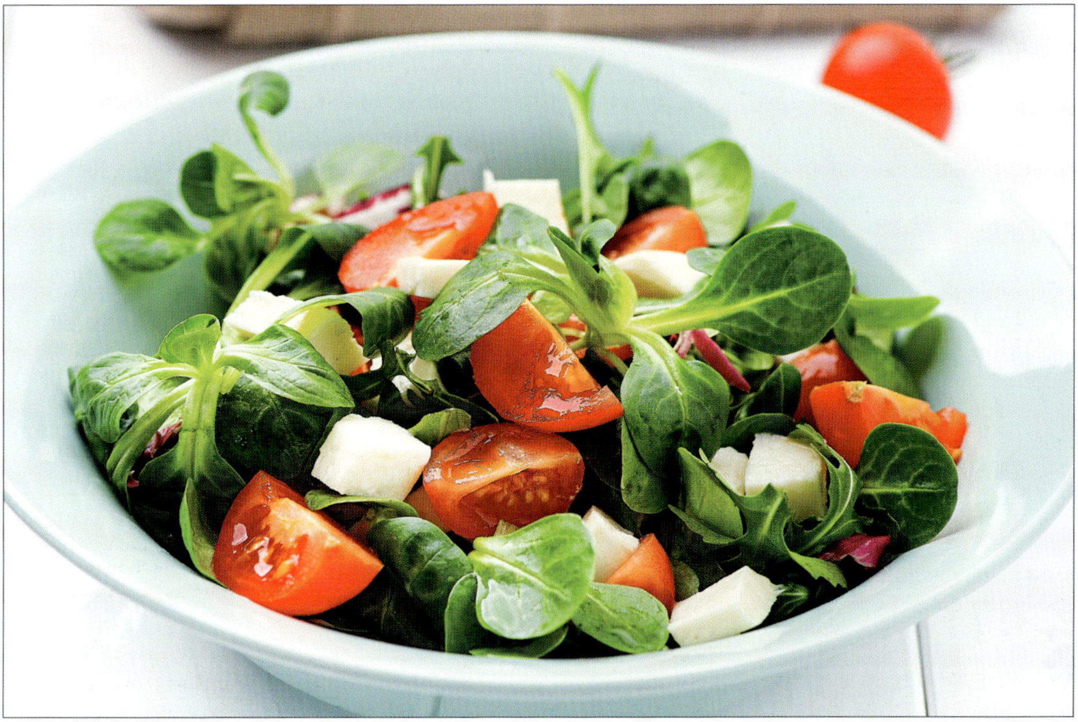

FELDSALAT MIT FETA UND HONIG-SENF-DRESSING

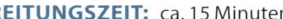

ZUBEREITUNGSZEIT: ca. 15 Minuten

ZUTATEN

150 g	Feldsalat
50 g	Rucola
8	Cherrytomaten
1 EL	Balsamico-Essig
1 EL	Olivenöl
½ TL	Senf
½ TL	Honig
	Salz
	Pfeffer
75 g	Feta (gewürfelt)

ZUBEREITUNG

* Den Feldsalat und den Rucola putzen, waschen und trocken schleudern.
* Die Cherrytomaten halbieren und zum Feldsalat hinzufügen.
* Aus Essig, Olivenöl, Senf und Honig das Dressing zubereiten. Mit Salz und Pfeffer abschmecken und das Dressing über den Salat gießen. Alles gut vermischen, zum Schluss den gewürfelten Feta über den Salat streuen.

NÄHRWERTE

Kilokalorien: 360
Eiweiß: 16 g
Fett: 29 g
Kohlenhydrate: 8 g

Tipp: Sehr lecker schmeckt der Salat auch mit getrockneten Tomaten. Einfach 100 Gramm in Streifen schneiden und untermischen. Dadurch nehmen Sie allerdings ganze 60 Kalorien mehr auf. Wichtig: Verwenden Sie getrocknete Tomaten ohne Öl!

SALAT MIT GERÖSTETEN PINIENKERNEN ( )

ZUBEREITUNGSZEIT: ca. 5 Minuten

ZUTATEN

1 EL	Pinienkerne (alternativ Walnüsse)
75 g	Salat-Mix (nach Wahl)
1	gelbe Paprikaschote (in Streifen geschnitten)
4	Cherrytomaten (in Scheiben geschnitten)
100 g	Salatgurke (gewürfelt)
1 EL	Wasser
1 EL	Balsamico-Essig
1 EL	Olivenöl (oder ein anderes Pflanzenöl)
½ TL	Zucker (oder Agavendicksaft)
	Salz
20 g	Parmesan (am Stück zum Hobeln)
150 ml	Buttermilch

ZUBEREITUNG

- Die Pinienkerne ohne Fett in einer beschichteten Pfanne goldbraun rösten und anschließend beiseitelegen.
- Den Salat-Mix waschen und trocken schleudern. Dann zusammen mit der Paprika, den Tomaten und der Gurke in eine Schüssel geben.
- Aus Wasser, Essig, Öl, Zucker und Salz ein Dressing zubereiten. Über den Salat gießen und untermischen. Am Ende alles mit Pinienkernen und gehobeltem Parmesankäse bestreuen.

Dazu ein kleines Glas Buttermilch trinken.

NÄHRWERTE

Kilokalorien: 380
Eiweiß: 18 g
Fett: 24 g
Kohlenhydrate: 20 g

Tipp für Veganer: Den Parmesankäse gegen einen Esslöffel Mandeln sowie die Buttermilch gegen Sojamilch austauschen.

SALAT-BURRITOS MIT EIERN UND GEWÜRZGURKEN

ZUBEREITUNGSZEIT: ca. 5 Minuten

ZUTATEN

2	Eier (hart gekocht, gewürfelt)
2	Gewürzgurken (gewürfelt)
1 Messerspitze	Senf (scharf)
1 TL	Mayonnaise (fettarm)
	Pfeffer
je nach Größe 1 – 2 Blatt	Eisbergsalat
250 ml	Buttermilch

ZUBEREITUNG

- Die Eier zusammen mit den Gewürzgurken in eine Schüssel geben und pürieren. Danach den Senf, die Mayonnaise und eine Prise Pfeffer unterrühren.
- Alles auf ein bis zwei Salatblätter geben, die Sie dann aufrollen und wie Burritos essen.

Genießen Sie dazu ein Glas Buttermilch.

NÄHRWERTE

Kilokalorien: 260
Eiweiß: 21 g
Fett: 12 g
Kohlenhydrate: 14 g

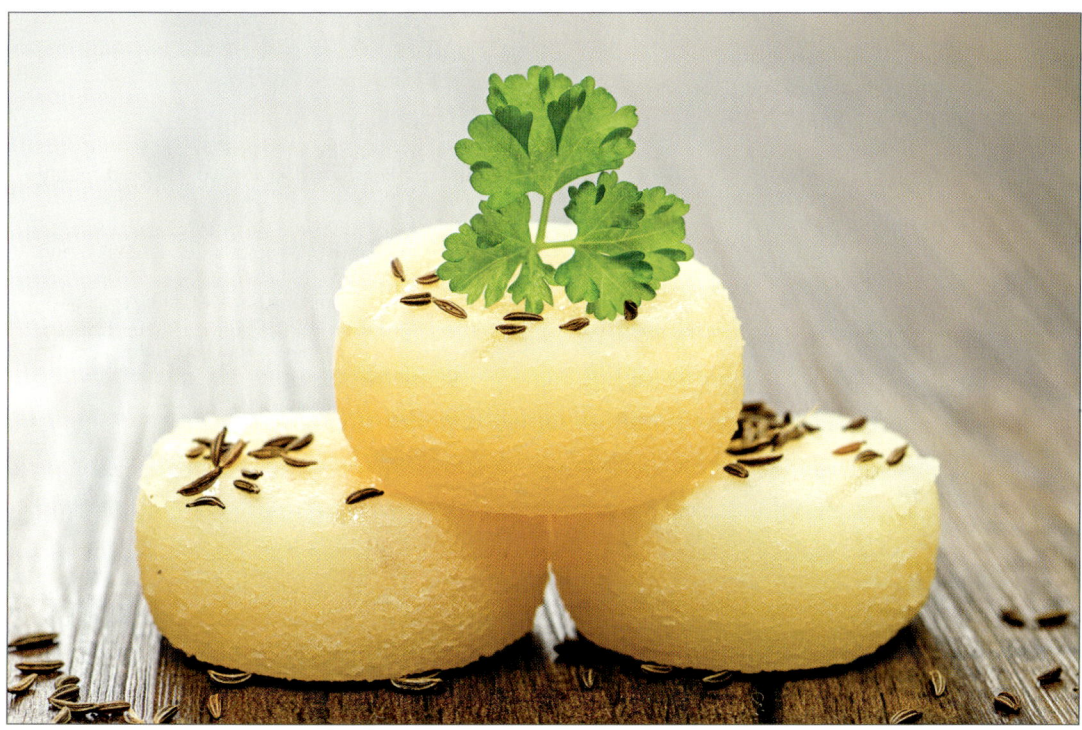

TOAST MIT HARZER KÄSE, EI UND RUCOLA

ZUBEREITUNGSZEIT: ca. 5 Minuten

ZUTATEN

1 Scheibe	Toastbrot
1	Ei (hart gekocht, in Scheiben geschnitten)
50 g	Harzer Käse (in Scheiben geschnitten)
	Salz
	Pfeffer
	Kümmel
1 Handvoll	Rucola (gewaschen)

ZUBEREITUNG

- Das Toastbrot rösten. Mit den Scheiben vom Ei sowie dem Harzer Käse belegen.
- Mit Salz und Pfeffer würzen, etwas Kümmel auf den Harzer Käse streuen und mit Rucola belegen.

NÄHRWERTE

Kilokalorien: 220
Eiweiß: 24 g
Fett: 6 g
Kohlenhydrate: 16 g

STEAKS VOM BLUMENKOHL MIT KNOBLAUCHDIP

ZUBEREITUNGSZEIT: ca. 35 Minuten

ZUTATEN

1	Blumenkohl (im Ganzen, wird aber nur zur Hälfte verwendet)
1 TL	Rapsöl
1 TL	Gewürze nach Wahl (z. B. Kümmel, Koriander, Chili, Zatar)
1 EL	Mayonnaise (halbfett)
100 g	Vollmilchjoghurt
1	kleine Knoblauchzehe (gehackt)
1 EL	Zitronensaft
1 TL	Worcestersoße
	Salz, Pfeffer
250 ml	Buttermilch

NÄHRWERTE

Kilokalorien: 350
Eiweiß: 20 g
Fett: 18 g
Kohlenhydrate: 23 g

ZUBEREITUNG

• Den Backofen auf 200° C vorheizen.

• Für den Knoblauch-Dip Mayonnaise, Joghurt, Knoblauch, Worcestersoße und Zitronensaft in einer Schüssel verrühren. Mit Salz und Pfeffer abschmecken, dann beiseitestellen.

• Den Blumenkohl waschen, die Blätter entfernen und ein Stück vom Strunk abschneiden. Aus der Mitte des Blumenkohlkopfes (von oben durch den Strunk) drei bis vier ca. 1,5 Zentimeter dicke Scheiben schneiden. (Die seitlichen Ränder ohne Strunk sind zum Braten weniger geeignet und sollten anderweitig verwendet werden.)

• Die „Steak"-Scheiben dünn mit Öl bestreichen und von beiden Seiten kräftig würzen. Das restliche Öl in einer Pfanne auf höchster Stufe erhitzen. Die Blumenkohl-Steaks darin von einer Seite ca. eine Minute kräftig anbraten. Die Steaks wenden und für ca. zehn Minuten in den Backofen schieben, bis die Rückseite goldbraun und der Strunk weich ist.

• Die Steaks zusammen mit dem Dip und einem Glas Buttermilch servieren.

ZUCCHINI-SUPPE MIT DILL

ZUBEREITUNGSZEIT: ca. 10 Minuten

ZUTATEN

1	Zucchino (ca. 250 g, geraspelt)
1	Zwiebel (gewürfelt)
1 TL	Butter
300 ml	Gemüsebrühe
2 EL	Dill (gehackt)
2 EL	Ricotta
250 ml	Buttermilch

ZUBEREITUNG

• Die Zwiebelwürfel in der heißen Butter anschwitzen. Die Zucchiniraspeln dazugeben und unter Rühren etwa zwei Minuten dünsten. Die Gemüsebrühe drübergießen und das Ganze fünf bis zehn Minuten köcheln lassen.

• Das Gemüse mit dem Mixstab pürieren, dann mit Salz und Pfeffer abschmecken. Den Dill unterrühren und zum Schluss den Ricotta unterheben.

Mit einem Glas kalter Buttermilch genießen.

NÄHRWERTE

Kilokalorien: 310
Eiweiß: 18 g
Fett: 17 g
Kohlenhydrate: 20 g

Snacks

FRISCHKÄSE-SCHNITTLAUCH-DIP

ZUBEREITUNGSZEIT: 5 Minuten

ZUTATEN

200 g	körniger Frischkäse
½ Bund	Schnittlauch (in Röllchen)
1 EL	Senf
1	Schalotte (gewürfelt)
½ TL	Paprikapulver
	Salz
	Pfeffer

ZUBEREITUNG

• Den Frischkäse mit dem Schnittlauch, dem Senf, der Schalotte und dem Paprikapulver in eine Schüssel geben und verrühren. Mit Salz und Pfeffer abschmecken.

NÄHRWERTE

Kilokalorien: 230, Eiweiß: 27 g, Fett: 9 g, Kohlenhydrate: 9 g

Tipp: Das Ganze ist auch zum Dippen für Karotten & Co. oder als Brotaufstrich einsetzbar.

KÖRNIGER FRISCHKÄSE MIT AVOCADO

ZUBEREITUNGSZEIT: ca. 10 Minuten

ZUTATEN

½	kleine reife Avocado
1 TL	Zitronensaft
100 g	körniger Frischkäse
½ Bund	Schnittlauch (in Röllchen)
1 Prise	Cayennepfeffer
1 Prise	gemahlener Kreuzkümmel
1 Prise	Salz

ZUBEREITUNG

• Das Avocadofruchtfleisch mit einer Gabel zerdrücken. Zitronensaft, Frischkäse und Schnittlauch unterrühren. Dann das Ganze mit Cayennepfeffer, Kreuzkümmel und Salz abschmecken.

NÄHRWERTE

Kilokalorien: 270, Eiweiß: 14 g, Fett: 20 g, Kohlenhydrate: 14 g

KÖRNIGER FRISCHKÄSE MIT ERDNÜSSEN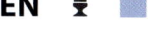

ZUBEREITUNGSZEIT: ca. 5 Minuten

ZUTATEN

1 EL	Erdnüsse (ungesalzen, ungeröstet)
150 g	körniger Frischkäse

ZUBEREITUNG

• Die Nüsse fein hacken und in eine Schale geben. Den Frischkäse zugeben und unterrühren.

NÄHRWERTE

Kilokalorien: 240, Eiweiß: 23 g, Fett: 14 g, Kohlenhydrate: 6 g

SÜSSER KÖRNIGER FRISCHKÄSE

ZUBEREITUNGSZEIT: ca. 5 Minuten

ZUTATEN

1	kleiner Apfel (ca. 100 g, geraspelt)
100 g	körniger Frischkäse
½ TL	Honig
1 Prise	Zimt

ZUBEREITUNG

• Alle Zutaten in eine Schüssel geben und verrühren.

NÄHRWERTE

Kilokalorien: 170, Eiweiß: 13 g, Fett: 5 g, Kohlenhydrate: 19 g

DIE REZEPTE

HANDKÄSE MIT MUSIK

ZUBEREITUNGSZEIT: ca. 10 Minuten
MARINIERZEIT: mindestens 4 Stunden

ZUTATEN

100 g	Handkäse ohne Edelschimmel (2 Rollen)
1	Zwiebel
1 TL	Salz
1 Prise	Pfeffer
10 EL	Essig
12 EL	Öl
	nach Wunsch Kümmel

NÄHRWERTE

(Inkl. 1 TL Öl, den der Käse aufnimmt, die Öl-Essig-Marinade nicht mitessen!)
Kilokalorien: 200, Eiweiß: 32 g, Fett: 6 g, Kohlenhydrate: 2 g

ZUBEREITUNG

- Bei diesem Klassiker müssen Sie mit einer wenigstens vierstündigen Ruhezeit rechnen. Bereiten Sie den Käse deshalb zum Beispiel am Abend vor, um ihn am nächsten Tag als Snack einsetzen zu können.
- Die Zwiebel schälen und eine Hälfte davon in kleine Würfel schneiden. Die Zwiebelwürfel mit dem Essig, Salz und Pfeffer vermengen. Anschließend das Öl zugeben, den Käse in die Marinade legen und darin mindestens vier Stunden ziehen lassen.
- Den Käse aus der Marinade nehmen und auf einen Teller legen. Die zweite Zwiebelhälfte in Ringe schneiden und den Käse damit belegen. Bei Bedarf etwas Kümmel drüberstreuen.

HARZER KÄSE AN RADIESCHEN-CHICORÉE-SALAT

ZUBEREITUNGSZEIT: ca. 10 Minuten
MARINIERZEIT: 10 Minuten

ZUTATEN

1	Chicorée
8	Radieschen (in Scheiben geschnitten)
100 g	Gurke (in Scheiben geschnitten)
1	kleine rote Zwiebel (in Ringe geschnitten)
1	kleine Gewürzgurke (fein gehackt)
75 g	Harzer Käse (gewürfelt)
1 EL	Olivenöl
1–2 EL	Balsamico-Essig
1 EL	Gemüsebrühe
	Salz
	Pfeffer

ZUBEREITUNG

- Den Chicorée gut putzen, danach halbieren und den Strunk herausschneiden. Anschließend waschen, trocken schleudern und dann in mundgerechte Stücke zerreißen.
- Radieschen, Gurke, Zwiebel, Gewürzgurke und Harzer mit dem Chicorée vermischen. Die restlichen Zutaten zu einem Dressing verrühren, über den Salat geben und alles gut vermengen. Zehn Minuten durchziehen lassen, dann servieren.

NÄHRWERTE

Kilokalorien: 220, Eiweiß: 25 g, Fett: 11 g, Kohlenhydrate: 5 g

HARZER KÄSE MIT SCHINKENMANTEL

ZUBEREITUNGSZEIT: ca. 10 Minuten

ZUTATEN

1	große Scheibe magerer gekochter Schinken
100 g	Harzer Käse (2 kleine Rollen)
1	kleine Scheibe Pumpernickel
5 g	Butter
25 g	Feldsalat

ZUBEREITUNG

- Den Schinken längs halbieren. Die beiden Käserollen mit jeweils einer Hälfte Schinken umwickeln und in einer beschichteten Pfanne von beiden Seiten kurz anbraten.
- Den Feldsalat verlesen, waschen, trocken tupfen und auf einen Teller geben. Die Käseröllchen darauflegen, das Brot als Beilage mit Butter bestreichen.

NÄHRWERTE

Kilokalorien: 280, Eiweiß: 41 g, Fett: 7 g, Kohlenhydrate: 12 g

CHILI-THUNFISCH-SALAT

ZUBEREITUNGSZEIT: ca. 10 Minuten

ZUTATEN

1 Dose	Thunfisch im eigenen Saft (150 g Abtropfgewicht)
1	kleine Chilischote (Schärfe je nach Bedarf)
1	kleine rote Zwiebel (gewürfelt)
1	Frühlingszwiebel (in Röllchen geschnitten)
1	Flaschentomate (gewürfelt)
1 TL	Limettensaft
1 EL	milder Essig
½ TL	Zucker
1 TL	Öl
	frischer Koriander zum Garnieren

ZUBEREITUNG
- Den Thunfisch nicht abtropfen lassen, sondern mit dem Saft in eine Schüssel geben, dort zerkleinern. Die Chilischote halbieren, entkernen, waschen und dann fein hacken.
- Thunfisch, Chili, Zwiebel, Frühlingszwiebel und Tomate mischen. Den Limettensaft, den Essig, das Öl und den Zucker verrühren, danach über den Salat gießen. Den Koriander klein schneiden und drüberstreuen.

NÄHRWERTE
Kilokalorien: 270, Eiweiß: 41 g, Fett: 8 g, Kohlenhydrate: 10 g

TEXANISCHER THUNFISCH-BOHNEN-SALAT

ZUBEREITUNGSZEIT: ca. 10 Minuten

ZUTATEN

75 g	Thunfisch im eigenen Saft (½ Dose)
70 g	weiße Kidneybohnen (aus der Dose)
50 g	Mais (aus der Dose)
5	Cherrytomaten (geviertelt)
1	kleine Zwiebel (gewürfelt)
2 EL	Balsamico-Essig
1 TL	Olivenöl
1 EL	Petersilie (gehackt)
	Salz
	Pfeffer
einige Spritzer	Tabasco

ZUBEREITUNG
- Den Thunfisch abtropfen lassen und zerpflücken. Die Bohnen und den Mais ebenfalls abtropfen lassen, dann kalt abspülen. Alles zusammen mit den Tomaten und der Zwiebel mischen.
- Für das Dressing Essig, Öl, Petersilie, Salz, Pfeffer und Tabasco verrühren. Dieses über den Salat geben und nochmals mit Salz und Pfeffer abschmecken.

NÄHRWERTE
Kilokalorien: 210, Eiweiß: 24 g, Fett: 7 g, Kohlenhydrate: 12 g

THUNFISCHCREME MIT KAPERN UND FENCHEL

ZUBEREITUNGSZEIT: ca. 10 Minuten

ZUTATEN

1 Dose	Thunfisch im eigenen Saft (150 g Abtropfgewicht)
2 EL	Frischkäse (fettarm)
2	milde oder scharfe Gewürzgurken aus dem Glas (gehackt)
6	kleine Kapern
1 TL	Dijonsenf
3 – 4 Stängel	Petersilie (gehackt)
	Salz
	Pfeffer
1	Fenchelknolle

ZUBEREITUNG
- Den Thunfisch grob abtropfen lassen, in eine Schüssel geben und zerkleinern. Den Frischkäse, die Gurken und die Kapern zugeben und alles verrühren.
- Am Ende die Petersilie und den Senf hineinrühren und alles mit Salz und Pfeffer abschmecken.
- Den Fenchel waschen, vergilbte und trockene Stellen an der Knolle und den Stielen entfernen. Den Strunk anschneiden, die Knolle vierteln und von innen den Strunkkern herausschneiden. Die auseinanderfallenden „Blätter" bei Bedarf nochmals halbieren und zum Dippen benutzen.

NÄHRWERTE
Kilokalorien: 270, Eiweiß: 48 g, Fett: 3 g, Kohlenhydrate: 10 g

DIE REZEPTE

APFEL-MÖHREN-ROSINEN-QUARK

ZUBEREITUNGSZEIT: ca. 10 Minuten

ZUTATEN

150 g	Magerquark
4 EL	Mineralwasser
½	Apfel (geraspelt)
1	mittelgroße Möhre (geraspelt)
1 TL	Rosinen (gehackt)
	etwas Zitronensaft
eine Prise	Zimt

ZUBEREITUNG

- Den Quark und das Mineralwasser verrühren. Anschließend den Apfel, die Möhre und die Rosinen zugeben und unterrühren. Alles mit Zitronensaft und Zimt abschmecken.

NÄHRWERTE

Kilokalorien: 200, Eiweiß: 22 g, Fett: 1 g, Kohlenhydrate: 25 g

BEERENQUARK

ZUBEREITUNGSZEIT: ca. 5 Minuten

ZUTATEN

50 ml	Milch
125 g	Magerquark
½ TL	Honig
100 g	Beeren (etwa Heidelbeeren, Erdbeeren, Waldbeeren)
	frische Minze zum Garnieren

ZUBEREITUNG

- Die Milch mit dem Quark und dem Honig glatt verrühren. Die Beeren waschen, trocken tupfen, dann unter die Quarkmasse heben. Mit frischen Minzeblättern garnieren.

NÄHRWERTE

Kilokalorien: 170, Eiweiß: 19 g, Fett: 3 g, Kohlenhydrate: 16 g

FRÜCHTE-QUARKSPEISE

ZUBEREITUNGSZEIT: ca. 10 Minuten

ZUTATEN

75 g	Magerquark
50 g	Naturjoghurt (fettarm)
½	kleine Banane (in Scheiben geschnitten)
50 g	Honigmelonen-Fruchtfleisch (gewürfelt)
50 g	kernlose Weintrauben (halbiert)
1 TL	Mandelblättchen
1 TL	Kürbiskerne

ZUBEREITUNG

- Den Quark und den Joghurt verrühren. Das Obst unterheben und mit Mandeln und Kürbiskernen bestreuen.

NÄHRWERTE

Kilokalorien: 280, Eiweiß: 18 g, Fett: 9 g, Kohlenhydrate: 29 g

Tipp: Je nach Saison oder Belieben dürfen Sie anderes Obst verwenden.

MAGERQUARK MIT KRABBEN, RADIESCHEN UND GURKE

ZUBEREITUNGSZEIT: ca. 10 Minuten

ZUTATEN

125 g	Magerquark
2 EL	Mineralwasser
½	Knoblauchzehe (klein geschnitten)
1 TL	Olivenöl
	etwas Zitronensaft
	Salz
	Pfeffer
50 g	Radieschen (in Scheiben geschnitten)
50 g	Gurke (gewürfelt)
50 g	Nordseekrabbenfleisch

ZUBEREITUNG

- Den Quark, das Mineralwasser, den zerdrückten Knoblauch, das Öl sowie einen Spritzer Zitronensaft verquirlen. Alles mit Salz und Pfeffer abschmecken, danach die Radieschen, die Gurke und die Krabben unterheben.

NÄHRWERTE

Kilokalorien: 190, Eiweiß: 27 g, Fett: 6 g, Kohlenhydrate: 6 g

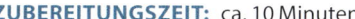

MÖHREN MIT TOMATEN-FETA-DIP

ZUBEREITUNGSZEIT: ca. 10 Minuten

ZUTATEN

4	kleine Möhren
1	Tomate
50 g	Feta
1 TL	Zitronensaft
1 Messerspitze	Oregano
1	getrocknete Tomate
1 EL	schwarze, entsteinte Oliven

ZUBEREITUNG

- Die Möhren schälen und in Stifte schneiden. Die Tomate vierteln, entkernen und im Mixer zerkleinern. Den Feta zugeben und weitermixen, bis sich beide Zutaten verbinden. Den Zitronensaft und den Oregano unterrühren.
- Die getrocknete Tomate und die Oliven klein schneiden und den Dip damit verzieren. Das Ganze in einer Schüssel servieren.

Den Dip mit den Möhren genießen.

NÄHRWERTE

Kilokalorien: 250, Eiweiß: 11 g, Fett: 14 g, Kohlenhydrate: 19 g

QUARK-KAVIAR-DIP MIT ROHKOST

ZUBEREITUNGSZEIT: ca. 10 Minuten

ZUTATEN

50 g	Magerquark
50 g	Naturjoghurt (fettarm)
1 EL	Schnittlauch
1–2 TL	abgeriebene Schale und Saft von 1 Zitrone (bio)
30 g	Kaviar (Forellen- oder Lachskaviar)
	Salz
	Pfeffer
1	Zucchino (in Streifen geschnitten)
1	Paprikaschote (in Streifen geschnitten)
100 g	Salatgurke (in Stücke geschnitten)

ZUBEREITUNG

- Den Quark, den Joghurt, die Zitronenschale plus -saft sowie den Schnittlauch in eine Schüssel geben. Dann den Kaviar unterrühren und alles mit Salz und Pfeffer abschmecken.
- Den Dip zu den Gemüsestreifen servieren.

NÄHRWERTE

Kilokalorien: 170, Eiweiß: 21 g, Fett: 3 g, Kohlenhydrate: 13 g

ROHKOST-SNACK MIT KÖRNIGEM FRISCHKÄSE

ZUBEREITUNGSZEIT: ca. 5 Minuten

ZUTATEN

150 g	körniger Frischkäse
1 Handvoll	Dill (gehackt)
	Salz
⅓	Salatgurke (in Stifte geschnitten)
1	Paprika (in Stifte geschnitten)

ZUBEREITUNG

- Den Frischkäse und den Dill verrühren, mit Salz abschmecken. Mit den Gemüsestiften servieren.

NÄHRWERTE

Kilokalorien: 200, Eiweiß: 21 g, Fett: 7 g, Kohlenhydrate: 11 g

ERDBEER-JOGHURT-SHAKE

ZUBEREITUNGSZEIT: ca. 5 Minuten

ZUTATEN

75 g	Erdbeeren (halbiert)
1 TL	Nussmischung (grob gehackt)
125 g	Naturjoghurt (fettarm)
50 g	Magerquark
1 TL	Honig
	frische Minze zum Garnieren

ZUBEREITUNG

• Alles bis auf die Minze in einen Mixer geben und fein pürieren. Bei Bedarf noch etwas Mineralwasser unterrühren. In ein Glas füllen und mit den Minzeblättern garnieren.

NÄHRWERTE

Kilokalorien: 200, Eiweiß: 14 g, Fett: 7 g, Kohlenhydrate: 19 g

GURKE-BROKKOLI-SHAKE (🍅)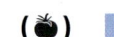

ZUBEREITUNGSZEIT: ca. 5 Minuten

ZUTATEN

½	Salatgurke (grob gewürfelt)
50 g	Brokkoli (in Röschen)
¼ l	Buttermilch
1 TL	Honig
1 Bund	Kräuter (z. B. Dill, Majoran, Kresse, Petersilie)
1 TL	Obstessig
1 Prise	Jodsalz
1 EL	Schnittlauch (in Röllchen)

ZUBEREITUNG

• Alles außer dem Schnittlauch und dem Salz in einen Mixer geben und pürieren. Mit Salz abschmecken, in ein Glas füllen und dann mit Schnittlauch bestreuen.

NÄHRWERTE

Kilokalorien: 180, Eiweiß: 14 g, Fett: 2 g, Kohlenhydrate: 25 g

Tipp für Veganer: Die Buttermilch durch Sojamilch ersetzen.

KIWI-PROTEIN-COCKTAIL

ZUBEREITUNGSZEIT: ca. 5 Minuten

ZUTATEN

100 ml	Milch
100 ml	Wasser
2 EL	Naturjoghurt (fettarm)
2	Kiwis (oder 1 Kiwi und 5 Erdbeeren, in Stücke geschnitten)
2 EL	Molkenproteinpulver (Whey)
3	Eiswürfel

ZUBEREITUNG

• Alle Zutaten in einen Mixer geben und miteinander pürieren. Die Eiswürfel zerstoßen und unterrühren.

NÄHRWERTE

Kilokalorien: 230, Eiweiß: 27 g, Fett: 4 g, Kohlenhydrate: 17 g

PROTEIN-SHAKE MIT APFEL UND ERDNUSSBUTTER

ZUBEREITUNGSZEIT: ca. 5 Minuten

ZUTATEN

1	Whey-Eiweiß-Shake (ohne Kohlenhydrate, nach Packungsanleitung mit Wasser zubereiten)
1	Apfel (geviertelt und entkernt)
1 EL	Erdnussbutter

ZUBEREITUNG

• Den Shake nach Packungsanweisung mit Wasser zubereiten. Zusammen mit dem Apfel und der Erdnussbutter in einen Mixer geben und pürieren.

NÄHRWERTE

Kilokalorien: 290, Eiweiß: 29 g, Fett: 8 g, Kohlenhydrate: 24 g

VERZEICHNIS DER ÜBUNGEN

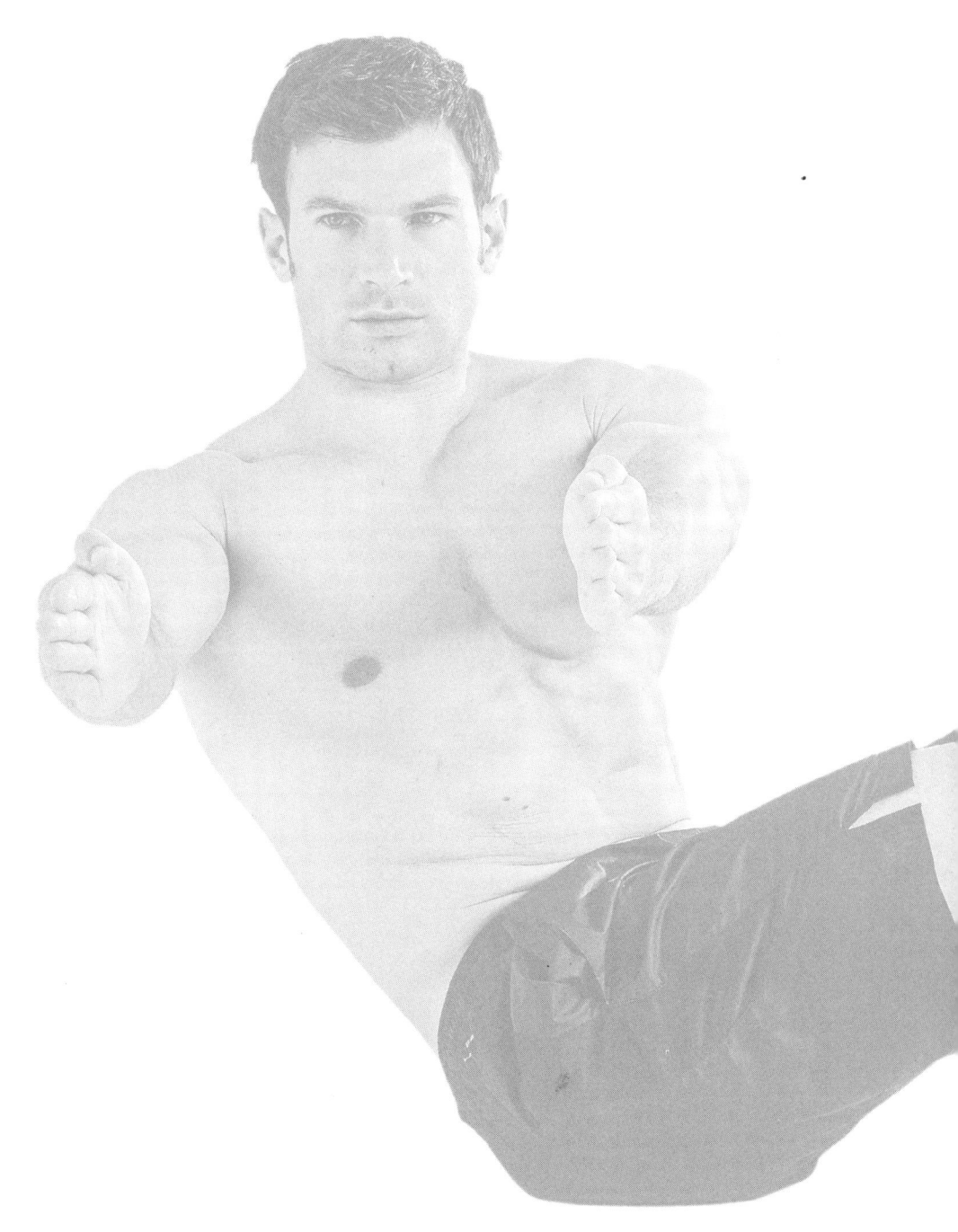